T0211148

Drs. T.A.C.M. Gerritse

Over kleine dingen

Iemand vertelde mij dat haar man vaak zei dat hij zielsveel van haar hield, maar er waren van die kleine dingen die haar deden twijfelen.

Iemand zei mij dat de waarde van zijn leven niet werd bepaald door extravagante gebeurtenissen, maar door kleine dingen.

Zij zei: 'Als kind voelde ik mij vooral miskend in kleine dingen. Een miskennen dat dag na dag binnensijpelde. Ik kon het niet verwoorden en niemand uitleggen. Op een dag wist ik niet meer wie ik was.'

In dit boek zal het gaan over kleine dingen waaraan het grote leven doorgaans voorbijgaat. Het gaat over een oogopslag, een handdruk, en over de melodie waarmee het woord gesproken wordt.

Drs. T.A.C.M. Gerritse

Over kleine dingen

Een inleiding in de haptonomie

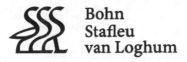
Bohn
Stafleu
van Loghum

Houten, 2016

Eerste druk, Elsevier gezondheidszorg, Maarssen 2000
Tweede, licht herziene druk, Elsevier gezondheidszorg, Maarssen 2002
Derde, (ongewijzigde) druk, Bohn Stafleu van Loghum, Houten 2016

ISBN 978-90-368-1268-9   ISBN 978-90-368-1269-6 (eBook)
DOI 10.1007/978-90-368-1269-6

NUR 870
Basisontwerp omslag: Martin Majoor, Arnhem

Bohn Stafleu van Loghum
Het Spoor 2
Postbus 246
3990 GA Houten

www.bsl.nl

Inhoud

Inleiding

Het onderwerp van dit boek

Als je het woord haptonomie tegenkomt, wordt er bijna altijd een bepaalde therapie mee bedoeld. Daarom is het niet uitgesloten, zelfs waarschijnlijk, dat degene die dit boek ter hand neemt, in de veronderstelling verkeert dat dit boek uitsluitend handelt over een therapie. Maar aan die veronderstelling beantwoordt dit boek niet.

Aan het geschetste misverstand is de korte geschiedenis van het woord haptonomie debet. Het woord werd zo'n dertig jaar geleden door Frans Veldman, de grondlegger van de haptonomie, ingevoerd. Hij presenteerde 'haptonomie' toen als de naam voor een door hem ontwikkelde therapie en voor de inzichten waarop deze therapie gebaseerd was. Die inzichten werden door hem voortdurend verdiept en verbreed en op een bepaald moment gaf hij het woord haptonomie een andere betekenis. Het sloeg nu op het geheel van zijn inzichten. 'Haptonomie' werd de naam voor dat geheel van inzichten. De therapie noemde hij toen 'haptotherapie' en hij zei dat deze therapie een toepassing was van bepaalde inzichten uit die haptonomie. Van Dale's *Groot Woordenboek der Nederlandse Taal* heeft de naamswijziging overgenomen: in de twaalfde uitgave van dit woordenboek lezen we bij het woord haptonomie dat dit verwijst naar een leer, terwijl in voorafgaande uitgaven het woord haptonomie nog de naam van een therapie was. Letterlijk lezen we nu in van Dale bij het woord haptonomie: 'Leer van het gevoel en het gevoelsleven die de aspecten van het nabijheids-, aanrakings- en gevoelscontact van menselijke affectieve relaties bestudeert en beschrijft (wordt in verschillende (para)medische behandelwijzen toegepast).' (Taalkundig is er overigens iets mis met deze formulering, want een leer bestudeert niet, maar is het product van studie.)

De hoofdschotel van dit boek is haptonomie, dus het *geheel van inzichten*. Maar toepassingen van de haptonomie komen ook expliciet aan de orde, namelijk de haptotherapie en de haptonomische begeleiding bij zwangerschap en bevalling.

Een merkwaardige wetenschap

Een van de laatste publicaties van Frans Veldman is een dik boek dat hij als titel meegaf *Haptonomie. Wetenschap van de affectiviteit*. Wanneer we vandaag de dag het woord wetenschap horen, denken we meestal aan scherp geformuleerde hypothesen, nauwkeurig onderzoek, meetbare resultaten en aan getallen en grafieken waarin die resultaten worden weergegeven. Maar de ervaringen waarop de haptonomie berust zijn niet meetbaar en er komen in de haptonomie dus geen grafieken en tabellen voor. Veldman produceert dus een merkwaardig soort wetenschap. Aan de hand van een voorbeeld wil ik dit laten zien.

Een belangrijk thema in de haptonomie is het aanraken en het aangeraakt worden. Maar niet alle aanraken is het aanraken dat de haptonomie bedoelt. Zij bedoelt niet het aanraken van de balpen als je die oppakt. Zij bedoelt evenmin het aanraken van een lap stof bij het betasten van de structuur van die stof. Als een kind het katje streelt om de zachtheid van het velletje te ondergaan, is dat ook niet het aanraken dat de haptonomie bedoelt. Maar het kind kan het katje ook strelen met een andere intentie. Als het kind het katje streelt omdat het dit lief vindt, zoekt het kind niet het ondergaan van deze aangename ervaring, maar wil het kind het katje koesteren. Aan de buitenkant zie je misschien geen verschil tussen het ene strelen en het andere, maar in de binnenkant van het kind is het verschil evident. Om te koesteren hoeft de aanrakende hand niet eens te strelen, niet eens heen en weer te gaan in dat lijzige tempo van strelen. De hand kan daartoe ook stilliggen.
Tweede voorbeeld. Toen Jeroen tranen in zijn ogen kreeg, keek moeder hem aan en legde haar hand op zijn knie en niet meer dan dat. Aan de buitenkant misschien een onbenullig gebaar, maar in de binnenkant van moeder én van Jeroen was er plotseling een warme nabijheid bij elkaar. Wat dééd die hand van moeder op de knie van Jeroen?

Wat hier over het aanraken werd gezegd is niet zichtbaar voor een objectiverend bekijken; voor een bekijken als object, als ding. Zo kijkt moderne wetenschap. Dat kijken ziet dat de moeder een hand legde op de knie van Jeroen, maar ziet niet het effect daarvan. Dat kijken kan gezien hebben dat daarbij hun ademhaling veranderde en dat hun huid meer glans kreeg. Het objectiverende oor kan gehoord hebben dat hun stemgeluid zachter werd en hun melodie van spreken veranderde. Maar als je ziet dat je kind zich niet happy voelt of schuchter is, heb je niet objectiverend gekeken. Dit kijken, dat tegelijk een voelen is, ziet de ander als een subject en zou je 'subjectiverend kijken' kunnen noemen. Dit voelende kijken ziet niet alleen dat de blik van moeder en van Jeroen zachter werd, maar kan ook zien wat er zich in de binnenkant van Jeroen voltrok. Zou dit kijken niet het normale kijken van mensen moeten zijn? Is dit niet het kijken dat voorafgaat aan alle objectiverend kijken? Ik hoop dat de wetenschapper thuis bij vrouw en kinderen ook zo kijkt en dan in de gaten heeft dat het objectiverend kijken naar mensen niet onze eerste, maar de tweede wijze van kijken is, een verminkt kijken, dat geen recht doet aan het mens-zijn van de ander.

Moderne wetenschap wil ook meten wat zij objectiverend waarneemt. Maar datgene wat we subjectiverend waarnemen, is niet meetbaar. Er is, bijvoorbeeld, geen thermometer die de warmte van het gemoed kan registreren. Het subjectiverend waarnemen levert dus geen getallen op die in grafieken zijn te verwerken. Dat er soorten van aanraken bestaan, kan niet met getallen en grafieken worden aangetoond. Evenmin kunnen getallen en grafieken aantonen dat een aanrakende hand warme menselijke nabijheid kan realiseren.

De haptonomie is dus een merkwaardige wetenschap en hedendaagse wetenschappers zullen de haptonomie waarschijnlijk geen wetenschap noemen, omdat zij niet objectiverend te werk gaat. Zij zullen de haptonomie eerder een theorie of een visie noemen; misschien een visie die naar beste vermogen is onderbouwd met analyserende beschrijvingen van ervaringen en met de uitkomsten van experimenten. Anderzijds mag de haptonomie zich wat mij betreft gerust een wetenschap noemen, zelfs een beter soort wetenschap, een dieper kijkend soort wetenschap dan de objectiverende. Taalkundig zou daarmee ook niets mis zijn, want alle weten kan volgens van Dale in de omgangstaal wetenschap genoemd worden; ook het weten dat de kip eieren legt.

Schrijven en lezen over haptonomie

Met dit boek wil ik ogen en gemoed openen voor de aard van het voelen en vooral voor de omvang en betekenis van het gevoelsleven. Daarbij kan ik niet volstaan met het openen van objectiverende ogen, maar zou ik de bedoelde gevoelens aan moeten reiken, wat schrijvend onmogelijk is. Net zomin als je schrijvend iemand kunt leren een goede hand te geven of iemand goed aan te raken. Met een goede hand bedoel ik zo'n warme hand waarmee je de ander verkwikt en waarmee de aanvankelijke afstandelijkheid enigszins teniet wordt gedaan, zodat een werkelijk intermenselijk contact naderbij komt. (Tussen haakjes, zo'n hand krijg je in onze cultuur maar zelden, nietwaar?) En zeker is schrijven niet de weg om iemand de weldaad van zo'n hand te laten ondergaan. Om dat klaar te krijgen zou er uit het boek een warme hand moeten oprijzen die de lezer begroet. Concrete ervaringen kunnen schrijvend niet overgedragen worden en wie dit poogt, gedraagt zich als iemand die schrijft over de smaak van cognac. Als je de ander deelgenoot wilt maken van de weldaad van een goede cognac, ga je niet schrijven, maar dan reik je hem een glas aan. Daarom is het schrijven niet de meest geëigende weg om in te leiden in de haptonomische werkelijkheid. Iets meer geëigend daartoe is de mondelinge inleiding. Maar dan door iemand die voelt met welke woorden hij precies jouw werkelijkheid raakt en die door zijn uitstraling al aanwijst waar het om gaat. De meest geëigende inleiding is het volgen van een cursus in haptonomie, waar docenten je aan den lijve het een en ander laten voelen, waar je bijvoorbeeld zo'n warme, verkwikkende hand krijgt en ze je laten voelen dat bij bepaalde aanrakingen je gemoed gesloten raakt en dat andersoortige aanrakingen je gemoed openen.

Schrijven over gevoelens is alleen maar zinnig voor een lezer die de beschreven gevoelens ook bij zichzelf herkent; voor de lezer die reeds geproefd heeft. Dit betekent dat deze inleiding zich richt tot deze groep lezers. Buiten de herkenning in zichzelf, handelt dit schrijfsel voor de lezer niet over werkelijkheid. Dit boek heb ik geschreven op zulke herkenning. Opbouw en stijl van schrijven zijn niet die van een wetenschappelijk werk. Overtuigingskracht heb ik niet gezocht in bewijsvoeringen, want die kunnen wel het verstand bevredigen maar maken de haptonomische werkelijkheid niet ervaarbaar. Ik deel slechts mee, in de hoop dat het herkenbaar is.

Waarom ik schrijf en wat ik hoop te bereiken

Hoewel schrijven niet de geëigende weg is om in te leiden in de haptonomie, schrijf ik nu toch een heel boek met die bedoeling. Ik schrijf graag over haptonomie, omdat ik doordrongen ben van de grote betekenis van de haptonomie. Ik zie de haptonomie als een aangepast antwoord op allerhande tekorten en misstanden in onze cultuur. Daarom wil ik meer bekendheid geven aan de haptonomie. Ik schrijf omdat ik geen andere weg zie om een groter publiek te bereiken. Ondanks de beperkte mogelijkheden van deze geschreven inleiding, kan zij voor bepaalde lezers van betekenis zijn; voor die groep van lezers die het gelezene herkennen in hun eigen voelen.

Deze inleiding in de haptonomie

Deze inleiding in de haptonomie is geen beknopte weergave van de haptonomie; geen popularisering van Veldmans dikke boek. Met deze inleiding wil ik op de eerste plaats oog en gemoed openen voor de wereld van ervaringen waarop de haptonomie betrekking heeft. Mij staat daarbij een lezer voor ogen die zich nog nooit in de haptonomie heeft verdiept.

In dit boek doe ik ook een poging om de haptonomie te verlossen uit een bepaald isolement. In populaire geschriften over haptonomie en in de media wordt zelden meegedeeld dat veel gedachten en inzichten van de haptonomie zijn ontleend aan belangrijke psychologen en filosofen. Zodoende wordt de haptonomie vaak beschouwd als een volstrekt nieuwe kijk op mensen. Hierdoor raakte de haptonomie mijns inziens in een isolement en wordt zij te zeer bejegend als een sektarische ideologie. Dit boek wil deze opvatting bijstellen. Het verwijst naar bronnen en laat daarmee zien dat de haptonomie belangrijke wortels heeft in onze cultuur, in onze continentaal-Europese cultuur. Zij steunt vooral op Duitse en Franse denkers.

De lezer zal inmiddels ontdekt hebben dat ik schrijf in de ik-vorm. Dat doe ik uit zowel spontane behoefte als vanuit een bedoeling. Ik kan moeilijk schrijven buiten het contact met een denkbeeldige lezer – vandaar mijn behoefte – en bedoel met het schrijven in de ik-vorm ook aan te geven dat dit boek slechts een product is vanuit een persoonlijke kijk, met alle beperkingen van dien. Dat ik werkzaam was in het onderwijs, wordt niet onder stoelen of banken gestoken. Relatief veel voorbeelden zijn ontleend aan het onderwijs.

De opbouw van dit boek

Dit boek bestaat uit vijf delen.

Deel A   Drie hoofdstukken ter oriëntatie
Deel B   De menselijke lichamelijkheid
Deel C   Het menselijk gevoelsleven
Deel D   Het hart van de haptonomie
Deel E   De toepasbaarheid en toepassingen van de haptonomie

Graag getuig ik hier van mijn erkentelijkheid jegens diegenen die de tekst van dit boek kritisch gelezen hebben en mij adviseerden op grond van hun bevindingen, te weten Roos Ferdinandus, Jeroen Hendriksen en Ronald Jansma, allen verbonden aan de Academie voor Haptonomie en Kinesionomie.
Bijzonder erkentelijk ben ik mijn vrouw, in wie ik niet alleen een gesprekspartner had die mij herhaaldelijk terugbracht tot de kern van de zaak, maar die mij ook telkens wist te inspireren als ik het niet meer zo zag zitten.

Dorus Gerritse

Deel A
Drie hoofdstukken ter
oriëntatie

1

Het ontstaan van de haptonomie

In dit hoofdstuk beschrijf ik langs welke weg de haptonomie is ontstaan. Hiervoor put ik uit drie bronnen. Ten eerste uit eigen ervaringen tijdens studietijd en docentschap aan de universiteit te Nijmegen in de jaren vijftig en zestig. Ten tweede uit mijn contacten met Frans Veldman. Ten derde uit publicaties van Veldman uit die tijd.

1.1 De gevoelens krijgen ruimte

Een tijdsgewricht op locatie

De jaren vijftig behoorden nog tot de tijd waarin kinderen vrij gedetailleerd te horen kregen hoe ze zich moesten gedragen: dat ze mevrouw een handje moesten geven — neen, niet het linkerhandje, maar een mooi handje, het rechterhandje. Kinderen kregen te horen welke gevoelens je mocht hebben en welke niet; wat ze mooi moesten vinden en wat niet; wie ze aardig moesten vinden en wie niet. Kortom, het was nog de tijd van een intensieve opvoeding, zeg maar dressuur, waarmee je van jongs af aan werd ingesnoerd in bepaalde normen en waarbij je je eigen spontane gevoel maar moest vergeten. Inzake seksualiteit moest je je strikt houden aan wat men oorbaar vond en wat niet.

W.J.A.J. Duynstee

In de jaren vijftig doceerde professor Willem Duynstee in Nijmegen rechtsfilosofie. Duynstee was een pater redemptorist, die naast zijn hoogleraarschap zeer actief was als begeleider van tallozen die psychische problemen hadden. Daarvoor had hij de nodige ervaring opgedaan als pastor in een psychiatrische inrichting en de nodige inzichten verworven door studie. Door het begeleiden van hulpzoekenden raakte hij ervan doordrongen dat er iets goed mis was in onze cultuur. Het gevoelsleven kreeg hier weinig kans om zich te ontplooien, wat de oorzaak was van veel ellende.
Duynstee vond in het werk van de middeleeuwse filosoof Thomas van Aquino (1225-1274) de inzichten die hij zocht. Zij overtuigden Duynstee ervan dat alle mense-

lijke aandriften recht van bestaan hebben; dat het voor een gezonde ontwikkeling van het gevoelsleven noodzakelijk is dat alle aandriften en gevoelens van meet af aan ruimte krijgen. Door de gevoelens die zich aandienen te negeren, zou je verdorren en de mogelijkheid tot genieten en beminnen zou erdoor vernield worden. Werkelijke liefde, warme liefde tot God en de naaste zou dan onmogelijk zijn.

Bovendien leerde Thomas van Aquino dat een menselijke ontwikkeling van het gevoelsleven zich voltrekt door integratie met de menselijke redelijkheid, met een redelijkheid die ons evenzeer is ingebakken als de hartstochten. Deze gedachte kan menigeen wat vreemd in de oren klinken, want bij het woord redelijkheid denken we doorgaans aan iets wat nu juist niets met gevoelens heeft te maken. Het woord redelijkheid roept woorden op als ratio, rationeel, logisch denken, consequentheid enzovoort; allemaal zaken die ververwijderd zijn van het gevoel. Op deze plaats kan ik niet ingaan op het woord redelijkheid, zoals het hier verstaan moet worden – dat zal gebeuren in hoofdstuk 3 –, maar ik wil een tipje van de sluier oplichten door te vermelden dat we zonder integratie van gevoel met menselijke redelijkheid louter zouden genieten zoals de dieren; louter zouden genieten van primitieve lusten. Dan zou je nooit genieten van de tuin, noch van het schilderstuk. Dan zou je hooguit van die muziek genieten die appelleert aan je vitale driften. De andere mens zou je dan alleen maar beminnen als lustobject. Een gedicht zou je niet aanspreken, tenzij dit je vitale lust opriep. Intellectueel genot zou je helemaal onthouden blijven.

Gebreken in de ontwikkeling van de menselijke affectiviteit werden volgens Thomas van Aquino dus veroorzaakt door het onderdrukken en miskennen van datgene wat zich als gevoel aandient enerzijds, anderzijds doordat de integratie met de redelijkheid niet totstandkomt. Het optimum van de gevoelsontwikkeling formuleerde Duynstee, op basis van de gedachten van Thomas van Aquino, als een gevoelsleven dat door de redelijkheid wordt doorstraald en een redelijkheid die door gevoel wordt doortrokken.

Deze visie op betekenis en ontwikkeling van het gevoelsleven zal een fundamentele rol gaan spelen in de haptonomie.

A.A.A. Terruwe

De gedachten van Duynstee oogstten grote bijval en felle afwijzing. Rond Duynstee vormde zich, informeel, een kring van medestanders. De meest bekenden daarvan waren de Nijmeegse psychiater doctor Anna Terruwe en de Nijmeegse hoogleraar in de psychologie P.J.A. Calon.

Terruwe was gespecialiseerd in het behandelen van beklemming van het gevoelsleven. Op grond van haar ervaringen schreef zij een aantal kleine boekjes die indertijd een grote lezerskring vonden. In haar publicaties kwamen voortdurend twee thema's aan de orde. Het ene thema ging de wereld in onder de naam 'affectiviteit en effectiviteit'. Terruwe liet zien dat wij westerlingen vaak over onze gevoelens heen leven om een bepaald gewenst doel te bereiken. Het andere onderwerp was haar 'bevestigingsleer', waarin zij voortbouwde op gedachten van Calon. In die bevestigingsleer beschrijft Terruwe waaraan wij onze affectieve openheid danken. Beide thema's komen in dit boek aan de orde, aangezien zij belangrijke thema's van de haptonomie zijn.

1.2 Een kijk op de menselijke lichamelijkheid

Nogmaals het tijdsgewricht

In de jaren vijftig werd het denken over het menselijk lichaam sterk beheerst door de filosofie van de Franse wiskundige en filosoof René Descartes (1596-1650). Hij leerde dat de levende mens uit twee duidelijk te onderscheiden delen bestond, namelijk uit een lichaam en een geest of ziel. Dat lichaam was een machine en werkte volgens wetten die door de natuurwetenschappen perfect bestudeerd zouden kunnen worden. De geest was van heel andere aard. Die kon niet door de natuurwetenschap worden bestudeerd, maar alleen door de filosofie. Door die geest kon de mens denken, willen en voelen. Het machine-lichaam voelde niets, want het was puur een mechaniek. Een dier zou volgens Descartes niets voelen, want het had geen geest. Als de hond dartel zijn baasje begroette, was hierbij geen sprake van gevoelens van vreugde of van trouw, maar werd er puur reflexmatig gereageerd door de machine. In wezen zou er dus volgens Descartes geen verschil zijn tussen de reactie van een hond en die van een goed geprogrammeerde robot. Het waren heldere gedachten van Descartes. Het lichaam een machine die louter mechanisch werkt en de geest of de ziel het domein van denken, willen en voelen. En die twee hadden niets met elkaar te maken. Dit heldere onderscheid heerste in de jaren vijftig. Hierbij merk ik op dat ook nu nog velen argeloos denken als Descartes, wetenschappers en niet-wetenschappers. Nog steeds immers is voor velen het lichaam een machine.

F.J.J. Buytendijk

De tweede hoogleraar die we ten tonele voeren, is de destijds zeer befaamde F.J.J. Buytendijk. Hij was arts, werd hoogleraar in de fysiologie, schreef werken over biologie en over dierpsychologie en werd hoogleraar in de theoretische psychologie te Utrecht en te Nijmegen. Hij had contact met veel vooraanstaande geleerden in het buitenland, onder anderen met de Franse filosoof Maurice Merleau-Ponty. Deze filosoof heeft geschreven over de aard van de lichamelijkheid van dier en mens, maar vooral over de aard van de menselijke lichamelijkheid. Hij wees de opvatting van Descartes af. In de ervaring van jezelf kom je geen lichaam tegen en daarnaast een ziel, schreef hij. Je ervaart een eenheid. Het lichaam van dier en mens kun je inderdaad natuurwetenschappelijk bestuderen, maar daarbij wordt maar één aspect van het lichaam bekeken, het ding-aspect. Het levende lichaam van mens en dier is veel meer dan een ding. Vooral Buytendijk introduceerde in Nederland het denken van Merleau-Ponty over het levende menselijke lichaam. Hij doceerde over de menselijke lichamelijkheid, over de tastzin, over de motoriek en over de menselijke ontmoeting.

In de haptonomie speelt de menselijke lichamelijkheid een grote rol. En haar visie op het lichaam is in belangrijke mate geïnspireerd door Merleau-Ponty. Bovendien vinden we in de haptonomie gedachten van Buytendijk aangaande het tasten en het intermenselijke contact.

1.3   Op weg naar de haptonomie

Frans Veldman was als fysiotherapeut gevestigd te Nijmegen. Ik leerde hem kennen in de jaren vijftig toen wij beiden college liepen bij Calon. Veldman was een buitengewoon leergierig man met een scherp waarnemingsvermogen inzake de menselijke aard en menselijke gedragingen. Zijn belangstelling ging vooral uit naar neurologie, neurofysiologie, medische antropologie en psychologie. Hij zou de grondlegger worden van de haptonomie.

Sinds enkele decennia woont hij in Zuid-Frankrijk. Daar stichtte hij de 'Société internationale de recherche et de développement de l'haptonomie' (Internationale gemeenschap tot onderzoek en ontwikkeling van de haptonomie). Deze société organiseerde conferenties en publiceerde het resultaat van studies en onderzoeken.

In deze paragraaf beschrijf ik heel globaal de ontwikkeling van Veldmans ervaringen, activiteiten en overwegingen die geleid hebben tot de haptonomie. Ik meen in die ontwikkeling vier fasen te kunnen onderscheiden.

Eerste fase: ontdekkingen

Als fysiotherapeut was voor Veldman het aanraken van mensen op het blote lijf een dagelijkse bezigheid. Hij had daarbij ontdekt dat er ten minste twee soorten aanrakingen waren die elk een specifiek effect hadden op de cliënt. Bij het masseren, bijvoorbeeld, kon je de cliënt aanraken *als een ding*, waarbij je de spieren als ding behandelde en kneedde. Maar daarnaast kon je hem aanraken *als mens*, vanuit besef en gevoel dat je omging met een mens. Daarbij raakte de hand vanzelf op een andere wijze aan. Het effect op de cliënt was dan verrassend anders. Hoewel je tijdens het mensgerichte masseren evenhard kneep als bij het dinggerichte masseren, was het mensgerichte masseren veel minder pijnlijk voor de cliënt. Reeds de aanraking van de cliënt als mens bracht een ontspanning teweeg in alle spieren, terwijl bij het aanraken als ding alle spieren zich verhardden. In vaktermen: het aanraken als mens werkte spiertonus verlagend en het aanraken als ding was spiertonusverhogend. Ook bleek de cliënt na de mensgerichte behandeling veel meer ontspanning te vertonen in zijn hele verschijning en in zijn gedrag. Zijn blik was zachter en zijn motoriek was soepeler dan na afloop van de dinggerichte behandeling. Er was bij de cliënt ook meer openheid van het gemoed naar de masseur toe. Bij zichzelf als masseur ontdekte hij soortgelijke effecten. Het mensgerichte masseren was veel minder vermoeiend dan het dinggerichte masseren en ook voor hem was het eerste aangenamer dan het tweede. Het eerste bewerkte ook in hem een grotere openheid naar de cliënt.

Tweede fase: de psychotactiele therapie

In zijn ontdekkingen zag Veldman elementen die bruikbaar zouden kunnen zijn voor een therapie die via aanrakingen lichamelijke en psychische ontspanning zou brengen. Bij de ontwikkeling van die therapie maakte hij ook gebruik van bepaalde inzichten en praktijken van de *Atemheilkunst* van Johannes Ludwig Schmitt, waarmee hij kennismaakte via diens leerling, doctor V. Glaser. Veldman nam bepaalde handgrepen uit de *Atemheilkunst* over, met dien verstande dat hij de cliënt daarbij als mens aanraakte.

Veldman noemde zijn therapie een fysio-psychotechnische methode die door aanrakingen lichamelijke en psychische ontspanning brengt en de mensen hun gevoelsleven leert kennen. Later kreeg zij de naam 'psychotactiele therapie', een naam die was aangereikt door Terruwe.

Over zijn ervaringen met deze therapie schreef een cliënt van Veldman mij het volgende.

'Ik was in behandeling bij dr. Terruwe vanwege klachten over voortdurende matheid en vermoeidheid. Op een gegeven moment adviseerde zij mij om mij psychotactiel te laten behandelen door de heer F. Veldman. Tijdens deze therapie werd nauwelijks gesproken, wat ik heel opvallend vond. Veldman gaf mij maar één instructie: tijdens het aangeraakt worden moest ik met mijn gevoel bij hem zijn en niet van hem weglopen. Dat ging ik begrijpen doordat Veldman zag wanneer ik van zijn aanraking wegliep. Dan zei hij mij dat ik wegliep, en zo ging ik mijn weglopen ontdekken en zijn woorden begrijpen. Zijn aanraken was soms pijnlijk. De heer Veldman drukte op plekjes van mijn rug waar die druk pijnlijk was. Maar die pijn verdween onmiddellijk als ik met mijn gevoel bij de pijn bleef en bij de drukkende hand. Als ik mij innerlijk van de pijn terugtrok werd die alleen maar erger. Ik merkte ook dat ik vanzelf dieper ademde als ik bij de pijn bleef. Veldman wist telkens plekjes te vinden waar de druk van zijn hand pijn deed. Bijzonder pijnlijk was het knijpen in mijn achillespees. Ik wist echter onder aanmoediging van Veldman bij die pijn te komen en te blijven en exact op dat moment ging er een weldadige golf van ontspanning door mij heen.

Toen ik van de behandelingstafel opstond voelde ik mij herboren. Nu pas herkende ik hoeveel gespannenheid er in mij was geweest. Ik voelde de wereld nu anders dan tevoren. Zonder overdrijving kan ik zeggen dat nu alles om mij heen iets aangenaams voor mij had. Ik voelde mij nu als degene die ik altijd had willen zijn. Nu pas ontdekte ik dat ik vóór de behandeling allerhande angsten en angstjes had voor vrijwel iedereen. Nu waren die radicaal verdwenen.

Maar het was een grote teleurstelling voor mij toen ik bemerkte dat deze toestand wegebde naarmate de tijd verstreek. Wat ik tenslotte overhield was een goede les. Van psychiater Terruwe wist ik dat ik mij voortdurend op sleeptouw had laten nemen door allerhande verstandige motieven, maar nu had ik gevoeld dat dit ook zo was, dat ik mijzelf voortdurend een te zware kar had laten trekken en welke kar dit was. Ik had nu gevoeld dat ik mij, zonder dit te beseffen, over allerlei angsten en angstjes had heengezet. Maar ik vond de belangrijkste ontdekking, dat er in mij de mogelijkheid was om diegene te zijn die ik ook wilde zijn.'

Derde fase: een andere naam

Halverwege de jaren zestig veranderde Veldman de naam voor zijn praktijk. Die naamswijziging hield verband met verdieping van zijn inzichten. De namen 'fysio-psychotechnische methode' en 'psychotactiele therapie' suggereren een bepaalde tweeheid, namelijk de tweeheid van lichaam en psyche. Maar noch voor de therapeut, noch voor de cliënt was er die tweeheid. De therapeut raakte geen ding-lichaam aan maar een mens, en de cliënt voelde niet dat eerst zijn huid werd aangeraakt en dat die aanraking daarna werd doorgevoerd naar zijn psyche of innerlijk. Die voelde zichzelf helemaal aangeraakt, als mens in zijn totaliteit.

Bovendien begreep Veldman dat binnen zijn therapie niet alleen het aanraken met de hand een rol speelde, maar dat het ging om een ontmoeting met de mens-cliënt. Zij het dan ook dat deze ontmoeting op een bepaalde wijze werd geaccentueerd in het aanraken met de hand. In die ontmoeting speelt je hele persoon een rol. Zodra de cliënt de behandelingskamer binnenkomt, is er contact via blik en persoonlijke verschijning van de therapeut. De kwaliteit van dit contact geeft de contouren aan waarbinnen het aanraken met de hand door de cliënt ervaren zal worden. Als de therapeut als een narrig of gevoelsmatig gesloten mens overkomt, is daarmee voor de cliënt niet de optimale verhouding geschapen om open te staan voor ontmoeting en het ondergaan van de aanraking.

Veldman verwierp de naam 'psychotactiele therapie' en koos het woord haptonomie. Dat woord is samengesteld uit *hapto* en *nomie*. 'Hapto' verwijst naar het Griekse *hapsis*, hetgeen zowel verbinding betekent als hemelgewelf en aanraking. 'Nomie' is afgeleid van het Griekse *nomos*. Dat betekent beschrijving van een aangetroffen wetmatigheid. Als je de elementen hapto en nomie samenvoegt, zou je het zo ontstane geheel kunnen opvatten als de aanduiding van een beschrijving van de wetmatigheden binnen het aanraken. Toen Veldman deze naam introduceerde, vormde het therapeutisch handelen nog het centrum van zijn denken.

Vierde fase: visie op de hele mens

In 1987 publiceert Veldman zijn standaardwerk *Haptonomie. Wetenschap van de affectiviteit*. Nu slaat het woord haptonomie niet meer op een therapeutisch handelen, maar op een bepaalde visie op de hele mens, namelijk op de visie waarin de mens gezien wordt als een affectief wezen.

1.4 De haptonomie in vogelvlucht

Een visie op mens en cultuur

Als iemand mij zou vragen om in enkele woorden te zeggen waarover haptonomie handelt, zou ik de steller van die vraag eerst eens goed aankijken. Misschien zou ik dan zeggen dat ik onmogelijk in enkele woorden kan antwoorden. Misschien zou ik zeggen dat haptonomie handelt over de mens en over zijn cultuur. Het is ook denkbaar dat ik zou zeggen dat haptonomie handelt over de ellende waarin we terechtgekomen zijn.

Wanneer mijn antwoord wat langer mocht zijn, zou ik misschien ook zeggen dat de haptonomie zoekt naar de menselijke authenticiteit. Dat zij de omstandigheden zoekt waarin je wordt wie je bent. Dan zou ook zichtbaar worden dat onze cultuur daartoe weinig kansen biedt en, erger nog, daartoe veel barricades opwerpt.

Als ik nog meer tijd zou krijgen voor mijn antwoord, zou ik misschien zeggen dat de haptonomie erop wijst dat we reeds vanuit ons levende lichaam verbonden zijn met de ander, dat we vanuit ons lichaam zijn aangewezen op de ander. Niet alleen voor het brood dat we eten en voor de medische verzorging die we krijgen, maar ook voor onze ontwikkeling tot degene die we zijn. Ons levende lichaam hunkert van meet af aan naar de ander, naar menselijke nabijheid, naar een vertederd aangeraakt worden.

Het is dan meer dan denkbaar dat mijn gesprekspartner meewarig zijn schouders ophaalt voor mij als softie. Hij gelooft uitsluitend in een profileren van jezelf in vrijheid, in een ontwikkeling in vrijheid, in een kloeke aanpak, in kracht waarmee je wat bereikt, in overtuigende woorden. En hij besluit zijn weerwoord met een schampere opmerking over tederheid. Dat is zijn ellende, denk ik dan, maar dat heeft hij nog niet in de gaten.

De haptonomie biedt een visie op de menselijke persoon bij wie het gevoelsleven is geïntegreerd. Die integratie biedt de mens zijn authenticiteit, werkelijk intermenselijk contact, werkelijk geluk, wijsheid en moraal als een harmonische eenheid.

De haptonomie is geen compilatie, geen louter samenvoegen van andermans opvattingen. Veldman heeft het gepresteerd om de opvattingen van Duynstee, Terruwe, Calon, Merleau-Ponty, Buytendijk, Schmitt, Kwee Swan-Liat, Binswanger en anderen tot een eenheid te brengen en bovendien handen en voeten te geven. Zijn eigen studie en ervaring vanuit therapie en experimenten lagen aan deze integratie ten grondslag.

Het nieuwe van de haptonomie

Iemand zei mij eens dat de haptonomie het koken van water opnieuw heeft uitgevonden. Daarmee bedoelde hij te zeggen dat de haptonomie heel elementaire zaken opnieuw aan het licht heeft gebracht, zaken die vroeger voor iedereen vanzelfsprekend waren, maar in onze cultuur op de achtergrond zijn geraakt. In deze typering van de haptonomie kon ik mij tot op zekere hoogte wel vinden, want met de haptonomie is er niet zo heel veel nieuws onder de zon. Neem bijvoorbeeld het feit dat de haptonomie de zin van het aanraken onder de aandacht brengt. Welnu, mijn grootmoeder, die nooit van haptonomie had gehoord, kende de zin van het aanraken vanuit haar hele wezen en voelde haarfijn de omstandigheden aan waarin ik als kind op haar schoot genomen kon worden en teder worden omhelsd. Spontaan verstond zij de betekenis van het aanraken. Daar werd niet over nagedacht en er behoefde ook niet over nagedacht te worden. Zij volgde louter een impuls die in haar opkwam. Ik heb Adam en Eva niet gekend, maar durf desondanks te stellen dat reeds zij hebben ervaren dat je elkaar levenwekkend kunt aanraken. Hebben sedert Adam en Eva niet alle moeders hun baby koesterend en levenwekkend aangeraakt? De haptonomische werkelijkheid is zo oud als de mensheid.

Als de haptonomie de betekenis van de aanraking onder de aandacht brengt, meldt zij daarmee dus niets nieuws. Nieuw is alleen dat dit onder de aandacht gebracht moet worden. Nieuw is de boodschap van de haptonomie dat wij, mensen in de westerse cultuur, zijn afgedwaald van de menselijke fundamenten waarin allerhande impulsen huizen die wij niet meer herkennen en beleven.

2

Vier mensen die op mijn netvlies bleven

Beter dan theoretische verhandelingen kunnen illustraties laten zien en voelbaar maken wat de haptonomie beoogt. Daarom geef ik hier een beschrijving van vier mensen (twee individuen en een echtpaar), die allen in hoge mate waren uitgegroeid overeenkomstig de bedoeling van de haptonomie, hoezeer hun wegen ook verschilden en hoezeer ook de een verschilde van de ander.

Een Arubaan

Het was in de jaren zestig en ik was leraar op een kweekschool voor onderwijzers. Ik kreeg een Arubaanse jongen in de klas. Toen hij op school verscheen, was hij nog maar drie dagen in Nederland. Stilletjes en onwennig had hij de achterste plaats in de klas verkozen. Na schooltijd sprak ik hem aan en vroeg hoe deze eerste schooldag hem bevallen was. Hij zei mij onomwonden dat hij zich verlaten voelde. Hij dankte mij ook voor het feit dat ik hem had aangesproken. Totaal verrast voelde ik dat zijn dank daarbij als een warme golf vanuit zijn tenen in hem opsteeg, bezit nam van zijn hele lijf en via zijn ogen over mij heen kwam. Duizenden keren in mijn leven had ikzelf dankjewel gezegd, maar nu pas wist ik wat danken was. Nu ontdekte ik de schamelheid van mijn eigen gemoed en de rijkdom van deze jonge Arubaan. Duizenden keren hadden anderen mij bedankt en vaak ook zeker oprecht bedankt, maar al die dank leek mij nu slechts een vage schaduw van hetgeen deze jongen over mij uitstortte. Als hij bij je was, was hij ook helemaal bij je met een rijke glans in zijn ogen en kreeg je het gevoel dat je voor hem het belangrijkste was op aarde. Als je van hem een hand kreeg, ging de warmte van zijn gemoed door je hele lijf. Geen student verwierf zo veel sympathie in de klas als hij. Hij kende volstrekt geen dikdoenerij en maskeerde zijn kwetsbaarheid nooit, maar legde, integendeel, met het grootste gemak zijn behoeftige ziel bloot. Elk woord dat hij sprak kwam recht en onverminkt uit zijn binnenste binnen. Hij blonk uit in sport en kon uitbundig zingen en dansen en vitaliseerde daarmee de hele klas. Dankzij hem werd deze klas de meest hechte groep jonge mensen die ik heb meegemaakt. Vergeleken met de volmaaktheid waarmee hij in zijn lijf stak, leken de lichamen van de andere studenten en van mij leeg en onbewoond.

Voor deze Arubaan hoefde de haptonomie niet geschreven te worden. Zijn opvoeding, zo dacht ik, moet anders zijn verlopen dan de mijne en hij moet ook in andere culturele omstandigheden hebben verkeerd dan ik. In zijn cultuur heerste (nog) niet het wetenschappelijk verworven weten. Daar heerste (nog) niet het *moeten* op grond van idealen die het brein heeft ontworpen en nog geen egocultus. Daar waren nauwelijks toekomstverwachtingen die je lieten weglopen uit het hier-en-nu. Daar was geen materiële overdaad. Maar daar was wel de warme nabijheid van de ander en daar was tijd in overvloed. 'Onze Lieve Heer heeft tijd genoeg geschapen', had hij gezegd, 'de klok is een uitvinding van de mensen.'

Een echtpaar

Bij kennissen ontmoette ik een vrij bejaard echtpaar. Beide echtelieden maakten op mij grote indruk door hun milde openheid, niet alleen jegens mij, maar jegens allen en alles. Het waren twee gelukkige mensen die kennelijk konden genieten van het allergeringste en werkelijk tevreden waren met een glimlach en een zonnestraal. Zeldzaam warme mensen waren het, met een zeldzaam warme blik. Later vernam ik wat dit echtpaar had doorgemaakt. Tijdens de oorlog was er in hun woonplaats een bom gevallen en die had een einde gemaakt aan het leven van hun beide kinderen, toen zestien en achttien jaar oud. Ik vernam hoe zij waren omgegaan met het leed dat hun hiermee overkwam. Zij hadden dat leed beslist niet weggestopt, maar hadden het, integendeel, levend gehouden. Want, zo hadden zij gezegd, 'het leed is van ons; zouden we het leed negeren, dan zouden we de beide kinderen in ons negeren.' Zij hadden samen veel over hun overleden kinderen gesproken. Zij hadden hun spulletjes bewaard en die vaak voor de dag gehaald. Als zij voor een etalage met modeartikelen stonden, bespraken zij in welk kledingstuk zij hun kinderen het liefst gezien zouden hebben. En bij al deze gedragingen kwamen de tranen weer boven. Zo waren zij samen door het leed heen gegaan. Zij hadden het leed uitgedronken tot op de bodem. Dat was hun mogelijk geweest doordat zij troost vonden bij elkaar.

Zo'n houding tegenover leed is in onze cultuur een zeldzaamheid. Leed is voor ons vaak, zo niet meestal, iets wat louter negatieve effecten heeft op onze ontwikkeling, iets wat genegeerd moet worden. De haptonomie zal dit beeld corrigeren. Niet dat zij zal aanraden om leed te verwekken, maar zij maakt wel duidelijk dat het leed dat ons ongevraagd overkomt bij ons hoort, bij onze authenticiteit. Wie zijn leed negeert, negeert iets dieps in zichzelf.

Anneke

Anneke was groepsleidster in een voogdij-internaat. Ik maakte haar mee toen ik in de jaren vijftig enige tijd op die instelling een paar lessen gaf. Zij was een boerendochter uit een groot gezin en ze was de enige ongediplomeerde leidster. Als er nieuwe pupillen werden verwacht, was Anneke al dagen tevoren wat stilletjes en als de kinderen arriveerden, was ze nerveus. Dat stak ze niet onder stoelen of banken. Dan kon ze met deuren smijten en de directrice afbekken. Daar had ze dan later spijt over en dan ging zij zich op haar manier verontschuldigen. Daarbij zei ze altijd dat de ander haar maar moest nemen zoals zij was en dat dit zeker niet altijd zou meevallen. Haar begroeting van nieuwe pupillen verliep meestal wat stug. Geen haar op haar hoofd dacht eraan om zich aardiger voor te doen dan ze was.

Twintig jaar later. Anneke is gepensioneerd. Bijna elk weekeinde heeft zij bezoek van een van de oud-pupillen die jaren geleden een deel van hun jeugd onder haar leiding doorbrachten. Als zij verjaart, is er géén van de pupillen die haar vergeet en haar huisje zit dan tjokvol. Hele gezinnen komen over. Anneke is de peettante van veel kinderen van haar pupillen-van-toen en de 'grootmoeder' van alle. Als een van de oud-pupillen grote problemen heeft, gaat hij naar Anneke, om bij haar te zijn en om bij haar te schreien. Voor Anneke is dit allemaal de meest vanzelfsprekende zaak. Toen ik haar complimenteerde met dit zeldzame verschijnsel in de kinderbescherming, zei ze: 'Ik kan niet best vergeten.'

Op het voogdij-internaat destijds was de groep van Anneke de meest gezellige. In géén groep voelde een kind zich zo thuis als in haar groep. Dat duurde wel even, want Anneke maakte zich geen zorgen over intake en initiatie. Alle verhalen die ik daarover ten beste bracht, gingen over haar heen als water over de eendenrug. Anneke bleef zichzelf. Het bijzondere in haar groep was: Anneke wás er. Zij was er zoals geen enkele andere leidster er was. Als je in haar groep kwam, voelde je Anneke aanwezig tot in alle uithoeken van de kamer. Terwijl in alle overige groepen de leidsters met de kinderen doende waren en hun best deden om het de kinderen naar de zin te maken, deed Anneke alleen maar datgene waar zij zelf plezier in had. Zo zat zij met zichtbaar genoegen te breien of te verstellen of te lezen en bemoeide zich niet met de kinderen. Maar je voelde wel dat zij ondertussen, als het ware vanuit haar lendenen, bij de kinderen was. Als een brok genoegen zat zij daar. Er hing in de groep altijd een genoeglijke sfeer. Anneke straalde dat uit tot aan de wanden van de kamer. Genoegen in haar eigen bezigheden én genoegen in de kinderen. Elk kind kon daar zijn gang gaan en ondervinden dat Anneke het meest genoot van hun doen en laten. Wie zich verveelde, mocht zich vervelen. Dan zei ze: 'Verveel je je, jongske, kom maar bij me zitten.' In geen groep werd zo intens gespeeld als bij Anneke. Anneke was er compleet voor zichzelf en in haar ziel bestond nu eenmaal de langzaam gegroeide band met de kinderen die onuitwisbaar was. Zij was een blok van echtheid, sterk als beton. Niemand kon zo volmaakt lachen als zij; zo volmaakt kwaad worden; zo innig schreien; zo dankbaar zijn als zij; zo gelukkig als zij met zo weinig. Haar liefde wás liefde. Het kusritueel, dat door de overige leidsters intensief werd beoefend – afkussen bij elk pijntje; voor het slapengaan allen een kusje – had bij Anneke geen ingang gevonden. Zij kuste als haar hart haar deed kussen.

Anneke was de enige leidster die ooit een kind een pak slaag gaf. Even spontaan en hartelijk als zij de kinderen kon knuffelen, even spontaan en hartelijk kon zij rake klappen uitdelen. Dat gebeurde niet vaak. Meestal liet zij de kinderen zelf hun onderlinge ruzietjes beslechten, maar wanneer een van de kinderen een kleintje pestte, kon hij er zeker van zijn dat er wat zwaaide. Bij het pak slaag was het Anneke die het meest bedroefd was, dan liepen er steevast dikke tranen over haar wangen. Gretig werd er door het bestrafte kind uitgezien naar het moment waarop hij het 'weer goed' kon maken. Bij geen van de zo bestrafte kinderen was iets van wrok te bespeuren, wel van het tegenovergestelde. Onmiskenbaar hebben pak slaag en vergiffenis tezamen de band tussen het kind en Anneke verstevigd. De grootste belhamel uit haar groep van pupillen was er op al haar verjaardagen.

Anneke verstond, onwetend daaromtrent, de kunst om eigen waarachtige gevoelens te onderkennen en te behoeden. Voor niets ter wereld ruilde zij die waarachtigheid in. Ondanks haar gebreken was het voor iedere collega een verademing om haar te ontmoeten. Bij haar onderging je de weldaad van authenticiteit.

Met de beschrijving van deze vier mensen wilde ik in concrete beelden laten zien wat de haptonomie beoogt. Hoewel we bij hen grote individuele verschillen aantreffen, vertonen zij allen authenticiteit. En elk van hen laat de diepte en rijkdom van het gevoelsleven zien. Zij allen waren in hoge mate haptonomisch uitgegroeid *avant la lettre*. Wie zo is uitgegroeid, heeft de haptonomie/haptotherapie niet nodig. Van de duizenden mensen die ik in mijn leven heb meegemaakt, zijn er echter maar vier zo op mijn netvlies gebleven.

3

Het fundamentele uitgangspunt van de haptonomie

In de haptonomie wordt heel veel aandacht besteed aan het menselijke gevoelsleven. Zoveel, dat je zou kunnen denken dat zij zich uitsluitend daarom bekommert. Inderdaad, de haptonomie focust het gevoelsleven, maar niet omwille van het gevoelsleven *sec*. Het gaat haar om de ontwikkeling van de menselijke persoon, en zij focust het gevoelsleven als een aspect van de persoon.

3.1 Het persoon zijn in de haptonomie

Een gangbare definitie noemt de persoon 'een individuele redelijke zelfstandigheid'. De haptonomie ontkent niet dat de persoon een individuele redelijke zelfstandigheid is, maar zij werkt met een ander begrip van 'persoon'. De haptonomie ziet in de persoon de eenheid van lichamelijkheid, gevoelsleven en redelijkheid; een eenheid die gevormd wordt doordat al de drie genoemde aspecten elkaar doordringen. Het zijn aspecten en geen onderdelen. Elk onderdeel van je fiets kun je losmaken van de fiets en daarbij blijven de andere onderdelen volkomen intact. De pedalen blijven perfect pedaal, ook al verwijder je de dynamo. Maar wanneer je de redelijkheid uit de menselijke persoon zou verwijderen, beschadig je ook zijn lichamelijkheid en zijn gevoelsleven, hoe vreemd dat ook mag klinken. En wanneer je zijn gevoelsleven uit hem zou verwijderen, beschadig je ook zijn lichamelijkheid en zijn redelijkheid. Daarom noemen we lichamelijkheid, redelijkheid en gevoelsleven geen onderdelen, maar aspecten van de persoon.

De haptonomie beschouwt het gevoelsleven dus niet als een zelfstandig iets, maar als een aspect van de persoon; als iets waarin het persoon-zijn mede gestalte krijgt. Zij noemt het gevoelsleven harmonisch in zoverre dat de persoon representeert; in zoverre er een integratie is van lichaam, redelijkheid en gevoel.

Dat persoon-zijn is niet van meet af aan in de mens gerealiseerd. Aan de pasgeboren baby zie je immers nog niet veel redelijkheid en zelfstandigheid. Persoon zijn betekent ook persoon worden. Naarmate het persoon-zijn in iemand is gerealiseerd, is hij een persoonlijkheid. Dat woord persoonlijkheid gebruiken we terecht wanneer iemand het unieke en het zelfstandige van de redelijke persoon uitstraalt. Maar vaak wordt van iemand gezegd dat hij een sterke persoonlijkheid is omdat hij kost wat kost zijn eigen zin doordrijft, voor niemand opzij gaat en overal domineert. Tegen dit gebruik van het woord persoonlijkheid heeft de haptonomie bezwaar, omdat degene die zo is uitgegroeid slechts een bepaald aspect etaleert van datgene wat hij als persoon in zich heeft. Voor mij was de jonge Arubaan uit hoofdstuk 2 een sterke persoonlijkheid. Hij had geen greintje drang tot domineren, maar was desondanks in elk gezelschap degene die het meest aanwezig was en de sfeer ging bepalen.

Over de menselijke lichamelijkheid en het gevoelsleven handelen respectievelijk de delen B en C van dit boek. Hier, op deze plaats, wil ik laten zien wat de haptonomie onder redelijkheid verstaat.

3.2   Waardoor mens en dier zich onderscheiden

Als we het woord redelijkheid horen, roept dit associaties op met denken, redeneren, motiveren, logica en objectiviteit, verschijnselen die nu net niets oproepen aan gevoelens en aan lichamelijkheid. Maar hier bedoelen we met het woord redelijkheid iets diepers dan denken en logica, iets wat ten grondslag ligt aan alle zoeken naar waarheid, aan alle verwondering, vragen stellen, denken, redeneren, logica en inzicht. Iets wat ook ten grondslag ligt aan het zien van weelde en aan de ervaring van schoonheid. Over de menselijke redelijkheid zijn bibliotheken volgeschreven, maar ik wil dit begrip redelijkheid hier uit de doeken doen aan de hand van een enkele beschouwing waarbij mens en dier vergeleken worden.

Redelijkheid is ontvankelijkheid voor wat 'is'

De mens staat open voor een meeromvattende wereld dan het dier. De mens kan bijvoorbeeld zijn grenzen voortdurend verleggen door vragen te stellen en deze te beantwoorden. Niets sluit zich voor hem af. Hij kan zelfs vragen stellen over de bouw van de kosmos en over de eeuwigheid. Hij kan ook vragen stellen over zichzelf. Reeds met de vraag of er niet eens een ander soort thee gedronken moet worden, verlegt hij een grens. Wellicht is de kunst het medium dat de meest omvangrijke en meest indringende grensverlegging bij de mens tot stand kan brengen. Elke stroming in de kunst biedt een eigen kijk op en een eigen beleving van de wereld en opent nieuwe perspectieven. En waar is het einde van de ontwikkeling van het mensdom?
Het dier daarentegen stelt nooit vragen en verlegt nooit zijn grenzen door eigen toedoen, maar laat dit over aan een evolutie die het dier overkomt. Het paard dat dagelijks gras eet, vraagt zich nooit af wat dat toch *is*, dat gras. Het paard wordt het gras alleen maar gewaar als iets eetbaars. Nooit staat het even stil om een grassprietje te bekijken.

Nooit vraagt het zich af hoe dat in elkaar zit. Nooit zal het zien dat de bloem mooi is en de moeite waard om te laten staan. Het heeft geen oog voor datgene wat de dingen *zijn*. Zijn oog mist de openheid voor iets anders dan biologisch nut. En de kat met al haar geheimzinnige beschouwelijkheid wordt nooit geroerd door de fraaie kleuren en vormen van de boom, maar gebruikt de boom alleen om vogels na te jagen of om in te vluchten. Hoe mooi de vogels ook fluiten, zij zijn nooit ondersteboven van de schoonheid van hun gezang. Fluitend markeren zij hun territorium en geven zij te kennen dat ze er zijn voor een exemplaar van de andere sekse. Het mooie is er alleen voor de mensen.

Die openheid en ontvankelijkheid voor datgene wat dingen en mensen *zijn*, wordt met een klassieke westerse formulering 'redelijkheid' genoemd.

Redelijkheid is vrijheid

De wereld van het dier is bovendien een *soorttypisch* wereldje. Soorttypisch, want in het gewaarworden van het dier dringen alleen maar die signalen door, die voor zijn soort biologisch van belang zijn. Voor het paard is dat het gras en niet de muis; voor de kat net andersom. Een kikker reageert niet op een kanonschot, maar uitsluitend op een zacht zoemen dat hem de aanwezigheid van een prooi meedeelt. De spin reageert niet op de grove bewegingen die het spinnenweb maakt als het stormt, maar uitsluitend op het hele fijne trillen van het web als zijn prooi daarin vastgekleefd raakt. Deze soorttypische beperktheid van het dier zit niet alleen in het gewaarworden van de dieren, maar ook in hun handelen. De kattenpoot is perfect uitgerust voor het leven in het wereldje van de kat, om datgene te doen wat biologisch bij zijn soort hoort, zoals rennen, zich krabbend verdedigen en muizen pakken, maar meer niet. De poot van de havik is perfect uitgerust om zijn prooi te pakken en zijn snavel om de prooi te verscheuren en om zijn verenkleed te ordenen. Poot en snavel presteren perfect wat biologisch bij de soort havik past. Maar de mens kan met zijn hand ook schrijven, pianospelen, tekenen, gebaren maken en strelen en overstijgt daarmee de biologische noodzaak. Het beperkte soorttypische wereldje waarin het dier leeft, wordt hem door zijn lichaam aangereikt en verschilt van diersoort tot diersoort.

Het dier wordt helemaal bepaald door zijn soorttypische lichaam en kan geen nee zeggen als het tot handelen wordt geprikkeld, maar de mens kan dat wel. Als een mens in hongerstaking is, zegt hij nee tegen voedsel, ook al dreigt zijn staking hem fataal te worden. Hij kan zelfs de dood kiezen. Hoe sterk de geslachtsdrift bij de mens ook mag zijn, hij is er nooit willoos aan overgeleverd en kan nee zeggen tegen zijn drift. De mens heeft een principiële vrijheid tegenover zijn driften en kan ook inzake zijn verlangen grenzen verleggen. Reeds als hij vraagt of er niet eens een ander soort thee gedronken moet worden, heeft hij in dit opzicht een grens verlegd. De redelijkheid, de openheid van de mens, doordringt zijn lichaam en zijn gevoelsleven; die doordringt hem helemaal zoals de alcohol de wijn.

Het dierlijke lichaam regelt alles wat voor het dier biologisch van belang is. Daardoor herkent het dier perfect het voor hem geschikte voedsel en zijn territorium. Perfect mijdt het schadelijke omstandigheden, weet het zijn nest te bouwen en zich voort te planten. Die perfectie mist het menselijke lichaam. Biologisch gezien is het menselijke lichaam onaf. Daardoor vraagt reeds het puur overleven om hulp, om opvoeding.

Maar die onafheid heeft ook een positieve kant. Die onafheid betekent ook dat het menselijke lichaam ruimte biedt voor gedragingen die niet biologisch noodzakelijk zijn. Dankzij de onafheid van zijn lichaam is er ook ruimte voor redelijkheid, voor het zien wat is. Dankzij die onafheid staan de driften die uit het lichaam opstijgen open voor integratie met redelijkheid. Dankzij die onafheid kan de mens pianospelen, schilderen, lezen, een wandelingetje maken, zien dat de tuin mooi is en de ander beminnen zoals hij is. Cultuur is de dieren vreemd. De mens heeft een menselijk lichaam, een onaf lichaam, dat wacht op integratie met de redelijkheid.

3.3   Twee gedaanten van de menselijke redelijkheid

De menselijke redelijkheid heeft ten minste twee gedaanten. Met één van die twee gedaanten hebben we hier kennisgemaakt, namelijk met een denken vanuit de vraag: wat is de menselijke redelijkheid? Dat is een vraag die *alle* mensen betreft en het antwoord bracht helderheid in het mens-zijn van alle mensen. Van heel andere aard is de vraag: wie is Jan? Daarop kan ik antwoorden met te zeggen dat Jan een mens is, maar het specifieke van de persoon Jan, van Jan als individu, blijft dan buiten schot en wordt genegeerd. Daarmee staan we voor twee gedaanten van de redelijkheid. In haar eerste gedaante vraagt de redelijkheid naar iets van alle mensen; in haar tweede gedaante staat de vraag naar de aard van een concrete mens centraal. Die eerste vraag lijken we te kunnen beantwoorden met de ogen dicht, met gesloten oren, met gesloten neus en met afwezigheid van alle voelen. Het is louter een karwei voor het denkend intellect.

De tweede vraag – wie is Jan? – kunnen we zo niet beantwoorden. Als ik zie dat Jan integer is en Charlotte een schat van een meid, heb ik niet alleen gezien, maar ook gevoeld. Dan is mijn kijken tegelijk een voelen. Daarbij laat ik in het midden of mijn oog dat heeft gevoeld of dat ik langs een andere weg voelde, maar zeker is dat ik voelde. De concreetheid en individualiteit van Jan en Charlotte ervaar ik uitsluitend via mijn voelen. Een zien waarbij het licht van de rede dwars door het voelen heen gaat. Het voelen reikt dan de concreetheid aan en de rede straalt daar doorheen. Dat geldt niet alleen bij de concreetheid van mensen, maar evenzo bij het zien van de schoonheid van de bloem en van het mysterieuze in water of hout.

Deel B
De menselijke
lichamelijkheid

Ter inleiding op deel B

Het lichaam in de haptonomie

In de haptonomie krijgt het lichaam veel aandacht. De gedachte hierachter is dat het persoon-zijn van de mens ingebed is in een menselijk levend lichaam. Het is een geïncarneerd persoon-zijn. Reeds het menselijk lichaam is een persoonlijk lichaam. Altijd ontmoeten we de persoon dankzij zijn levende lichaam dat zijn persoon-zijn representeert.

Het woord lichaam heeft daarmee in de haptonomie een andere betekenis dan in ons alledaagse spraakgebruik. De haptonomie bedoelt met het woord lichaam niet het lichaam als ding, maar het levende lichaam; niet het lichaam dat ik *heb*, maar het lichaam dat ik *ben*. Daarmee wordt niet miskend dat het lichaam ook een ding-*aspect* heeft en als een ding, als een machine, bestudeerd kan worden, maar dat bestuderen als ding wordt overgelaten aan anatomie en fysiologie.

Het gebruik van het woord lichaam

'Heb je lichaam lief', schreef de Russisch-Amerikaanse psycholoog Alexander Lowen. 'Verzorg het en luister ernaar; beluister het als je beste vriend.' Met de aanbeveling om het lichaam goed te verzorgen trapt Lowen een open deur in, maar zijn raad om er goed naar te luisteren wordt meestal in de wind geslagen. Wat valt er immers te beluisteren aan je lichaam? Hooguit wat rommelen in je ingewanden.

Bij het woord lichaam denken we aan dat ingenieuze bouwwerk dat maten en gewichten heeft. Dan denken we aan een ding dat voor zijn mechanisch functioneren zuurstof nodig heeft en eiwitten, koolhydraten, vitaminen en mineralen; een organisme dat in conditie moet worden gehouden met joggen en trimmen en met op tijd naar bed gaan. Een lichaam dat, net als een auto, ook wel eens in revisie moet, waarbij bepaalde onderdelen worden gerepareerd. Je hoort het woord lichaam ook als er gesproken wordt over het mooie lichaam, dat een rimpelloze huid heeft – alles goed op zijn plaats met de gewenste vormen. Aan dit lichaam valt inderdaad niet veel méér te beluisteren dan het rommelen van de ingewanden. In dit wijdverbreide spraakgebruik verstaan we onder het lichaam een ding, een machine, waarin een ziel huist die er innerlijk leven in brengt. De anatomie heeft ons geleerd hoe die machine in elkaar zit en de fysiologie hoe die machine werkt.

Een andere kijk

Laten we eens aannemen dat je in Frankrijk een kathedraal bezoekt. Je loopt daarin rond vol bewondering over dat majesteitelijke bouwwerk. Verrast mompel je wat voor je uit. 'Wat is dit toch, zo'n kathedraal?' zeg je. Iemand meent dan op die vraag te moeten antwoorden en zegt dat zo'n kathedraal een hoop stenen is, enkele balken en wat glas. Van dit antwoord zou je versteld kunnen staan, want de pracht van de kathedraal is erin verdwenen. Dit antwoord gaat over de puinhoop van de kathedraal, over datgene wat je overhoudt als je haar vernield hebt. Stel nu dat ik voor mij uit mompel: 'Wat is dit toch, het menselijk lichaam?' Stel dat iemand die vraag meent te moeten beantwoorden en zegt dat het lichaam een hoop ingewanden is, spieren, botten en huid. Dan zou je ook over dat antwoord versteld kunnen staan, want in dat antwoord gaat het over de puinhoop van het lichaam, over datgene wat je overhoudt als je het lichaam hebt vernield. Maar wie staat er nog versteld van *dit* antwoord?

De filosoof Maurice Merleau-Ponty schrijft dat de natuurwetenschap altijd zulke puinhopen oplevert. Het water noemt zij H_2O, waterstof en zuurstof, en dat zijn elementen waarin het water uiteenvalt bij analyse; de puinhoop van water dus, en daarvan staat niemand versteld. De anatoom beschrijft de puinhoop van het lichaam. Over de fysioloog zegt Merleau-Ponty, dat deze wel beweert dat hij *leven*sprocessen bestudeert, maar dat hij in werkelijkheid alle levensprocessen reduceert tot fysische en chemische processen, en dat zijn allemaal mechanisch werkende en dus dode processen. Anatomie en fysiologie bestuderen een dood lichaam, een ding.

Wat zou het woord lichaam in ons oproepen als we nooit iets over anatomie of fysiologie hadden gehoord? Misschien zouden we dan zeggen dat het lichaam datgene van ons is wat zichtbaar en aanraakbaar is. Of datgene waarmee we aanwezig zijn voor de ander. Misschien zouden we zeggen dat we dankzij dat lichaam een wereld zien en horen en met mensen en dingen kunnen omgaan. Misschien zouden we ook met de mond vol tanden blijven staan omdat we onmogelijk kunnen zeggen wat het lichaam is.

Het levende lichaam

In dit deel praten we niet over het lichaam als een ding, maar over het levende lichaam zoals we dat ervaren; over de *betekenis* die het levende lichaam heeft in ons menselijke bestaan. Dat doen we vooral aan de hand van datgene wat Merleau-Ponty over het levende lichaam schreef. Daarbij zal heel veel zichtbaar worden van wat ons in het alledaagse leven ontgaat. Ook zal dan zichtbaar worden dat ons levende lichaam een *vermenselijkt* lichaam is. Dat woord vermenselijkt zal wellicht op deze plaats niet veel zeggen, maar ik laat het hier toch maar vallen, opdat het de lezer zal begeleiden bij het lezen van dit deel. Dan zal vanzelf duidelijk worden wat met die vermenselijking wordt bedoeld.

De ziel

De Griekse filosoof Aristoteles vroeg zich af wat toch het verschil is tussen het lijk en het levende lichaam; wat het is, dat het lichaam tot leven brengt. Hij meende dat dit de ademhaling was. De adem, in het Grieks *psychè*, zag hij als het beginsel van leven. Dus kende hij een psychè toe aan alles wat leeft, aan mens, dier en plant. De vraag naar het levensbeginsel heeft sindsdien velen beziggehouden. In de Middeleeuwen werd door filosofen het levensbeginsel *anima* genoemd, een woord dat ziel betekent, maar verwant is aan *animus*, het Latijnse woord voor adem. Men zei toen dat de menselijke ziel van geestelijke aard was, maar noemde de mens een eenheid; een eenheid van geestelijke ziel en lichaam. Sedertdien zijn de begrippen 'ziel' en 'geest' blijven leven in de westerse cultuur.
In dit boek wordt niet gezocht naar een levensbeginsel. De vraag of de mens louter materie is of een geestelijk element in zich herbergt, komt niet aan de orde. Het bestaan van een ziel of geest wordt dus noch bevestigd, noch ontkend. In dit deel wordt het functioneren van het menselijk lichaam beschreven zoals we dat ervaren. En daarin kom ik geen onderscheid tegen tussen ziel en lichaam. Als ik iemand aanraak, raak ik een mens aan en geen lichaam met ziel. En wie aangeraakt wordt, voelt niet eerst zijn lichaam aangeraakt worden en daarna zijn ziel. Hij voelt zich als mens aangeraakt.

Inhoud en opbouw van dit deel

Dit deel heeft de volgende hoofdstukken.

Hoofdstuk 4 handelt over de menselijke lichamelijkheid, over het levende lichaam zoals we dat in allerhande omstandigheden ervaren. Daarmee zal duidelijk worden dat ons lichaam vanuit een zekere autonomie menselijke betekenis geeft, dat het ons de wereld aanreikt zoals wij die ervaren.

Hoofdstuk 5 bespreekt het functioneren van de tastzin. In dit hoofdstuk zal duidelijk worden waarom de haptonomie grote betekenis toekent aan de tastzin.
Hoofdstuk 6 laat zien dat we vanuit ons lichaam op de ander zijn betrokken. Dit is een fundamentele gedachte in de haptonomie.
Hoofdstuk 7 beschrijft het gehoor als onze tweede tastzin.
Hoofdstuk 8 handelt over het wat mysterieuze haptonomiebegrip 'basis'.

4

Over het levende lichaam

Dit hoofdstuk handelt over het levende lichaam zoals we dat in allerhande omstandigheden ervaren.

4.1 De bescheidenheid van mijn ding-lichaam

Op zoek naar aard en functioneren van mijn ding-lichaam valt mij op dat mijn ding-lichaam mij zo zelden opvalt. Meestal heb ik het niet in de gaten, want ik word in beslag genomen door mensen en dingen om mij heen of door de zorgen voor morgen en de toestanden van gisteren. Soms echter valt het mij op. Bijvoorbeeld als mijn pantalon te nauw geworden is, wanneer er een vuiltje in mijn oog zit of wanneer ik mijn enkel verzwik. Het lichaam als ding valt mij op als het zich niet gedraagt zoals ik dat wens of gewend ben. Wanneer het zich voegt naar het vertrouwde en gewenste patroon is het er voor mij nauwelijks of niet. Ik voel mijn lichaam ook als ik word aangeraakt of ergens tegenaan loop.

Al kijkend voel ik mijn oog niet kijken. Kijkend zie ik de kast en de schemerlamp, maar van mijn kijkend oog ervaar ik ondertussen niets. Al horend ervaar ik niet mijn oor, maar is er de aria van Rodolfo, de auto die voorbij zoeft en mijn zoon die thuiskomt. De cognac proevend, is voor mij de cognac heerlijk en niet mijn proevende tong. Ruikend aan de bloeiende kamperfoelie ben ik verrukt over de kamperfoelie en niet over mijn neus. Als ik de kat streel, zeg ik niet dat ik nu een fijne hand heb, maar dat de kattenvacht fijn zacht is. De betreffende zintuigen ervaar ik niet, maar voor mij zijn er uitsluitend de mensen en de dingen die zij mij aanreiken.

Fysiologen hebben mij laten weten dat ik nog meer zintuigen heb, namelijk een evenwichtszin, een lichaamszin, een pijnzin en een temperatuurzin, maar zonder deze informatie zou ik van hun bestaan geen notie hebben. Ik ervaar wel hun werking, maar niet het zintuig als zodanig. De lichaamszin is de zin waarmee ik mijn lichaam ervaar. Van dat zintuig ervaar ik doorgaans ook niet eens de werking. Pas wanneer de tandarts in mijn tandvlees een verdovend middel heeft gespoten waardoor het gevoel in een deel van mijn kaak verdwijnt, weet ik dat ik normaliter iets van mijn kaak voel.

Ook bij gevoelens die het lichaam mij bezorgt, is het uiterst bescheiden. Wanneer ik voel dat het snikheet is in de kamer, is er vooral en op de eerste plaats de hitte om mij heen en niet mijn verhitte huid. Toen ik verliefd was op Charlotte, was zij het die voor mij aanbiddelijk was en niet de zoete onrust in mijn lichaam. Verrukt was ik over het landschap en niet over die verrukking. En bij rampspoed treur ik over de ramp en niet over mijn droefheid.

Merleau-Ponty schrijft op grond van zulke ervaringen dat wij ons levende lichaam *passeren*. Dat woord is mooi gekozen. Het zegt dat het lichaam er in zekere zin wel is, maar tegelijk in zekere zin verlaten wordt, het wordt als het ware achter ons gelaten.
Wat doet het lichaam dan wél, als het geen aandacht vraagt voor zichzelf? Het doet heel veel, maar op deze plaats valt te constateren: het levende lichaam *biedt* mij een *buiten*, zaken die buiten mijn lichaam bestaan, zoals schemerlamp, aria, kamperfoelie, cognac, hitte, de aanbiddelijke Charlotte, het landschap en de ramp. Op de tweede plaats: het levende lichaam *richt ons op buiten*. Het levert ons uit aan dit buiten en laat zichzelf vergeten. Het levende lichaam zegt ons: vergeet je lichaam en ben bij mensen en dingen om je heen.
Hoewel ik elke dag talloze bewegingen maak, zal ik zelden zeggen dat ik mij beweeg. Ik zeg dat ik loop, draaf, ren, groet, fiets, mijn jas aantrek, de trap oploop, typ, schrijf, enzovoort. Van een ander mens zeg ik evenmin vaak dat hij beweegt, maar dat hij loopt, enzovoort. Evenmin zeg ik dat vaak van een dier. Alleen toen de hond was aangereden door een auto, zei ik dat hij nog bewoog en dus niet dood was. Waarom gebruik ik bij voorkeur de woorden lopen, rennen, groeten, enzovoort? Wat zeggen die woorden wat het woord bewegen niet zegt? Die woorden verwijzen alle naar een relatie met buiten, doceerde Buytendijk. En dat wijst erop dat wij ook spontaan onszelf ervaren als een op buiten betrokken wezen. Daarom zeg ik ook zelden dat ik ben, maar zeg ik wel dat ik thuis ben of op mijn kamer; zeg ik zelden dat ik hoor, maar wel dat ik iets of iemand hoor; zeg ik zelden dat ik voel, maar wel dat ik dit of dat voel.

4.2   De dienstbaarheid van mijn levende lichaam

Zittend in de woonkamer besloot ik om weer eens aan mijn boek te gaan werken. Peinzend over de vraag hoe ik het nieuwe hoofdstuk zou inrichten ging mijn lichaam de hal in – en ik maar peinzen. Mijn lichaam ging toen de trap op en boven gekomen ging het niet de badkamer in, maar mijn werkkamer. In de werkkamer ging het niet op de grond liggen, maar achter mijn bureau zitten. Daar zittend ging het geen lucifer afstrijken, maar werd het toetsenbord naar mij toe getrokken. Bij al deze gedragingen werd mijn lichaam geen moment bewust gestuurd door mijn *denkend-willend ik*, maar bleef ik denken aan de inhoud van het hoofdstuk. Een hele reeks van handelingen werd door mijn levende lichaam verricht, waarbij het zich zinvol voegde naar mijn onuitgesproken en nauwelijks bewuste intenties.

Werkend aan dit hoofdstuk heb ik geen gedetailleerd overzicht van wat er allemaal neergetypt moet worden. Ik heb een vrij globaal idee daarover en al typend rollen via invallen allerhande gedachten en details binnen. Al die details passen keurig binnen de globale idee. Geen enkele keer kwamen er invallen die thuishoren bij een ander globaal idee. Géén inval dus over de voortplanting van salamanders of over de omzet van kauwgum. Wie of wat regelt dat allemaal zo mooi? Kan ik iets anders zeggen dan dat mijn levende lichaam zich ook hier vanzelf keurig voegt naar mijn globale idee?

Terwijl ik deze zinnen typ, gaan mijn vingers toch wel in een aardig tempo over het toetsenbord. Daarbij hoef ik mijn vingers niet één voor één te sturen. Ik denk dan uitsluitend aan de zinnen die ik wil typen en mijn vingers raken de juiste toets, letter voor letter, terwijl mijn ik daar helemaal niet aan hoeft te denken. Als mijn ik wil weten waar de toets voor de letter *a* zit, moet ik met mijn ogen even zoeken op het toetsenbord, maar mijn vingers hoeven niet te zoeken, die weten waar de toets *a* zit. Mijn vingers weten dus meer van de toetsen dan dat *ik* weet! Helemaal gedachteloos ben ik echter niet bij dat 'vinger-gebeuren'. Als mijn vinger een verkeerde toets aanslaat, corrigeer ik dat. Dat gebeurt dan achteraf.

Heb ik een zin in mijn hoofd als ik typ? Doorgaans niet. Doorgaans begin ik aan een zin terwijl ik nog niet eens weet hoe die zin zal aflopen. Beginnen we niet allen met het uitspreken van een zin, zonder ons gerealiseerd te hebben hoe die moet aflopen? En loopt die zin niet bijna altijd perfect?

En dan is er ook nog de melodie van spreken. Iedere zin wordt met een bepaalde melodie uitgesproken die we doorgaans evenmin tevoren even oefenen. Ook monotoon spreken heeft een melodie, namelijk een monotone. En altijd is de spontaan gesproken melodie perfect. Op woordkeus en zinsbouw moeten we een zin nog wel eens corrigeren, maar nooit betrappen we ons op een onjuiste melodie. Die melodie kan ons wel eens verrassen doordat zij méér verraadt dan ons lief is, maar ook dan heeft de melodie exact uitgedrukt wat er uit te drukken viel, hoe betreurenswaardig dat ook moge zijn. Kennelijk weet mijn levende lichaam dan méér van mijn gevoelens dan mijn denken. Aan de zinsmelodie hoor je de gevoelens op het moment van spreken een rol spelen. Soms echter is de melodie van spreken niet spontaan. Bijvoorbeeld als je een antwoordapparaat inspreekt. Dan ontbreekt de concrete toehoorder die mede de spontane melodie van spreken bepaalt en daardoor zal de spreekmelodie wat droog of gekunsteld zijn.

Zoals mijn typende vingers meer weten van het toetsenbord dan ik daarvan weet, zo weten mijn benen meer van het lopen. Feilloos loop ik over straat en ik hoef daarbij niet denkend mijn benen te sturen. Mijn lichaam loopt ook de trap op. Dat moet volgens de statica een uitermate ingewikkeld proces zijn, want telkens moet het lichaam daarbij zijn gewicht verleggen, van het ene been op het andere, om het evenwicht te bewaren. Maar ik weet van niets. Zo gaat dat ook bij andere motorische gedragingen. Ik kan perfect mijn jas aantrekken en op een stoel gaan zitten, maar weet niet welke bewegingen ik daarbij maak. Mijn ik weet het niet, maar mijn levende lichaam weet het kennelijk wel. Ik weet zelfs niet eens hoe ik een enkele spier beweeg!

Merleau-Ponty zegt terecht dat mijn levende lichaam in stilte uitermate dienstbaar is en een bepaalde autonomie, een bepaalde zelfstandigheid heeft waarin het bekwaam en zinvol op eigen houtje zijn gang gaat. Het levende lichaam weet op zijn wijze en voegt zich daarbij naar de intenties van mijn ik. Merleau-Ponty spreekt van een bepaalde, een *relatieve* autonomie, omdat die autonomie vanuit twee kanten wordt ingeperkt. Enerzijds door de mogelijkheden van mijn lichaam als mechaniek. Als mijn benen verlamd zijn, kan ik niet meer lopen en vliegen zal ik nooit kunnen. Anderzijds door mijn geformuleerde of niet-geformuleerde intenties.

4.3   Mijn ik kan het functioneren van mijn levende lichaam verstoren

Het levende lichaam is bij het handelen zo bescheiden dat het vergeten wil worden. Als ik lopend naar het postkantoor aan mijn lopende benen zou denken en zou trachten hun bewegingen te inventariseren, zou ik lopen als een houten Klaas. Vergeet je benen als je loopt, dan doen ze hun werk perfect. Zou ik de dwaze moed hebben om tijdens het traplopen mijn bewegingen te controleren en te sturen, dan zou ik wis en waarachtig van de trap rollen. Zou ik bij het spreken de rappe bewegingen van mijn articulatieorganen gaan sturen, van lippen, tong, tanden en huig, dan zou ik geen fatsoenlijke spraakklank geproduceerd krijgen. Als ik met mijn auto in een kritieke situatie terechtkom, heeft mijn voet gelukkig al eerder op de rempedaal getrapt dan ik het kon bedenken. Wanneer ik, verliefd op Charlotte, mijn aandacht op mijn binnenkamer zou richten om daar de zoete onrust te gaan analyseren, zou mijn verliefdheid wellicht gaan struikelen en stotteren, precies zoals lopen en articuleren de reflectie maar moeilijk verdragen. Je levende lichaam functioneert het best als het door het ik vergeten wordt.

4.4   De gevoelens

Volgens Descartes was de mens een machine met een geest en was het de geest die ons de gevoelens bezorgde. Een dier voelde niets, want het had geen geest, aldus Descartes. Ten aanschouwen van een groot publiek liet hij een hond aan zijn voorpoten ophangen en diens buik van boven tot beneden opensnijden, zonder het arme dier een pijnstiller te geven. De hond kermde vreselijk, maar Descartes vond medelijden hier volkomen irrationeel, want het gekerm was slechts een reflex van de machine. Niemand is ooit hond geweest en heeft kunnen verifiëren of Descartes gelijk had. Maar wanneer ons lichaam wordt opengesneden, voelen we pijn en niemand verwijst die pijn naar de geest. Al onze gevoelens ervaren we als gevoelens van ons als mens. Al onze gevoelens worden geproduceerd door het levende lichaam, pijn, honger, slaap, lust en onlust, plezier, vreugde, angst, liefde, haat, agressie enzovoort.

Over het gevoelsleven wordt in deel 3 uitvoerig geschreven, maar op deze plaats wil ik wijzen op een merkwaardige samenhang tussen iets van het ding-lichaam en het gevoelsleven. Er bestaat namelijk een samenhang tussen de wijze van ademen en de gesteldheid van het gemoed. Wie opgewekt is, ademt anders dan wie somber is; wie innerlijke rust heeft, ademt anders dan degene die gespannen is of gehaast; wie bang is, ademt weer anders. Wie werkelijk bij mij is vanuit zijn gemoed, ademt anders dan degene die in gemoede afwezig is. Elke gemoedstoestand heeft zijn eigen wijze van ademen. Die wijze van ademen kan verschillen in tempo, in diepte van ademhalen, in tijdsduur van inademen en van uitademen. Wanneer twee mensen werkelijk samen zijn, zodat voor hun ervaring de tijd stilstaat, dan kun je zien dat hun beider ademen tendeert naar diepte, naar het gebied van waaruit ze elkaar willen ontmoeten. Hun adembeweging gaat synchroniciteit vertonen in amplitudo en frequentie. Laat deze synchroniciteit in het ademen ons ervaren dat we in gemoede dicht bij elkaar zijn, dat we in gemoede één zijn?

Een tweede samenhang waarop ik hier wil wijzen is die tussen spierspanning en de toestand van het gemoed. Altijd wanneer de haptotherapie ontspanning brengt in al te gespannen spieren van de cliënt treedt er ook ontspanning op in diens gemoed. En omgekeerd, als er ontspanning komt in het gemoed, verdwijnt een te grote spanning in de spieren. Die ontspanning geeft ruimte aan krachten die door de spanning bekneld werden en zo brengt deze ontspanning opluchting en een grotere vitaliteit en activiteit. De geconstateerde gespannenheid is een zaak van de hele mens, van gemoed en lichaam.

4.5 Het lichaam kent mij vaak beter dan ik mijzelf ken

Soms blijkt het levende lichaam niet te gehoorzamen aan onze intenties en bedoelingen. Mijn melodie van spreken verraadt immers soms meer dan mij lief is, evenals mijn blik of mijn handdruk. Ik kan zeggen dat ik opgewekt ben, maar melodie, blik, gestalte en wijze van lopen kunnen dan het tegendeel verraden. Ik kan menen dat ik van Charlotte houd, maar allerhande kleine dingen kunnen haar doen twijfelen aan mijn werkelijke bejegening. Ik kan menen dat ik de nare opmerking van mijn chef opzij heb gezet, maar mijn slechte slapen of geringe eetlust sedertdien wijzen erop dat mijn lichaam beter weet.

4.6   Het levende lichaam onthoudt

Allerhande gevoelens die we ooit in ons leven negeerden of niet eens in de gaten hadden, blijven 'ergens' in ons opgeslagen en kunnen nog jaren later voor de dag komen als ze de vrijheid krijgen om zich te laten voelen. Dan blijken ze beklemd te zijn geweest door spanningen. Elke haptotherapeut wordt herhaaldelijk geconfronteerd met dit geheugen van het lichaam.

4.7   Het levende lichaam geeft menselijke betekenis

De fysioloog vertelt dat mijn netvlies bij het zien slechts elektromagnetische energie opvangt, maar kijkend zie ik mijn vrouw, de tafel, de kast en de boom, en niets van elektromagnetische energie. Ik zal niet ontkennen dat mijn netvlies die opvangt, maar constateer tegelijk dat er dan een wonder heeft plaatsgevonden in mij waardoor elektromagnetische energie is omgezet in datgene wat ik zie. Mijn levende lichaam ziet geen elektromagnetische energie, maar biedt mij een zichtbare menselijke wereld. Als een blindgeborene je vraagt wat dat is, dat wonderlijke zien van de zienden, en je zou hem antwoorden dat zien een opvangen is van elektromagnetische energie, dan zou je hem toch gruwelijke knollen voor citroenen verkopen.

Over het horen kun je zo'n zelfde verhaal afsteken. Als ik de doofgeborene zou zeggen dat horen het opvangen is van luchttrillingen, dan verkoop ik ook hem de gruwelijke knollen. Dan beschrijf ik mijn horen als het opnemen van trillingen bij de fabricage van grammofoonplaten, maar niet het menselijke horen. De fysische prikkels krijgen door mijn levende lichaam menselijke zin. Inderdaad, met het louter trillen van de lucht weet ik geen raad, maar met het horen van de zanger op de radio wel.

Merleau-Ponty zegt dan ook dat mijn levende lichaam menselijke betekenis heeft gegeven aan de fysische prikkels zodat ik leef in een menselijke wereld: niet in een wereld van elektromagnetische energie, maar in een wereld waarin ik mensen zie, dieren, planten, schemerlampen en tafels. Niet in een wereld waarin ik luchttrillingen hoor, maar waarin ik mijn dochter hoor zingen, de deur hoor dichtvallen en de auto voorbij zoeven. Zo leef ik dankzij het wonderlijke betekenis geven door mijn levende lichaam in een menselijke wereld. Bovendien: overal waar het lichaam autonoom optrad, bij typen, traplopen, het aantrekken van je jas, enzovoort, gaf het menselijke betekenis. Het produceert ook menselijke betekenis als bepaalde reeksen van klanken door mij verstaan worden als woorden met betekenis. Andersoortige betekenis geeft mijn levende lichaam als ik het brood lekker vind, de snijbonen niet te eten, het zonnetje aangenaam, de kiespijn ondraaglijk, het samenzijn gezellig, mijn buurman onuitstaanbaar, vrouw en kinderen mij dierbaar, het schilderij prachtig, het boek boeiend.

4.8 Het lichaam is een sociaal en een seksueel lichaam

Merleau-Ponty beschrijft ook het sociale karakter van ons lichaam. Dit aspect van het lichaam is voor de haptonomie zo belangrijk, dat een afzonderlijk hoofdstuk daaraan is gewijd.

Het lichaam is ook een seksueel lichaam. Daarmee wordt niet alleen bedoeld dat het geslachtsorganen heeft, maar dat de seksualiteit het hele functioneren van het levende lichaam doortrekt. Wie vrouw is, is helemaal vrouw; haar levende lichaam geeft betekenis met een vrouwelijke kleur, ook al zal dit bij de ene vrouw sterker het geval zijn dan bij de andere. Het mannelijke lichaam geeft mannelijke betekenis.

Deze gedachte werd ten aanzien van de vrouw in de jaren vijftig door Buytendijk uitgewerkt en geïllustreerd in zijn boek *De vrouw. Haar natuur, verschijning en bestaan.* Hij beschrijft daarin dat de vrouw vanuit haar lichaam de *aanzet* heeft voor een anders in de wereld staan dan de man. Het was in die tijd een bestseller. Enkele decennia later werd het verguisd. Niet op wetenschappelijke of filosofische gronden. Het mocht niet meer waar zijn wat Buytendijk schreef. Zijn bevindingen zouden de maatschappelijke en culturele emancipatie van de vrouw in de weg staan. In de ogen van de critici was het specifiek vrouwelijke slechts een cultureel-maatschappelijke aangelegenheid, een rolgedrag dat haar werd opgelegd door de heersende mannen. Bovendien zou het vrouwelijke zoals Buytendijk dat beschreef, een product zijn van een mannenoog dat de vrouw idealiseerde. Ik zal beslist niet ontkennen dat het heersen van de mannen bijgedragen heeft tot een geringschatten van de vrouw in velerlei opzichten, maar desondanks ben ik het wezenlijk oneens met de gedachte dat het specifiek vrouwelijke gedrag louter een cultureel-maatschappelijke aangelegenheid is. Wie dit meent, weet niet wat lichamelijkheid doet.

Een aardig voorbeeld van een lichamelijk gegeven dat het staan in de wereld bepaalt, geeft de musicoloog Berendt (1989). In een orkest, zo schrijft Berendt in diens boek *Ons derde oor*, produceren de instrumenten met een hoge klank, zoals violen en piccolo, de melodie. De instrumenten met een lage klank, zoals de bassen, geven de begeleiding. Dat vindt zijn grond in de wijze waarop we hoge en lage geluiden ervaren. Hoge geluiden horen we boven de lage uit. De hoge stemmen van vrouwen en kinderen horen we dan ook boven het geroezemoes van een druk keuvelend gezelschap. En wie met zijn stem ver wil reiken, zoals de jodelaar in de bergstreken, maakt zeer hoge geluiden. Hoge geluiden hebben ook een wekkend, appellerend, gidsend vermogen. Niet voor niets laten we de wekker naast ons bed en de sirene op de toren een hoog geluid maken en geen laag geluid. En wie gidsend wil appelleren, slaat een hoog geluid, een hoge toon aan. Vrouwen hebben van nature een hogere stem dan mannen en daarmee zijn zij het die van nature de melodie brengen in het leven. Mannen met hun lage stemmen mogen die melodie begeleiden. Mannen zonder vrouw missen de melodie van het leven en zijn daardoor veel eenzamer dan een vrouw zonder man. Vrouwen kunnen dan ook veel beter alleen wonen dan mannen.

'Vanuit haar lichamelijkheid,' schrijft Buytendijk, 'heeft de vrouw een *aanzet* tot koesteren, tot het scheppen van een thuis, van een klimaat, van gezelligheid. Zij is het die de dingen tot *waarde* maakt. Haar zorgend in de wereld staan biedt een warme, rijke, waardevolle wereld. De vrouw is ook meer thuis bij zichzelf dan de man.'
Wellicht had Buytendijk veel negatieve kritiek voorkomen als hij had geschreven dat de vrouw vanuit haar lichaam doorgaans een *sterkere* aanzet tot koesteren heeft dan de man. Ook zou beslist veel kritiek achterwege gebleven zijn als de lezers begrepen hadden dat Buytendijk niet over concrete vrouwen schreef maar over *vrouwelijkheid*. Vrouwelijkheid en mannelijkheid zijn dan twee wijzen van staan in de wereld, van voelen en van omgang met mensen en dingen, die niet voorbehouden zijn aan respectievelijk vrouwen en mannen. Een vrouw kan ook mannelijke trekken hebben en een man vrouwelijke, al naargelang hun lichamelijke aard.

4.9   Het levende lichaam schept ook een territorium

Bij dieren is de reuk veel sterker ontwikkeld dan bij mensen. Dieren herkennen via hun neus feilloos het aangepaste voedsel, de soortgenoot, de seksuele partner, hun jongen en hun territorium. Bij de mens is daarvan niet veel meer overgebleven. De vitale betekenis van de reuk is bij de mens afgezwakt, en maakte plaats voor een andere sociaal-culturele invulling. Een dier is nooit ondersteboven van een parfum, want dat heeft voor hem geen vitale betekenis, maar wij mensen staan open voor kunstmatige luchtjes. Toch zijn er bij de mens nog sporen te vinden van de vitale betekenis van de reuk: wie het lichaamsluchtje van de ander mag, mag meer van hem dan alleen dat luchtje (Buytendijk). Ook valt er vaak nog te ruiken in welke gemoedstoestand iemand verkeert, bijvoorbeeld dat hij angstig is of gespannen.
Onze neus werkt ook nog ten aanzien van ons territorium. Wanneer ik een herfstwandeling maak door een bos, vind ik de geur van rottende bladeren best lekker. Maar wanneer mijn gezel dan zou zeggen dat ik er wat van mee naar huis moest nemen om daarmee een lekker geurtje in mijn kamer te brengen, dan haal ik toch mijn schouders op. Liever geen stank in de kamer. Dat is toch een merkwaardig verschijnsel: wat ons buiten treft als best lekker, kan thuis ervaren worden als onaangenaam. Moeten we hieruit niet concluderen dat onze neus buiten anders functioneert dan in ons territorium? Thuis regeren andere afspraken dan buitenshuis.
Vroeger hadden wij thuis een zolder; een domein waar we als kinderen het werkelijke feest vierden. Daar op zolder keken alle dingen je anders aan dan in de woonkamer. De fauteuil die daar stond keek niet meer als deftig zitmeubel, maar was puur ding gewor-

den. Je klom erin, je pulkte eraan en je rook eraan. Je rook de geur van de stof en van de stoffigheid en je bleef snuiven vanwege haar merkwaardigheid. Je rook ook in de afgedankte keukenbussen, waarin ooit koffie of kaneel of cacao had gezeten. Beneden in de keuken rook je zelden aan die bussen. Je rook ook aan hout en aan ijzer en je rook de merkwaardige geur van roest. Niets was er vies. Het was alleen merkwaardig. De neus werkte op zolder anders dan in de woonkamer. In de woonkamer rook je weinig en op de zolder veel. En wat in de huiskamer vies rook, rook op zolder merkwaardig en wonderlijk. Vies voor de neus was er alleen in de woonkamer en in de keuken.

Is het waar dat we zelf ons huisluchtje niet of nauwelijks ruiken? Thuis ruiken we wel de geuren van incidenteel gebruikte stoffen, zoals wasbenzine, spiritus en boenwas, maar het eeuwig aanwezige huisluchtje ruikt alleen de bezoeker. Komt dat doordat we gewend zijn geraakt aan ons eigen huisluchtje? Of valt dat luchtje niet op omdat het ons territorium betreft? Een sterk vermoeden omtrent het laatste koester ik door het volgende. Niet vader en moeder, niet de jongere kinderen, maar de pubers kunnen fulmineren over het huisluchtje. Dat valt hun vooral op als ze leeftijdgenoten op bezoek krijgen. De puberteit is nog altijd de leeftijdsfase waarin de jeugdige zelfstandig wil worden en zich innerlijk losmaakt van zijn ouders en van hun territorium. Hij ruikt de luchtjes doordat hij het ouderlijke huis niet meer als zijn domein ervaart.

Wanneer we een nieuw huis gaan bewonen met nieuwe geurtjes, ervaren we dat pas als ons domein als die geurtjes ons niet meer opvallen. Dan pas krijgen al mijn spieren de tonus van thuis-ontspanning. Of is het net andersom? Ruik ik de geurtjes niet meer omdat de nieuwe woning mijn thuis geworden is? Zodra ik buiten kom, zodra ik mijn hol, mijn territorium verlaat, wordt mijn neus wakker. Dan geurt de bloesem, stinkt de auto, verfoei ik de schoorsteenwalm en ruik ik de bladeren.

4.10 Het levende lichaam trekt een grens

Tijdens een van zijn colleges nodigde Buytendijk zijn studenten uit tot het doen van het volgende experiment: 'Zet een drinkglas voor u, en telkens als u wat speeksel in uw mond krijgt, deponeert u dat in het glas. 's Avonds hebt u een glas vol. Neem het dan, zeg proost... en drink het leeg.'

Ik weet niet of iemand aan deze uitnodiging gevolg heeft gegeven. Dat was ook niet nodig, want iedereen wist nu al welk merkwaardig verschijnsel hier zichtbaar werd. Zolang het speeksel in de mond is, deert het ons niet, maar zodra het buiten ons lichaam is, krijgt het voor ons een heel andere betekenis; dan wordt het als vies ervaren. En zo is het niet alleen met het speeksel. Het haar op ons hoofd siert ons, maar de ene uitgevallen haar op onze schouder mishaagt. Onze hoofdhuid zit niemand in de weg, maar de kleine schilfertjes ervan die op je jas terechtkomen, zijn vies. Zo ook het stukje nagel dat we op de wastafel vinden, het deeltje huid, de druppel bloed en de baardharen. Om maar niet te spreken van transpiratievocht, urine en fecaliën. Niemand heeft een afkeer van zijn eigen buik die vol zit met fecaliën, evenmin van de neus die snot herbergt. Maar o wee als dat spul afgescheiden is! Als we een ander mens zien, zijn we ons niet bewust van datgene wat zijn buik herbergt. Dat is dan ook weer mooi geregeld. De buik van de geliefde strelend, is de inhoud daarvan gelukkig ververwijderd van ons bewustzijn.

Kortom: zodra het lichaam iets heeft afgescheiden, is het afgescheidene voor ons vies of door en door vies. Zodra het een deel van ons lichaam is, deert het niemand. Daarmee trekt het levende lichaam een grens, een scherpe grens: aan de ene kant van die grens is het wit, aan de andere kant diepzwart.

4.11   De uitbreiding van ons lichaam

Is dat zo, ervaren we alle transpiratievocht als vies? Roept alle lichaamsgeur afkeer op? In onze cultuur zijn lichaamsgeuren haast een taboe geworden. Maar wanneer je iemands lichaamsgeurtje mag, mag je meer van haar of hem dan alleen dat geurtje. Is alle speeksel vies? Wanneer ik geliefden elkaar indringend zie zoenen, krijg ik beslist niet die indruk. Is alle urine vies? Kijk hoe de moeder omgaat met de 'vieze' luier van haar baby en je ziet het antwoord.

Het lichaam trekt een grens: buiten deze grens wordt alles als vies ervaren wat van binnen komt. Als ik dit serieus neem, moet ik nu zeggen dat die grens verlegd kan worden over de geliefde; dat het lichaam zich – in dit opzicht – uitbreidt over de geliefde en daarmee alles van de geliefde ervaart als iets van het eigen lichaam. Dat klinkt vreemd. Met dit vreemde zullen we in dit boek nog vaak geconfronteerd worden.

5
Over het tasten

Bij het woord zintuig wordt doorgaans op de eerste plaats gedacht aan het oog, dan volgt het oor en op enige afstand volgen neus en tong. Aan de huid als zintuig voor het tasten wordt nauwelijks gedacht. Het woord tasten hoor je ook maar zelden. In elk geval veel minder dan zien, horen, ruiken en smaken. Je hoeft voor je tastzin ook nooit naar de dokter. Voor oog, oor en neus hebben we medische specialisten, maar niet voor de tastzin. De tastzin leidt dus een heel onopvallend bestaan. Als je iemand zou vragen om situaties te noemen waarin hij aan het tasten is, dan is de kans groot dat hij het betasten noemt, bijvoorbeeld het betasten van een stof tussen je vingertoppen om te onderzoeken of het katoen of linnen is. Dan gaat het over *be*tasten en niet over het tasten *sec*. Soms hoor je zeggen dat je eens ergens in moet tasten, bijvoorbeeld in je broekzak, om te voelen of je sleutel daar niet in zit. Het woord tasten wordt dan snel ingeruild voor het woord voelen. Het lijkt erop dat het woord tasten voor ons zowat nergens op slaat.

5.1 De tastzin als orgaan

Dat de tastzin toch wel belangrijk is, zou je kunnen gaan vermoeden als je luistert naar datgene wat anatoom, bioloog en neuroloog over die tastzin weten te vertellen.

1 Je kunt dan vernemen dat de tastzin ons meest omvangrijke zintuig is. Onze huid is namelijk één groot tastorgaan. We tasten dus ook vanuit onze rug. Maar vanuit de rug gaan we nooit iets betasten; dat doen we alleen maar met de vingertoppen. Het tasten vanuit de rug ervaren we doorgaans alleen maar als we worden aangeraakt door onze kleren of door een ander. Dat we ook actief vanuit de rug tasten, valt ons niet op.

2 Je kunt van biologen vernemen dat het tastzintuig het eerste zintuig is dat we zien verschijnen in de fylogenese, dat is in de ontwikkelingsgang van het leven op aarde. Reeds zeer primitieve diertjes hebben een tastzin als hun enige zintuig.

3 Ook zeggen biologen dat alle overige op buiten gerichte zintuigen die daarna in de evolutie verschijnen – zien, horen, proeven, ruiken – ontstaan zijn uit een tastor-

gaan. Op grond daarvan zou je de werking van al deze zintuigen kunnen zien als een nader gespecificeerd tasten.

4 In de ontwikkeling van het menselijke individu is de tastzin het eerste rijp. Het gehoor is het tweede zintuig dat rijp is.

5 De tastzin is volgens neurologen nauw verbonden met de lichaamszin, de wel zeer onopvallende zin waarmee we ons lichaam ervaren. Zo onopvallend, dat we pas na de verdovingsinjectie bij de tandarts ontdekken dat we tevoren iets van onze kaak voelden. Die band van tastzin met lichaamszin is zo nauw, dat veel neurologen tastzin en lichaamszin één zintuig noemen. Door die nauwe verbinding ervaren we tastindrukken als een ervaring van je eigen lichaam. Geen enkel zintuig kan je lichaamservaring zo direct beïnvloeden als de tastzin.

6 Via een bepaald hersendeel, thalamus genoemd, zouden we volgens neurologen alle zintuiglijke indrukken ervaren als een toestand van het lichaam. De prikkel die het oog naar dat hersendeel brengt, wordt daardoor ervaren als iets aan je lijf. Pas wanneer deze prikkel wordt doorgevoerd naar de hersenschors, ervaren we het geziene als iets wat ginds voor ons staat; pas dan zien we de schemerlamp zoals we die zien. In de hersenen zou ook de integratie totstandkomen van alle uitwendige indrukken met tastervaring en lichaamservaring. Die integratie moet groeien en dat gebeurt pas nadat de tastzin rijp is en voldoende heeft ervaren.

7 Ten slotte de vondst van de Oostenrijkse psycholoog Franz Stirnimann (1951). Hij deed experimenteel onderzoek naar datgene wat het pasgeboren kind reeds ervaart. Een van zijn experimenten betrof de tastzin van de pasgeborene. Hij gaf de pasgeborene voorwerpen in het handje. Die voorwerpen werden door de baby wel heel even aangeraakt, maar telkens werd het handje schielijk teruggetrokken. Dat gebeurde zowel met koude als met warme voorwerpen. Op het aanraken van het handje met een gehandschoende vinger reageerde de baby op dezelfde wijze. Maar toen Stirnimann zijn eigen blote vinger in de hand van de baby legde, greep de baby deze vinger vast, zo stevig als maar mogelijk, en op zijn gezichtje verscheen een uitdrukking die onmiskenbaar verried dat de baby dit contact als weldadig onderging. Zo reageerde de baby ook op de vinger als die kouder was dan normaal. Zodat Stirnimann concludeerde dat reeds de pasgeborene de mensenvinger herkent als iets wat bij hem hoort. Reeds de pasgeborene herkent in de tastzin zijn soortgenoot. Ook op latere leeftijd herkennen we de andere mens onmiddellijk in zijn aanraking. Blinden laten daaromtrent geen enkel misverstand ontstaan.

5.2 De fundamentele functies van de tastzin

Het ervaren van fysische concreetheid

Lang geleden liep ik stage op een pedologisch instituut. Op zekere dag ben ik in een schoolklas die aan dit instituut is verbonden. Er zal aardrijkskunde gegeven worden en de leraar laat de kinderen kennismaken met een miniatuurwereldbol, een globe, die hij voor de aanvang van de les op zijn lessenaar heeft gezet. De elfjarige Jan komt binnen, loopt naar de globe en voelt daar even aan met zijn hand. Jan voelt altijd even aan nieuwe voorwerpen die hij in zijn omgeving aantreft. Waarom hij dat deed? Toen Jan daarnaar gevraagd werd, gaf hij als antwoord, dat hij wilde weten of het nieuwe voorwerp wel echt was, of je het met je hand kon aanraken en het niet louter een kleur in de lucht was, niet een kleine fata morgana.

Ik betrapte mijzelf erop dat ik, zover mijn geheugen reikte, nooit hoefde te voelen of de dingen die ik zag wel echt waren. Kennelijk had ik de mensen en dingen die ik op afstand zag altijd als echt, als aanraakbaar beschouwd. Soms heb ook ik wel eens getwijfeld. Ik meende iets op mijn tafel te zien liggen en greep ernaar, om te ontdekken dat het slechts een schaduw was. Ik greep ernaar, want wat aanraakbaar is met mijn hand, is voor mij echt; het heeft dan concreetheid, hardheid en materialiteit. Dan raakt mijn eigen concrete, materiële lijf aan het andere en dan ervaar ik het aangeraakte als even fysisch concreet als mijn eigen lichaam. Dankzij de ervaren concreetheid van mijn lichaam hebben ook de aangeraakte dingen voor mij concreetheid. Zou ik geen bewustzijn hebben van de concreetheid van mijn lichaam, bijvoorbeeld door gebrekkig functioneren van mijn lichaamszin, zoals het geval was bij Jan, dan zou er voor mij buiten mij niets als echt, als aanraakbaar ervaren worden en was de wereld voor mij een en al fata morgana. Maar dit besef ik nu pas, na het antwoord van Jan.

Tasten op afstand

Als ik de boom aanraak, voel ik zijn echtheid. Maar ik hoef helemaal niet naar de boom toe te lopen om die echtheid te ervaren, want ik zie ook op afstand dat de boom aanraakbaar en echt is. Ik *zie* echtheid. Volgens mijn fysiologieleraar zou het oog alleen maar licht en kleur zien, want het netvlies zou alleen maar licht en kleur kunnen opvangen. Desondanks praat niemand mij uit mijn hoofd dat ik de aanraakbaarheid en echtheid zie van die gindse boom. Ik tast ook op afstand. Nooit immers hoef ik te gaan voelen aan de boom of die echt, concreet is, en niet louter een vliesje kleur in de lucht. Nooit heb ik gelukkig de neiging gehad om met mijn auto eens door dat vliesje kleur heen te rijden. Hoe vreemd het ook voor mijn brein mag zijn, ik moet erkennen dat ik ook tast op afstand. Ik weet niet of ik van meet af aan, reeds vanaf mijn geboorte, ook dingen-op-afstand als tastbaar en concreet heb ervaren, maar nu is het in elk geval wel zo. Alle dingen die ik om mij heen zie zijn voor mij echt, tastbaar met de hand. Zonder tastzin zou ik in een ijle wereld leven.

De tastervaringen gaan in onze ontwikkeling integreren met de indrukken van de overige uitwendige zintuigen, van oog, oor, neus en tong. Daardoor *zie* je dat de vensterbank aanraakbaar en glad is en zie je geen louter ijle schijfjes licht en kleur, maar tastbare mensen en dingen.

Het oordelend vermogen van de tastzin

De tastzin is het eerste zintuig dat verscheen in de evolutie van het leven en biologen weten bovendien dat reeds het allerprimitiefste diertje een tastzin heeft. Dat is het enige zintuig van dat diertje en daarmee herkent het wat er in zijn directe omgeving voor hem van belang is en wat het moet mijden. Die tastzin heeft dus een *oordelend* vermogen, heeft een bepaalde intelligentie. Bij hogere dieren ziet de bioloog dat het herkennen van datgene wat voor het dier van belang is, gepaard gaat met lustgevoelens, en het herkennen van datgene wat gemeden moet worden met onlust. Hij concludeert daaruit dat de tastzin ook een *waarderend* vermogen heeft, ons laat ervaren in lust en onlust.

Onze aandriften tot eten, drinken, tot agressie bij vitale bedreiging, tot verdediging van ons territorium en tot seksueel gedrag liggen diep in ons verankerd. Maar zij steken hun kop pas op als er iets in onze omgeving wordt herkend als passend bij deze aandriften. Niemand krijgt trek in het verorberen van de baksteen die hij ziet en niemand wordt erotisch verliefd op een knotwilg of op een dakpan (meen ik). Om eetlust en seksuele passie te laten ontwaken moet eerst iets of iemand herkend worden als passend. Dat herkennen geschiedt via de tastzin, in haar oordeel over datgene wat voor ons passend en niet passend is. Daarmee is zij de poort voor de passies en de basis van alle affecten.

Grondintelligentie

De haptonomie noemt het kennend en waarderend vermogen van de tastzin de grondintelligentie van de mens. Bijzonder subtiel is het oordelend vermogen van de tastzin ten aanzien van datgene wat het meest bij ons past, namelijk ten aanzien van de andere mens. Zo zal iedereen louter tastend onmiddellijk een mensenhand herkennen. Onmiddellijk ervaar je ook de intentie waarmee je wordt aangeraakt door een ander. Je voelt haarfijn of een jou aanrakende mensenhand wil voelen hoe dik je huid is of iets anders bedoelt, alsof je eigen huid via die aanraking de intentie van de aanraker bespeurt. Nog duidelijker voel je het als iemand een hand op je legt alsof je een ding bent, een tafelblad bijvoorbeeld, of dat die hand weet dat hij een mens raakt. Het waarderend vermogen van de tastzin bij het aangeraakt worden door een mens is eveneens heel duidelijk. Louter via de tast vind je de ene aanraking griezelig en de andere zalig. Louter via de tast, want voor het oog hoeft er geen enkel verschil in aangeraakt worden gezien te worden. In die gevoeligheid zijn ook grote individuele verschillen; de tastzin van de één is intelligenter dan die van een ander. Dankzij deze grondintelligentie herken je wat de ander voor je betekent, ook al kun je daarvoor geen enkel verstandelijk argument aandragen. Het is de intelligentie bij het aanvoelen en beoordelen van mensen, de intelligentie in het omgaan met mensen, de intelligentie van de perfecte minnaar, de intelligentie waarmee iemand onmiddellijk aanvoelt wat er spookt in het klimaat van een bepaald gezin, van een bepaalde werksituatie, binnen een bepaald gesprek dat hij aanhoort, binnen een bepaalde intermenselijke relatie. Vanuit je grondintelligentie kies je trefzeker de juiste levenspartner, maak je de juiste studiekeuze en weet je welke baan je ligt en welke niet. Maar niet altijd wordt er gekozen vanuit de grondintelligentie. Met deze grondintelligentie herken je ook heel concrete omstandigheden en dingen die bij jou passen, zoals een bepaald voorwerp, een bepaald woninginterieur, een bepaalde straat, een bepaalde boomgroepering, een bepaalde muziek. Het is ook de intelligentie van de kunstenaar waarmee hij stemmingen feilloos en genuanceerd gestalte geeft; de intelligentie van de man die de kunstproducten verstaat; van de man die de kwaliteiten van een ruimte, bijvoorbeeld van een kathedraal, tot in zijn merg onderkent. Het is ook de intelligentie van de fijnproever die genuanceerd weet te onderscheiden en te genieten.

Je kunt dus zeggen dat je dankzij de grondintelligentie weet wie je werkelijk bent. Daarmee is de grondintelligentie de wortel van onze zelfkennis. Zij speelt een fundamentele rol bij de ontwikkeling tot degene die je bent. Pollmann-Wardenier (1998) schrijft daarover: 'De mens verkent tastend-voelend zijn omgeving, als klein kind al. Van daaruit onderscheid je wat je voelt en of dat gevoel goed is of slecht. Deze kennis sla je op in je lijf als silent-knowledge.' Het oordeel vanuit je grondintelligentie is een *silent knowledge*, een stille kennis, die vaak verborgen kan raken door een gretigheid van verzelfstandigde aandriften; van aandriften die niet of niet geheel geïntegreerd zijn met je diepere impulsen. In dat geval kan het gebeuren dat je verkeerde dingen aanschaft; dat je je toelegt op het verwerven van veel geld, hoewel je grondintelligentie weet dat jouw heil daar niet ligt; dat je de verkeerde levenspartner kiest; dat je tegenover je kinderen optreedt op een wijze die niet spoort met jouw wezen, enzovoort. Een heerlijke moeder, een goede huisvader, een voortreffelijke minnaar, een eminente kunstenaar, een werkelijk groot staatsman, een werkelijke wetenschapper, een voortreffelijke leraar, een geslaagde koopman en een uitstekende haptotherapeut danken hun bijzondere kwaliteiten op de eerste plaats aan hun grondintelligentie.

De maat van deze intelligentie wordt bepaald door je genen; elke baby wordt ermee geboren. Niemand kan die maat vergroten. Wel kan die intelligentie verschrompelen, bijvoorbeeld door een cultuur die vooral koppie-koppie cultiveert en je weghaalt uit je levende lijf; door een liefdeloze cultuur waarin je niet bevestigd wordt in degene die je bent en niet mag groeien naar jouw aard en op jouw tijd; door een cultuur waarin je als jong kind geen ruimte hebt om te ravotten, om uit elkaar te peuteren wat je uit elkaar wilt peuteren. Enzovoort.

De Franse psychologen Binet en Simon ontwierpen voor het eerst een test om vroegtijdig te bepalen of een kind met goed gevolg de school zou kunnen doorlopen. Die test had schoolbekwaamheidstest genoemd moeten worden, maar ging onder de naam intelligentietest de wereld in. De bekwaamheid tot logisch denken speelde in die test een grote rol. Ook het taalgebruik en het ruimtelijk inzicht van de kinderen werden beoordeeld. Allemaal basisfuncties voor het vruchtbaar volgen van het onderwijs. Maar van de grondintelligentie werd niets getoetst, want haar oordeel speelde geen rol in het onderwijs. Aan zelfkennis en mensenkennis, bijvoorbeeld, draagt het onderwijs niet bij. Via de test van Binet en Simon kreeg het begrip intelligentie een heel smalle betekenis, een betekenis die afziet van de grondintelligentie. Het zogenaamde intelligentiequotiënt (IQ) zegt niets over iemands grondintelligentie.

5.3   Het tastapparaat bij uitstek

Bij het horen van het woord tasten denken we vooral aan de hand, vaak zelfs alleen aan de vingertoppen. Die vingertoppen zijn tastorganen bij uitstek. Neurologen weten ook te vertellen dat er nergens in onze huid zoveel tastlichaampjes geconcentreerd zijn als in de vingertoppen. Maar over de handpalm valt ook iets te melden dat bovendien het eigenaardige van de vingertoppen aan het licht brengt.

De vingertoppen

Als de vingertoppen een oppervlak betasten, kan het opvallen dat zij alleen informatie verschaffen als zij over het oppervlak heen bewegen. Een stilliggende vingertop meldt nauwelijks iets; wel iets, bijvoorbeeld temperatuur van het aangeraakte, maar niet veel meer. Wil je wat meer weten van het oppervlak, dan *beweeg* je je vingertoppen daarover. De bewegende vingertop wil weten, kennis opdoen van de aard van het oppervlak. Wanneer de vingertoppen over het oppervlak bewegen, dan *vragen* zij: ben jij linnen of katoen? Is de huid glad? Is de vensterbank glad? De vingertop kan ook anderszins vragen. Wanneer ze lijzig over andermans huid bewegen, kunnen de vingertoppen ook vragen of het lichaam wil erotiseren. In beide gevallen is de vingertop een bewegend vragend orgaan. In beide gevallen benadert de vingertop het aangeraakte als een ding, als een object.

De handpalm

Tijdens een van zijn colleges had Buytendijk zeven citroenen meegebracht. Hij verzocht zeven toehoorders elk een citroen in de hand te nemen en een poosje omklemd te houden. Vervolgens werden zij geblinddoekt en werden de citroenen genummerd van één tot zeven. De citroenen werden bij elkaar gelegd en de nog steeds geblinddoekte studenten kregen het verzoek om *hun* citroen met de hand te zoeken. Feilloos vond iedereen binnen de kortste keren *zijn* citroen! Niemand had de citroen met de vingertoppen betast; iedereen had de citroen slechts omklemd met de handpalm. Iedereen was het duidelijk geworden dat de niet-bewegende maar louter omvattende handpalm op mysterieuze wijze in bepaald opzicht véél meer wist van de citroen dan de bewegende vingertop en dat de handpalm zijn ontvangen kennis perfect had onthouden. Wat de handpalm weet, blijkt hij te bewaren in zijn eigen vlees. Iedereen besefte ook dat dit merkwaardig vermogen van de handpalm hem tot dan toe was ontgaan.

Het functioneren van vingertoppen en handpalm vertoont diepgaande verschillen.
- De handpalm neemt geen kennis door zich te bewegen over het oppervlak, maar krijgt zijn kennis rustend.
- De handpalm vraagt niet, maar ontvangt.
- Wat de handpalm ontvangt, raakt ons veel dieper dan datgene wat de vingertoppen melden. Ziet het er niet naar uit dat de handpalm datgene wat hij omvat verenigt met ons hele wezen? Is het louter een zegswijze dat we 'koesteren in de palm van onze hand en dat we geschreven staan in Gods handpalm en beslist niet in Zijn vingertoppen?'
- De betastende vingertoppen maken het betaste tot object, tot ding. De aanrakende handpalm daarentegen kan ook de mens raken als subject, als een wezen met een gemoed. Troostend leggen we niet onze vingers, maar de handpalm op andermans schouder. Op de schouder liggend zegt de handpalm dan: jij mag zijn precies zoals je bent. De vingertop ervaart geen persoon en geen innerlijk, de handpalm wel. Tederheid uiten we niet met de vingers maar met de handpalm. Andermans handpalm kan je lichaam strelen; de vingertoppen kunnen dat niet. Als andermans vingertoppen quasi-strelend over je lichaam gaan, voel je je niet gestreeld maar gekieteld. Ook de handpalm kan de ander erotiseren; dan is de ander geen ding, maar een subject, een mens.
- Wie met zijn aanrakende hand andermans innerlijk wil raken en koesteren, is vooral in zijn handpalm en niet in zijn vingers. De troostende handpalm vraagt dan niet, maar geeft. De vingers kunnen niet geven. Als er bij het hand geven louter vingers worden vastgepakt, wordt er slechts genomen en kan er niet gegeven worden. Zo'n hand benadert je als een ding.

5.4 Tasten en voelen

Vaak, zelfs meestal, wordt het woord voelen gebruikt voor het betasten. Zelden wordt er gezegd dat we *tasten* dat de vensterbank glad is – we zeggen dat we *voelen* dat de vensterbank glad is. Wanneer je een stof betast om te weten of het echte zijde is, kun je ook zeggen dat je wilt voelen of het echte zijde is. Volgens dit spraakgebruik is tasten bijna een synoniem van voelen. Bijna. Alle tasten mag voelen genoemd worden, maar omgekeerd noemen we niet alle voelen tasten. Hoofdpijn hebben is een voelen en niemand zal dat tasten noemen. Evenzo worden blijdschap, droefheid en plezier gevoelens genoemd maar nooit tastervaringen.

Op grond van deze verschillen meen ik te kunnen onderscheiden wat ik onder tasten wil verstaan en wat onder voelen. Het woord tasten kan ik altijd gebruiken als ik via tastorganen uit ben op een constateren, op een weten. Maar wanneer ik onderga, zoals het geval is bij het hebben van hoofdpijn en het voelen van blijdschap, droefheid en plezier, gebruik ik het woord voelen.

Wanneer je het oppervlak betast, wil je iets weten van de stof die je betast, bijvoorbeeld of de bloes van echte zijde is. Dat je bewegende vingertop je daarbij ook iets laat ondergaan, ontsnapt dan vaak aan je aandacht. Dan zou ik het woord (be)tasten willen gebruiken. Maar wanneer je bij het betasten van de zijde opvalt dat je ook iets ondergaat, bijvoorbeeld dat de zijde aangenaam is om te voelen, gebruik ik het woord voelen.

5.5   Het bewegen in het tasten

De stof betastend, melden mijn vingertoppen alleen de aard van de stof als ik mijn vingertoppen beweeg. Bewegend zoeken zij een antwoord op mijn vraag. Dat bewegen speelt bij het kennend tasten een grote rol, niet alleen wanneer ik het bevraagde tussen mijn vingertoppen heb.

Het verleggen van de tast door de dingen heen

Neem een lange stok in je hand, een stok van drie meter lang, en beweeg het uiteinde van die stok over de stenen muur, over de glazen ruit, over het tafeloppervlak. En constateer daarbij dat je perfect de kwaliteit van het aangeraakte oppervlak voelt. Zou je bij het wrijven met de stok je ogen dichtdoen, dan zou je perfect weten of je stok over steen gaat, over glas, over hout, over vloerkleed of over balatum. Je tast is niet meer in je hand-met-stok, maar aan het uiteinde van de stok. Merleau-Ponty noemt dit de merkwaardige uitbreiding van het lichaam.

Van dit verschijnsel worden nu nog meer voorbeelden gegeven en daarna wordt geïnventariseerd wat er met mijn lichaam gebeurt als de tastzin zich verlegt door iets heen.

Kwee Swan-Liat (1966) beschreef het inslaan van een spijker en toont daarmee nog meer dan het verleggen van de tast. We nemen, zo schrijft hij, de spijker in de linkerhand en de hamer in de rechterhand. Daarbij is onze blik gericht op de spijker, maar de rechterhand speelt de belangrijkste rol. We worden dan ook iets gewaar in die rechterhand. Als we ons dat expliciet bewust maken, komen we tot een verrassende ontdekking. Wat we voelen is niet de druk van de hamersteel tegen de handpalm, maar de hardheid van de muur. Verrassend is de ontdekking dat we dan tastend of voelend bij de muur zijn. Dankzij dit feit levert het levend lichaam aan de tik met de hamer een kracht die is aangepast aan de hardheid van de muur. Ik hoef daar niet bij te denken. Spontaan komen de aangepaste tikken. Mijn levende lichaam neemt de zorg voor die kracht van mij over. Zou ik al hamerend aan de hamer denken of zou het voelen van de hamer in mijn hand mijn aandacht hebben, dan zou ik nauwelijks goed kunnen hameren. Vergeet de hamer en laat het aan je lichaam over.

Ik heb schoenen aan mijn voeten, maar wanneer ik over straat loop, voel ik geen schoenen, maar de oneffenheden in het wegdek, dwars door de schoenen heen. Mijn lichaam heeft de schoenen erbij genomen. Daarvan werd ik me pas goed bewust toen ik eens op klompen liep. Toen voelde ik geen wegdek meer, maar ik voelde die klompen als vreemde dingen aan mijn voeten. Ik kon ook nauwelijks lopen, maar moest heel bedachtzaam voet-met-klomp telkens verzetten. Maar zie, na enkele dagen liep ik best op de klompen. Ik voelde ze niet meer zitten. Zij waren een verlengstuk van mijn lichaam geworden en ik voelde het wegdek onder de klompen. De klompen waren geïncorporeerd in mijn lichaam en mijn loopmotoriek wist niet beter dan dat zij een deel van mijn lichaam waren en liet mij met klompen uitstekend lopen.

- Ik nam eens een zak zand op mijn schouders. Dat moet volgens deskundigen grote problemen geven voor de statica van het lichaam en voor je evenwichtsorgaan. Maar ik merkte daar niets van. Ik had, zonder het te weten, mijn tastzin verlegd tot boven in de zak en mijn levende lichaam nam de zak erbij, zodat mijn evenwichtsorgaan rekening hield met de zak zand. Zou ik mijn tast niet hebben verlegd en mijn lichaam hebben laten ophouden in mijn schouder, dan was ik zeker omgevallen. Wie er een smak tegen de grond voor over heeft, moet dit zeker ook eens proberen.
- Ik draag een polshorloge. Toen ik dat voor het eerst omdeed, voelde ik hem enkele uren lang als een vreemd ding om mijn pols zitten. Maar na enige tijd voelde ik hem niet meer. Hij is werkelijk een deel van mijn lichaam geworden, want wanneer nu mijn polshorloge het tafelblad raakt, voel ik geen polshorloge, maar het tafelblad.
- Toen ik voor het eerst een fiets ging berijden, voelde ik een vreemd lichaam onder mij. Ik had moeite met het evenwicht en zwabberde aardig heen en weer. Na een poos had ik er geen enkele moeite meer mee. Mijn evenwichtsorgaan ontfermde zich over mij-inclusief-fiets toen ik vertrouwd was met de fiets; dat wil zeggen toen ik mij vanzelfsprekend tastend over de hele fiets uitbreidde.

- Autorijdend heb ik het stuur in mijn handen, maar heel vaak voel ik het wegdek onder de autobanden die ik bestuur. En wanneer ik rakelings langs een paaltje rij, is het voor mij alsof dat paaltje rakelings langs mijn huid gaat. Mijn tasten heeft zich over de hele auto uitgebreid. Daardoor weet mijn lichaam precies hoe ik moet sturen. Nooit hoef ik berekeningen te maken omtrent de bocht die ik het stuur laat maken. Nog voor ik dat zou kunnen berekenen heeft mijn lichaam al perfect gestuurd. We zeggen dan dat je *voelt* hoe je moet sturen.
- Wie gaat paardrijden krijgt te horen dat hij niet *op* het paard moet zitten, maar *in* het paard. Wanneer de instructeur iets over haptonomie had gelezen, zou hij wellicht niet die wat duistere uitdrukking *in* het paard zitten hebben gebruikt, maar gezegd hebben dat je zittend op het paard je lichaam via de tastzin moet uitbreiden tot in de hoeven van het paard en zo mogelijk ook over het hele levende paard. Wie zo te paard zit, kan ontdekken dat zijn lichaam zich dan vanzelf soepel aanpast aan alle bewegingen van het paard en zo in evenwicht blijft. Bovendien kan hij ontdekken dat ook het paard hierop reageert en jou als ruiter erbij neemt en zijn bewegingen aanpast aan paard-met-ruiter-op-zijn-rug. Dan voel je je als ruiter gewiegd door het paard.

Uit deze voorbeelden kunnen we de volgende inzichten destilleren.
- Als ik mijn tasten heb verlegd doorheen een ding voel ik dat ding (direct al of na een poos) niet meer.
- Dan ervaar ik het ding niet meer als lichaamsvreemd.
- Datgene waardoorheen ik mijn tasten heb verlegd, wordt door mijn levende lichaam erbij genomen als een deel van het lichaam. Dan hanteer ik de hamer perfect, loop ik perfect op de klompen en neemt mijn evenwichtsorgaan de zak zand en de fiets onder zijn hoede: motoriek en evenwichtsorgaan ontfermen zich over het lichaamsvreemde ding als ik via het tasten mijn lichaam over die dingen heb uitgebreid.

De uitbreiding over de ander

- Een paar decennia geleden nam ik wel eens mijn zoontje op mijn schouders. Hoewel hij even zwaar woog als de zak zand, woog hij doorgaans voor mijn gevoel veel minder. Doorgaans, want er is een verschil tussen het ene zitten en het andere. Mensen die hun kind op hun schouders hebben gedragen, weten dat. Het kind op je schouders kan zwaar zitten en licht zitten. Wanneer het kind zich als een levenloze zak op je schouders laat hangen, is het zwaar. Maar wanneer het kind van zijn kant zijn tasten naar onderen toe verlengt over jouw lichaam, zit het lichter. Dan deint het perfect mee met de bewegingen van het dragende lichaam onder hem. Het klinkt wellicht vreemd, dat een kind zijn tast verlegt. Toch is dit een vrij alledaags gebeuren. Vreemd is het doordat het doorgaans aan onze aandacht ontsnapt. Als het kind op mijn schouders de dreunen voelt waarmee ik mijn voeten neerzet, is het tastend bij die voeten en bij het wegdek.

- Voor geoefende goede dansers is hiermee niets nieuws verteld. Ik bedoel het klassiek dansende paar, dat elkaar vasthoudt tijdens het dansen; het ervaren danspaar, dat niet meer hoeft te denken aan de passen die gezet moeten worden. Soepel ligt de ene hand in de hand van de ander, terwijl de tweede hand soepel ligt *aan* (niet *tegen*) het middel van de ander. De muziek klinkt. Beiden geven iets van hun lichaam over aan die muziek, aan het ritme van de muziek, waardoor dan ieders lichaam wordt aangesproken en accorderende bewegingen voortbrengt. Hun denken zou nooit kunnen bedenken welke bewegingen ze zouden moeten maken. Daar is niet eens de tijd voor. Je geeft je over aan de muziek en je lichaam doet vanzelf de rest. Maar er speelt nog wat. Zij dansen met z'n tweeën. Dat moet in harmonie verlopen. Wat het ritme betreft bereiken ze die harmonie als beide lichamen zich even perfect door de muziek laten bespelen. Maar heel andere eisen worden er gesteld als de leidende danser figuren wil dansen. Ter plekke kan hij daarover geen afspraken maken en geen instructies geven. Evenmin kan hij met de danspartner overleggen hoe wijd hij mag cirkelen. Toch danst het paar perfect. Nooit is de beweging voor een van hen te ruim. Hoe komt hierin die perfecte harmonie tot stand? Waardoor voelt het ene lichaam perfect hoever het andere lichaam kan gaan? Dat voelen beide lichamen van elkaar als beide danspartners hun lichaam over de ander hebben uitgebreid. Dan is er zelfs geen *elkaar* meer, maar dan is er voelbare *eenheid in bewegen*.

5.6 Vitaliseren via de tastzin

Doorgaans hebben we geen besef van ons lichaam. We voelen het als de pantalon knelt, als we tegen de tafel aan lopen en als we ons ervan bewust worden dat ons zitvlak de stoel raakt. Wanneer je een heet bad neemt, ga je je lichaam heel intens ervaren in zijn hele raakvlak. Dan stap je verkwikt het bad uit. Je ervaart dan niet alleen je huid sterker, maar je ervaart dan jezelf helemaal intenser. Vaak kun je dan ook een diepere rust in jezelf bespeuren dan voor het bad. Dan ervaar je ook de wereld een beetje als nieuw. Bekommernis om bepaalde zorgen is dan verminderd. Je voelt jezelf ook meer aanwezig bij huisgenoten en dingen. Je kijkt meer met je eigen blik. Kortom: het hete bad raakte niet alleen jouw tastzin, maar via die tastzin ben je helemaal gevitaliseerd.

Nog dieper is het effect wanneer je koesterend wordt aangeraakt door de hand van een ander.

5.7 Het tasten en de ruimte

Tastend zijn we in de ruimte, bij dingen en mensen op afstand. Daarmee is de ruimte waarin we leven geen lege ruimte. Deze paragraaf handelt over enkele wijzen waarop we, via de tastzin, in de ruimte zijn. In enkele volgende hoofdstukken zal opnieuw het zijn in de ruimte aan de orde komen. Telkens als het contact met anderen ter sprake komt, zal ook over de beleving van de ruimte gesproken worden.

De geometrische ruimte

Als we het woord ruimte gebruiken, bedoelen we meestal de ruimte die begrensd wordt door lengte, breedte en hoogte en in kubieke meters te berekenen valt. Dat is dan een ruimte waarover we niets meer te zeggen hebben dan haar geometrische omvang. Als we met het geometrische oog kijken, zeggen we van Jan dat hij 184 centimeter lang is en dat zijn lichaam ophoudt bij zijn huid en zijn kruin. Het is een objectiverend kijken. De ruimte die we zo zien is een lege ruimte, product van een abstractie, wat letterlijk aftreksel betekent, want hierbij zien we af van de wijze waarop wij mensen de ruimte spontaan ervaren. De lege geometrische ruimte is een product van ons objectiverend denken waarbij ons voelen is uitgeschakeld.

De geleefde ruimte 1: de haptische ruimte

Als ik iets oppak, een luciferdoosje of een theekopje, hoef ik daarbij niet te denken aan de bewegingen die ik moet maken met mijn hand. Het luciferdoosje pak ik niet op zoals ik het kopje oppak. Nooit komt er de impuls om een boek op te pakken tussen twee uitgestoken wijsvingers. Spontaan komen er impulsen om doosje, kopje en boek handig op te pakken. Zeker, hieraan is een leerproces voorafgegaan, een leren dat een incorporeren in je lichaam inhoudt. Maar na dat leerproces laten de handen zien dat zij de oppakbaarheid van luciferdoosje, kopje en boek reeds op afstand verstaan, alsof iets van mij reeds op afstand luciferdoosje, kopje of boek omvat. Ik laat het oppakken volledig over aan de handigheid van mijn levende lichaam. Tastend ben ik in de ruimte om mij heen en mijn levende lichaam verstaat de hanteerbaarheid van de dingen om mij heen.
Die ruimte waarin mijn tast zo werkzaam is noemen we de haptische ruimte. (Het woord haptisch betekent: datgene wat betrekking heeft op de tast.) Naarmate je haptisch bent uitgegroeid en beter haptisch in de ruimte bent, is je motoriek beter geadapteerd, aangepast aan de dingen. Dan stuntel je niet met luciferdoosjes en boeken die je wil oppakken, dan neem je vanzelf de juiste afstand voor de sprong over het muurtje en maak je de juiste bewegingen.

Bij al ons omgaan met iets concreets speelt het een rol, bij het springen over een hek, bij het gooien van een bal, bij ambachtelijk bezig zijn, bij het jongleren met voorwerpen, bij boogschieten, voetballen, biljarten, enzovoort. Wie haptisch goed in de ruimte is, is daarmee ook beschermd tegen bepaalde onverhoedse gebeurtenissen. Als de tegel kantelt waarop de voet van een 'haptisch iemand' terechtkomt, weet hij zich te redden en als pardoes iemand hem van terzijde of van achteren een duw geeft eveneens.

Buytendijk schreef een psychologische verhandeling over het voetballen waarin hij voetballers een gesprek laat voeren. Na de voetbalwedstrijd wordt er door de spelers even nagekaart over het verloop van een wedstrijd. Speler Jansen zegt dan, dat hij de bal naar Pietersen toe speelde, omdat hijzelf bedreigd werd door een tegenstander, terwijl teamgenoot Klaasen te ver weg stond en Pietersen de bal kon overschieten naar Hermans die in een gunstige positie was om de bal in het vijandelijke doel te schoppen. Maar, schreef Buytendijk, het is duidelijk dat Jansen zo helemaal niet gedacht heeft toen hij de bal naar Pietersen speelde, want daar was niet eens de tijd voor. Achteraf weet hij zijn schot verstandelijk te beargumenteren, maar tijdens het spel waren er geen bedachte argumenten. Toen was er alleen zijn lichaam dat de hele situatie verstond. *Haptisch was zijn lichaam uitgebreid over de hele situatie.* Daardoor verstond zijn lichaam wat hem te doen stond, daardoor hield het lichaam de voet van Jansen zo, dat de bal naar Pietersen ging en daardoor was de kracht van de schop ook perfect aangepast aan de afstand. Houding van de voet en kracht van de schop heeft hij onmogelijk kunnen beredeneren. Jansen zal misschien zeggen dat hij voelde hoe hij zijn voet moest houden en hoe krachtig hij moest schoppen. Dat werd hem door zijn levende lichaam aangereikt doordat hij zich haptisch had uitgebreid over de hele situatie.

Soms kan je haptische ruimte beperkt worden. Dat kan gebeuren als je plotseling schrikt of als je slaperig bent, pijn voelt, moe bent of overbelast. Ook als je een heel naar bericht krijgt. Dan kan het gebeuren dat je je stoot aan een tafel die er al jaren staat.

Maar met het wegvallen van haptische ruimte valt ook de warmte weg die je voelde aan mensen en dingen en kan elke ander als een opgave worden ervaren. Dan ben je gauw geïrriteerd en kan er gemakkelijk ruzie ontstaan.

Kat en hond hebben kennelijk altijd een beste haptische ruimte. Bij mensen blijken er grote individuele verschillen te zijn tussen de haptische ruimte bij de een en bij de ander. De trapezewerker en de jongleur in het circus, de perfecte danser en de uitstekende voetballer zijn zeer goed haptisch in de ruimte. Dat haptisch in de ruimte zijn verschilt van mens tot mens. Dat verschil is niet alleen te zien aan hun omgang met de dingen, aan hun handigheid of onhandigheid, maar ook aan hun verschijning. Je kunt zien/voelen dat de een veel ruimte bewoont en de ander weinig. Mensen wier lichaam je als leeg ervaart, hebben weinig ruimte en vertonen een schuchterheid ten aanzien van de ruimte. Mensen die hun lichaam intens bewonen hebben veel haptische ruimte en daarmee een zekere vrijmoedigheid in hun bewegingen.

De geleefde ruimte 2: de affectieve ruimte

Meestal heeft de geleefde ruimte ook nog een ander ingrediënt. Meestal, want het kan ook ontbreken door tekorten in de affectieve ontwikkeling of door frustrerende omstandigheden. Dat andere ingrediënt is de affectieve waardering voor de dingen, een waardering die de geleefde ruimte vult.

Wanneer we een tafel zien, ervaren we meestal niet louter haptische hanteerbaarheid. Meestal ervaren we ook iets van waardering, positief of negatief. De tafel is dan mooi of niet mooi, aangenaam of niet aangenaam, warm of kil, hoe miniem die ervaring ook mag zijn. Dan is er een affectieve waardering. Zo is het ook met de schemerlamp die je ziet, met de boom, het gras, de kiezelsteen. De een blijkt in dit opzicht de dingen sterker te ervaren dan de ander en sommigen ervaren in dit opzicht zo goed als niets. Baby's en peuters die onder goede handen zijn opgegroeid zijn er helemaal vol van. Zij genieten zichtbaar van elk ding dat ze zien. Alles bekoort hen. Alles is het aanraken waard. Gelukkige mensen in wie deze vitaliteit bewaard bleef. Hoe sterker we zo betrokken zijn op de dingen in de ruimte en hoe groter de ruimte is die we daarbij overzien, hoe dieper de ademhaling verloopt. Als je wandelend of fietsend door het landschap gaat en geboeid wordt door de bomen die ginds aan de horizon de grote grasvlakte begrenzen, is je ademhaling diep. De ruimte in je borstkas lijkt groter te worden naarmate de ruimte die je genietend overziet groter wordt.

Wanneer de ruimte om je heen voor jou gevuld is met dingen en mensen die je affectief waardeert, zul je liever kuieren dan rennen. Kuieren en rennen impliceren elk een heel verschillende betrokkenheid op datgene wat ons omringt. De rennende is zeker haptisch betrokken op de ruimte, want anders valt hij al bij de eerste stap die hij zet, maar verder is hij geheel gericht op *ginds* en *later*. Niets is er dan de moeite waard om bij stil te staan. De rennende maakt van de ruimte een lege, affectloze ruimte. Hij verminkt de geleefde ruimte tot een louter haptische ruimte. Niet alleen in het rennen, maar in alle gehaast gedrag wordt de affectieve betrokkenheid geheel of gedeeltelijk genegeerd. Als we gehaast ontbijten, bijvoorbeeld, laten we ons gedrag niet leiden door datgene wat de maaltijd aan aangenaams te bieden heeft. Alle genieten vraagt aandacht en vindt plaats in een zekere rust. Genieten is het rusten bij het goede (Thomas van Aquino).

Kuieren is het diametraal tegenovergestelde van rennen. De kuierende loopt langzaam. Maar niet alle langzaam lopen is kuieren. Wanneer je langzaam voortschuifelt in de rij mensen die voor de kassa staat, loop je heel langzaam maar kuier je niet. Kuieren is een langzaam lopen vanwege een aangename betrokkenheid op datgene wat je concreet omgeeft. Bij de ene pas die gezet wordt geniet je van de bloemen links, bij de andere van het meisje rechts. Bij elke pas ben je in een nieuw hier-en-nu. Voor de kuierende heeft de geleefde ruimte een sterke positief-affectieve inhoud.

6

De sociale aard van ons lichaam

Dit hoofdstuk wil laten zien dat we vanuit ons lichaam, via de tastzin, op de ander zijn betrokken.

6.1 Het levende lichaam is een sociaal lichaam

Het herkennen van de ander als mens

> Het pedologisch instituut waar ik stage liep, was gespecialiseerd in de opvoeding van autistische kinderen. Op zekere dag was er een bezoeker van het instituut in de recreatiezaal. Hij stond tegen de wand waarin elke pupil een laatje had voor zijn persoonlijke spulletjes. Toen kwam pupil Jan. Hij wilde wat pakken uit zijn laatje, dat precies naast het hoofd van de bezoeker zat. Jan liep op die bezoeker af, greep hem bij zijn stropdas en trok zich daaraan op om in zijn laatje te kunnen graaien. De bezoeker poogde zich proestend aan Jans wurggreep te onttrekken en Jan schrok omdat het ding dat hij had vastgegrepen ging bewegen. De groepsleidster kwam toesnellen om de bezoeker te verlossen uit de wurggreep en Jan terecht te wijzen. 'Kijk eens goed, Jan, wat dit is', zei de leidster, wijzend op de bezoeker. Jan keek naar de bezoeker, zag een lang ding dat aan de bovenkant een bol had met daarin twee blinkende vlekken en zei: 'Och ja, dat is een mens!'

Deze gebeurtenis opende mijn ogen voor het feit dat ik mezelf bij het zien van zo'n lichaam geen moment hoef af te vragen wat dat voor iets is. Nog vóór ik me die vraag zou kunnen stellen, heb ik al ervaren dat het een mens is. Zeker, ook ik kan hun lichaam bekijken als een lang ding, maar dat zie ik pas in een soort tweede blik. De eerste blik ziet mensen. Eerst zie ik de mens en als ik die eerste blik negeer, kan ik pas het dinglichaam zien. Dan zie ik dat het benen heeft en armen, dat het wat dikker is dan vorig jaar en wat gaat grijzen aan de slapen. Die tweede blik *bekijkt*, terwijl de eerste blik *aan*kijkt. Van huis uit kijken we met de eerste blik.

Allen die niet geplaagd worden door de vreselijke handicap van Jan weten reeds vóórdat zij zo'n lichaam zien, dat zij met een mens te doen hebben en niet met een ding. Het herkennen van de medemens zit ingebakken in ons levende lichaam. Precies zoals de dieren herkennen ook mensen hun soortgenoten vanuit hun lichaam.

Het appèl van de ander

Rondfietsend door het landschap zie ik iemand lopen op pakweg driehonderd meter afstand. Hij hoort tot het landschap en brengt geen verandering mee in mijn beleving van ruimte en landschap. Ik kan hem op die afstand bekijken zoals ik ook de bomen bekijk. Maar hij komt dichterbij en op een gegeven moment, beter gezegd bij een bepaalde afstand, verandert daaraan iets. Dan wordt mijn lichaam zijn nabijheid gewaar. De grens van die nabijheid is vrij nauwkeurig te bepalen en verschilt slechts weinig van mens tot mens (wel zijn er verschillen al naargelang de cultuur waarin men is opgegroeid). Niet mijn denkend ik produceert die verandering, maar mijn levend lichaam doet dat. Het lichaam meldt *nabijheidscontact*. Mijn beleefde ruimte krijgt daarmee een andere ervaarbare inhoud, is niet meer louter een haptische ruimte, eventueel met een affectieve component, maar een ruimte die ik moet delen met een ander. Die ruimte noemen we *nabijheidsruimte*.

Binnen die nabijheidsruimte heb ik er moeite mee om de ander als ding te bekijken. Indringender is het feit, dat ik me dan genoodzaakt voel om op het nabijheidsappèl te reageren. Nooit kan ik de nabijheid van een mens binnen die grens onbeantwoord laten. Dit dwingende appèl noemen we *nabijheidsappèl*. Dat appèl is er al vóór je hebt gedacht. Je lichaam heeft al op de ander gereageerd voor je dat beseft. Er zijn slechts enkele reacties mogelijk en je moet altijd op één van die wijzen reageren (Binswanger).

- Ofwel je negeert het appèl. Je kunt doen alsof je de ander niet opmerkt en je blik afwenden of neerslaan. Dan negeer je het nabijheidscontact in jezelf. Er zijn talrijke dingen waar ik geen acht op sla. Zo sla ik geen acht op de overdrijvende wolken. Ten aanzien van die wolken drijft mijn lichaam mij niet tot het bepalen van een standpunt, tot het stellen van een daad. Maar tegenover de mens binnen de nabijheidsgrens moet ik altijd een daad stellen. Als ik hem negeer, is ook dat een daad. Mijn lichaam reageert ook anders op het negeren van de ander dan op het negeren van de wolken.
- Ofwel je gaat in op het appèl en erkent de ander als mens en je kijkt hem even aan.

Dan zijn er weer twee mogelijkheden.
- Je behandelt de ander als een rivaal, met wie je de ruimte niet wil delen en dan ga je de strijd met hem aan. Bijvoorbeeld door hem aan te kijken met een blik die zegt *ik wijk niet voor jou*, opdat hij zijn blik neerslaat en jou als sterkere erkent. Zo'n gevecht kan ontstaan doordat je je bedreigd voelt door de ander, bijvoorbeeld doordat zijn

blik te heersend of minachtend bij je overkomt, of doordat je nare herinneringen hebt aan hem. Het gevecht kan ook ontstaan als de ander op dit moment niet welkom is, door welke omstandigheden dan ook.

- Ofwel: je erkent hem als iets goeds, dat je in je ruimte toelaat. Je geeft op een of andere wijze te kennen dat hij medemens is, door een knikje, een lachje, het opsteken van je hand of door een woord, bijvoorbeeld een begroeting.

Altijd is er één van deze reacties. Je ontkomt daar niet aan. Een voorwerp, bijvoorbeeld een schemerlamp, brengt dat niet bij jou teweeg. Dat ding ontwijk je niet met je blik, dat brengt geen glimlach teweeg en dat roept nooit een brutaal terugkijken op. Maar de mens is voor jou nooit louter een ding zoals de schemerlamp.

Elk van de mogelijke reacties wordt begeleid door specifieke veranderingen in het functioneren van je levende lichaam, in wijze van ademen en in veranderingen in de spanning van spieren.

- Als je het nabijheidsappèl negeert, is er meteen een verharding van spieren en de adem maakt een niet op ontmoeten gerichte beweging. De adembeweging wordt iets ingehouden, getemperd; alsof je de lucht niet wilt delen met de ander.
- Als je het gevecht aangaat met de ander treedt verharding op in spieren. Nu wordt de adem wilsmatig beheerst. Om dit vol te houden verhoogt de ademfrequentie zich en dat kost energie en inspanning.
- Als je hem als mens erkent is er een verdieping en verbreding van de adembeweging en voel je meer ruimte in je borstkas.

Het is niet zo vreemd dat juist het ademen zo specifiek reageert. De wijze van ademen is immers heel nauwkeurig gekoppeld aan de gesteldheid van het gemoed; ook dus aan de wisselende betekenis die het ons omringende voor ons heeft.

Het negeren van de ander is een schadelijke reactie. Het negeren van het appèl doet wat negatiefs in je lichaam omdat je daarmee je menselijkheid in je eigen levende lichaam negeert. Dat negatieve ervaar je misschien niet, maar je lichaam bewaart ook deze ogenschijnlijk luttele fout tegen jezelf. Wordt dit negeren een gewoonte, dan kan het lichaam gaan sputteren. Het gaat je innerlijk afsluiten en leegte brengen. En wanneer je de juiste oorzaak van deze leegte niet onderkent, kun je oneigenlijke wegen gaan bewandelen om de leegte te vullen; oneigenlijk, omdat zij de ware oorzaak niet wegnemen. Vaak bewandel je dan de weg die door een oppervlakkige communis opinio wordt aangewezen. Bijvoorbeeld met het verorberen van wat lekkers, met het aanschaffen van iets wat je status verhoogt of met amusement. Soms ook met het amusement in agressieve daden. De enige aangepaste houding die genezing brengt, is het rouwen over jezelf; het leed opzoeken dat je de ander en daarmee jezelf hebt aangedaan. Maar dat is niet de weg die de communis opinio je voorhoudt.

Het woord groeten heeft een interessante etymologie. Het is namelijk afkomstig van een oud woord dat zowel uitnodigen als erkennen betekent. Beide betekenissen kan ik nu gemakkelijk plaatsen. Groetend erken je het mens-zijn van de ander en je voelt je daarbij uitgenodigd om dat te laten blijken. Het groeten van de ander is niet louter een zaak van cultuur of beschaving. De behoefte daaraan is ons ingebakken. Cultureel bepaald is wel de vorm waarin we groeten. Op straat volstaat vaak een blik naar elkaar met een knikje. Kom je in de leeszaal van de bibliotheek en tref je daar een aantal lezende mensen aan, dan ga je ze niet een voor een groeten, maar dan geef je blijk van je besef van hun aanwezigheid door ze niet te storen. Dan matig je je tempo van lopen en bewegen en ga je niet luidruchtig je neus snuiten. Ook dat erkent de ander als mens; je zou het een stille groet kunnen noemen.

De relatie tot de ander huist in mijn levende lichaam

In mijn lichaam huist niet alleen het dwingende appèl dat de ander op mij doet. Zodra ik op het appèl van de ander inga en een contact met hem realiseer, speelt de ander een rol in allerhande contactuele gedragingen.

Tijdens gesprekken speelt die ander een rol bij het invallen van de woorden. Er komen immers heel andere invallen en woorden, al naargelang de persoon tot wie ik mij richt. Wanneer ik met een vierjarige praat, doe ik dat anders dan wanneer ik met een veertigjarige praat; met een vrouw vaak anders dan met een man; met een ontwikkeld iemand anders dan met een laaggeschoolde. Tegenover Nol bruisen bij mij de woorden, maar tegenover Harrie komt er nauwelijks een woord. Tegenover Charles zijn er vanzelf woorden met een lichtere touch en bij Hendrik zijn ze zwaar geladen. Evenzo speelt de ander een rol in de melodie van spreken die mijn levende lichaam produceert: sprekend tot een vierjarige is die melodie vanzelf anders dan sprekend tot een veertigjarige; tot de geliefde anders dan tegenover iemand die mij niet zo interesseert. De baby van pakweg vier maanden verstaat niet de woorden, maar wel de melodie van spreken, getuige zijn reactie. Vrijwel iedere moeder weet dit, ook al heeft zij er geen boekje over gelezen, want spontaan is haar melodie van spreken aangepast aan de ontvankelijkheid van de baby voor de melodie van spreken.

Moeder en vader zullen, zonder het te beseffen, het oogcontact met de baby altijd op de juiste afstand tot stand brengen. De baby heeft de eerste weken een beperkte gezichtsafstand en we weten dat onbewust. Daarom brengen we ons hoofd op precies de goede afstand van de baby, zodat we in diens gezichtsveld komen. Evenzo varieert spontaan onze oogopslag, onze handdruk en onze lichaamshouding, al naargelang de persoon met wie we contact hebben. Ons lichaam verstaat de aard van dat contact perfect, vaak beter dan het denkend ik het in de gaten heeft.

De ander heeft vaak macht over mijn levende lichaam

Ik herinner mij, dat ik als kind midden op straat liep op weg naar huis, terwijl de trottoirs volgepropt stonden met mensen in afwachting van een optocht. Duizenden blikken voelde ik op mij. En mijn lichaam werd een en al ding, een massief ding. De spontaneïteit in mijn lopen was ik helemaal kwijt. Normaliter voelde ik al lopend mijn voeten niet, maar nu waren zij als blokken beton die ik opzettelijk een voor een moest verzetten. En mijn armen voelde ik als houten palen, waarmee ik me geen raad wist en die ik opzettelijk in een kunstmatig ritme heen en weer bewoog. Mijn lichaam was een ding geworden en was de ondoordachte dialoog met de straatstenen en omgeving kwijt. Het was toen geen levend lichaam meer, maar een ding-lichaam. Ik voelde mijn hele lichaam als een storende veste, vooral mijn blozend hoofd. Ondertussen transpireerde ik gruwelijk.

De blik van de ander heeft macht over ons. Die blik kan het functioneren van het levende lichaam belemmeren. Zij kan ons stuntelig laten lopen, over onze eigen benen doen struikelen, laten stotteren, de woorden uit de mond nemen en doen blozen. In al deze gevallen dringt het ding-karakter van het lichaam zich op. Ook andere gedragingen van de ander kunnen dit effect hebben. Wanneer iemand opmerkt dat je toch wel erg grote oren hebt, kun je je oren als dingen voelen zitten. En wanneer je je beluisterd voelt op je taalgebruik, op je dialectisch accent of op je stemgeluid, is er de kans dat spreken moeilijk voor je wordt. Soms, zoals aan een examentafel, komt er geen enkel woord en zelfs geen gedachte meer uit je op, juist doordat je je beoordeeld voelt.

Wat voor soort blik is het, die aan mij mijn lichaam opdringt als een ding en het normale functioneren van mijn lichaam verstoort? Dat is de blik die mij als een ding bekijkt, een objectiverende blik. Door die objectiverende blik van de ander ervaar ik mijn lichaam ook als ding. Merkwaardig, die macht die de ander heeft over mijn lichaam. Een ding, schemerlamp of radiator krijgt dat niet klaar. Evenmin een plant of dier. De hond kijkt nooit het schaamrood op mijn wangen. Alleen de andere mens heeft die macht. Wonderlijk is daarbij de correlatie: de blik die mijn lichaam ziet als een ding, maakt van mij ook een ding. En daarmee verstoort die blik de vanzelfsprekende dialoog van mijn levende lichaam met het omringende.

De ander kan ook anders naar mij kijken dan objectiverend. Zijn blik kan mij ook laten voelen dat hij me mag. En zie, plots heb ik dan een ander lichaam. Mijn lopen wordt kwieker, mijn gebaar vanzelfsprekender, mijn lach inniger, de woorden komen vlotter en met een andere melodie. Soms kan zelfs ik dan dansen. Dan is er minder of helemaal geen gêne meer en ben ik vrijmoediger. De blik van die ander waarin je voelt dat hij je mag, versterkt en verhoogt de kwaliteit van de dialoog met het omringende.

Niet iedereen bezwijkt onder de objectiverende blik van de ander. Sommigen kunnen zelfs vrijmoedig hun woordje doen terwijl honderden blikken hen kritisch bekijken. Anderen daarentegen voelen zich overal bekeken, ook als ze niet bekeken worden, en voelen zich daarmee niet op hun gemak.

Bij deze gegevens valt het een en ander op te merken.

- De verkramping onder de objectiverende blik is niet het gevolg van het feitelijke be-keken worden, maar van het je-bekeken-voelen. Je kunt bekeken worden maar je daarbij toch niet bekeken voelen en je kunt je bekeken voelen terwijl je niet bekeken wordt.
- Wie erg kwetsbaar is in dit opzicht, bang is om bekeken te worden, ziet overal bekij-kende blikken. Precies zoals degene die bang is voor muizen overal muizen ziet en degene die bang is voor inbrekers elke avond een inbreker hoort. 'Angst fixeert ons op het object van de angst', zei Terruwe terecht. Wie bang is voor erotiek ziet overal erotiek, soms zelfs in alle aanrakingen of in een tedere aanraking.
- De mate waarin we onkwetsbaar zijn in dit opzicht is afhankelijk van de mate waarin we in onze basis zitten. Dat begrip basis is een kardinaal begrip uit de haptonomie. Hier gaan we er niet verder op in; ik noem het enkel om het reeds enige inhoud te ge-ven.
- Er zijn mensen die zich over hun kwetsbaarheid heen zetten. Hoewel zij eigenlijk niet bestand zijn tegen de objectiverende blik, doen zij alsof dit wel het geval is. Dan valt er een onechtheid in hun verschijning te bespeuren, in mimiek en blik. Hun stemgeluid wordt hoger en monotoon en hun gebaren krijgen wat onnatuurlijks. Je voelt aan hen geen gevoelscontact met de ander.

Wie kwetsbaar is voor het bekeken worden, is tijdens dat bekeken worden niet op zijn best. En hoe langer hij zich bekeken voelt, hoe meer hij zijn gevoelsmatig contact met de omgeving en met de ander verliest, hoe meer verkrampingen er in hem optreden. Dit was voor mijn leermeester Calon de reden om alle bekijken, alle observeren van cliënten bij een psychotherapie te verfoeien, ook bij de intake. Al observerend zou de therapeut de cliënt zieker maken dan hij was en zou hij bovendien een verkeerd beeld krijgen van de toestand van de cliënt. Deze schadelijke effecten groeien met het aantal bekijkers. Groepstherapie zou in het donker moeten geschieden, denk ik dan.

Het lichaam reageert op contactloosheid

Tientallen hoorcolleges heb ik meegemaakt. Bijna altijd zag ik veel studenten streepjes gaan trekken op papieren die voor hen lagen. Die streepjes kregen dwarsstreepjes en de zo ontstane vierkantjes werden dan minutieus donker gemaakt. Ik zag hen ook heel vaak heen en weer wapperen met de bovenbenen, wippen met de voet, heen en weer schuiven op de stoel. Ik zag dames lijzig door hun haar strijken, van boven naar bene-den, en heren minutenlang pulken aan baardharen of puistjes. Ik zag hun blik dof wor-den. Ik zag veel gefronste voorhoofden. Ik zag vingers trommelen op de tafel voor hen. Ik zag ook dat hun ademhaling erg hoog lag, dat hun adembeweging de buik niet be-reikte. Sommigen zag ik zich uitrekken. Ik hoorde vaak diep zuchten, alsof zij snakten naar lucht. Ik zag hen de lippen bevochtigen met de tong en hoorde hen vaak smakken met de lippen. Kortom: ik zag protesterende lichamen. Waartegen protesteerden die? Zie en hoor de docent die ginds zijn best staat te doen. De man heeft ijverig een uiteenzetting in zijn hoofd geprent en komt nu opzeggen wat er in zijn hoofd zit. Hij spreekt met een hoog stemgeluid en articuleert wat nadrukkelijk. Daarnet, in de docentenkamer, was zijn stemgeluid lager en verliep de articulatie soepeler. Ook zijn schouders zijn wat hoger opgetrokken dan net. Ik zie zijn wat gefronste wenkbrauwen met daartussen een verticale rimpel. Ook hij bevochtigt nu en dan zijn lippen en ook bij hem ligt de ademhaling hoog. Zijn buikwand houdt hij ingetrokken. Op een gegeven moment staakt hij zijn betoog. Hij zucht even diep en blikt even naar de studenten. De verticale rimpel verdwijnt, de adembeweging zakt wat lager en er komt een glimlach op zijn gezicht. En zie het mirakel: exact op hetzelfde moment stoppen de lichamen van de studenten hun protest. Overal zie ik herademen, overal verdwijnt de frons, overal verdwijnt de dofheid van de blik. Er wordt niet meer gearceerd. Geen gewip, geschuif en getrommel meer. Allen gaan even verzitten en kijken elkaar aan met een blik die zegt: zie zo, nu zijn we weer bij elkaar. Lichamen vragen menselijk contact.

Wanneer je een lezing moet houden, staat er op de lessenaar een glaasje water gereed, want sprekers kunnen een droge mond krijgen. Maar wanneer ik thuis een uur lang gezellig babbel met mijn zoon, krijg ik geen droge mond. Wel dorst, maar dat is heel iets anders. Bij dorst heb je gebrek aan vocht, maar bij een droge mond weigeren de speekselklieren hun functie. Het glaasje water helpt dan ook niet. Al drink je liters water, je mond blijft droog. De speekselklieren weigeren dan omdat je lichaam geen contact voelt met je gehoor. Als je spontaan zou praten en je verhaal niet afleest van een papiertje, zul je waarschijnlijk geen droge mond krijgen.

Er zijn merkwaardige gedragingen waarbij het lichaam van de ander mij als een irriterend ding opvalt. Merkwaardig, omdat het zulke minuscule gedragingen zijn. Zij irriteren juist vaak als het gedragingen zijn van personen die mij dierbaar zijn. Zo kan ik mij herinneren dat mijn oude vader mij gruwelijk irriteerde als hij een minuscuul geluidje maakte door heel zacht te smakken met de lippen. Dan trok hij even zijn verdroogde lippen uiteen; en dat deed hij elke tien seconden. Dat irriteerde mij gruwelijk, terwijl het toch niets om het lijf had en mijn vader mij zeer dierbaar was. Ik stopte nu en dan mijn oren dicht om niet uit elkaar te spatten. Waarom, zo pijnigde ik mijn hersenen, waarom is dit voor mij zo irritant?
Er zijn meer van die minuscule maar irritante gedragingen, zoals het leegzuigen van de tanden, het trommelen met de vingers op de tafel, het voortdurend neuriën, het gebruik van stopwoordjes ('doei', 'okido'), het op een stoel gezeten voortdurend wippen met een been, het ophalen van de neus, het bevochtigen met de lippen door de tong en soms ook het fluiten. Stuk voor stuk zijn het minuscule gedragingen, maar desondanks

kunnen zij mij mateloos irriteren en tot wanhoop brengen. Moord en doodslag zouden erop kunnen volgen. Wat is er aan de hand met deze minuscule gedragingen; waardoor kunnen zij zo irriteren?

Antwoord: wanneer de ander ingekeerd is in zichzelf en geen gevoelscontact voelt, vervalt zijn lichaam enigszins tot het mechanische ding. Dan produceert het automatische gedragingen, zoals het trommelen met de vingers en het neuriën. Mijn lichaam herkent dat; niet *ik*, maar wel mijn lichaam. Dan voelt mijn lichaam dat de ander op dit moment afgesloten is voor mij en dát brengt in mijn lichaam wrevel naar boven.

Soms storen die gedragingen je niet, namelijk als je vertederd bent over de ander. Vertedering verricht wonderen.

> De in de jaren zestig en zeventig van de twintigste eeuw befaamde acteur Ko van Dijk werd eens gevraagd wat hij zo fijn vond in het toneelspelen. Hij antwoordde: 'Dat ademen.' De interviewer keek daarop kennelijk wat verbouwereerd, want Van Dijk vervolgde: 'Als op een gegeven moment al die mensen in de zaal met je mee-ademen, in een gelijk tempo en met een gelijke diepte. Dat voel je. Dan voel je dat ze bij je zijn en met jou meegaan. Dan voel ik me gedragen door hen allemaal. Dat is heerlijk. Dat geeft mij een enorme vrijheid van binnen.'

Jij en de menigte

Wat te doen als je tussen een massa mensen verkeert? Dan is het onmogelijk om iedereen te gaan toeknikken. Dan zijn er voor jou geen individuele personen meer en ben jij voor de anderen ook geen individuele persoon. De massa depersonaliseert. Heel wat congresgangers komen vervreemd van zichzelf thuis.

In een massa kun je verschillende verschijnselen zien optreden.

- Vaak zie je dan de hele menigte wegzinken in een collectiviteit die bij iedereen eenzelfde reactie oproept. Een voorbeeld daarvan is de collectieve roes waarin de toeschouwers op een rockfestival verkeren. Iedereen is dan zijn individualiteit voor een groot deel kwijt. Iedereen wordt dan als gelijke ervaren. Je kunt nu rustig voor je kijken, mits je in dezelfde roes verkeert als de anderen en dezelfde expressie vertoont. Je kunt nu ook iedereen aanspreken, want de grenzen van de individualiteit zijn vervluchtigd. Altijd als veel mensen bijeen zijn kun je dit meemaken, ook op een party, op een receptie of tijdens een congres.
- Er ontstaat een klein groepje, waarbinnen het individu zich terugtrekt van de massa. Er wordt gefluisterd tegen de partner, zodat anderen het niet horen – of enkelen gaan druk keuvelen met elkaar. Zij hebben dan samen een muurtje om hun groepje heen gebouwd om niet in het collectivum onder te gaan.
- De eenling, die geen bekende persoon naast zich heeft maar niet wil ondergaan in het collectivum, zie je radeloos worden. Hij weet niet waar te kijken en het angst-

zweet breekt hem uit. Hij krijgt het benauwd en wil zo spoedig mogelijk weg uit de menigte.

- Allen zijn apathisch en laten alles over zich heen komen, zonder instemming, zonder morren of verzet, zonder vragen. Een voorbeeld hiervan is het gedrag van mensen in een overvolle trein als de duisternis al is ingevallen. Hoewel er geen station wordt genaderd, mindert de trein op een gegeven moment vaart. Niemand kijkt verbaasd of reageert anderszins. Dan stopt de trein. Niemand is verbaasd. Dan valt ook nog het licht uit. Niemand reageert.

- Anders verloopt het verkeren in een menigte wanneer je voldoende in je basis bent. Iemand bezoekt een show in een grote hal. Duizenden mensen zitten daar samengedromd op de tribunes. De persoon in kwestie zit helemaal bovenaan op de tribune die het verst van de ingang is verwijderd. Op een gegeven moment moet hij huiswaarts. Daartoe moet hij zich een weg banen naar beneden tussen al die mensen op zijn tribune en daarna voor de duizenden blikken in zijn eentje naar de overkant lopen. Vaak versteent daarbij menigeen tot een zwetend mechanisme. Maar met onze man verliep het anders. De eerste persoon die hij moest passeren keek hij vriendelijk aan en hij vroeg hem of hij even mocht passeren, omdat hij helaas naar huis moest. Begrijpend glimlachend schoof de aangesprokene opzij om hem door te laten. 'Veel plezier', zei de vertrekkende toen. Aangemoedigd door de glimlach van de gepasseerde, vroeg hij met een tikkeltje meer glans aan de volgende persoon of hij mocht passeren. Nog jovialer wenste hij hem veel plezier. En zo daalde hij af, niet versteend, maar met steeds meer glunder. Toen hij de tientallen meters naar de overkant aflegde, voelde hij zich beresterk. Hij zweette niet en voelde niets van een mechanisme. Hij had telkens even een vrijmoedig contact met een van de toeschouwers die hij glunderend toeknikte en telkens kreeg hij een joviaal gebaar terug. Helemaal in zijn nopjes verliet hij de hal. Door het zoeken naar persoonlijke contacten was hij in de massa als persoon overeind gebleven en zelfs meer dan dat.

Niet alleen het aantal mensen maakt het persoonlijk contact onmogelijk, maar dat gebeurt ook door een te grote afstand. Wanneer je een spreekbeurt hebt voor een grote zaal, verkeren alleen die mensen die vooraan zitten binnen de grens van het nabijheidscontact. Op hen reageert je lichaam heel anders dan op degenen die achteraan zitten. Van degenen die vooraan zitten voel je hun reactie; van degenen die achteraan zitten, zie je het alleen maar. Je ziet de mensen die ver weg zitten lachen of misprijzend kijken, maar van degenen die vooraan zitten voel je het ook. Spreken voor een groot publiek werkt dan ook vaak depersonaliserend op de spreker. Ofwel hij versteent dan tot een robot die zijn verhaal afleest van een papiertje, ofwel hij vervalt dan tot dramaturgie waarachter zijn intermenselijk gemoed schuilgaat. Alleen als je als spreker in staat bent om je helemaal over de zaal uit te breiden en alle aanwezigen te incorporeren, kun je jezelf blijven in een intermenselijk contact. Dan kun je 'gewoon' blijven praten en 'gewoon' reageren op de zaal.

6.2   Het levende lichaam is een sociaal-cultureel lichaam

Tijdens een van zijn colleges wees Buytendijk erop dat in ons smaken de ander een grote rol speelt. Als je gezellig tafelt met geliefden smaakt alles anders dan wanneer je in je eentje de nodige calorieën en eiwitten verorbert. Ik moest toen aan mijn jeugd denken. Als kind had ik een grote hekel aan boerenkoolstamppot. Urenlang kon ik turen naar de onappetijtelijke hap. Maar toen ik eens bij een vriendje thuis boerenkoolstamppot kreeg opgediend, at ik smakelijk. Was het afwijzen van de boerenkoolstamppot thuis slechts aanstellerij? Of viel thuis mijn eerste kennismaking met de boerenkool op een moment dat het daar niet bijzonder gezellig was? Ik houd het op het laatste.

Het woord smaken gebruiken we niet alleen als het gaat over spijs en drank, want we spreken ook over smaak voor kleding, interieur, bouwstijl, omgangsvormen en literatuur. Merleau-Ponty wijst erop dat ook binnen deze smaak de ander een grote rol speelt. Wanneer we voor het eerst iemand gekleed zien gaan overeenkomstig de nieuwste mode vinden we die mode vaak vreemd, maar na een tijdje, als we alle aardige dames zo gekleed zien gaan, kijken en waarderen we met de ogen van de ander en smaken we de nieuwe mode heel anders. In ons smakend, waarderend kijken kijkt de ander mee. Dan kijken we op den duur met een collectief oog. Via de sociale aard van het lichaam ontkomen we niet aan de smaak van het collectivum en smaken we ook kunstwerken, bouwstijlen en interieurs van woningen. Zelfs opvattingen en levensbeschouwelijke overtuigingen ontkomen niet aan de kracht van het collectivum. Wat het collectivum denkt, heeft een grote werfkracht, zodat je goed in je basis moet zitten om met eigen voelen te voelen, met eigen ogen te kijken en met eigen denken te denken.

7

Het gehoor als onze tweede tastzin

7.1 Ter inleiding

Het is mij opgevallen dat de beste gesprekken die ik met mijn collega heb gehad niet plaatsvonden tijdens onze talloze vergaderingen. Evenmin vonden deze plaats toen we tegenover elkaar zaten in een van de werkkamers, of toen we tegenover elkaar zaten in de woonkamer van een van ons. De beste gesprekken vonden plaats in de auto, toen we niet tegenover elkaar zaten, maar naast elkaar. Dan kwamen we te verkeren in elkaars basale wereld, die meer een gemeenschappelijke wereld bleek te zijn naarmate we gelijke noden bij elkaar ontdekten en gelijke vreugden. Kregen deze gesprekken hun kwaliteit doordat ze niet geprogrammeerd waren door een agenda? Doordat wij gezamenlijk genoten van het panorama dat aan ons beiden voorbijgleed of doordat die gesprekken begonnen met het gebruikelijke uitwisselen van de gebruikelijke mededelingen omtrent het wel en wee in onze gezinnen? Zeker, al deze omstandigheden hebben beslist bijgedragen aan het opstijgen (of neerdalen) tot de bedoelde kwaliteit, maar doorslaggevend was de omstandigheid dat onze ogen, doordat we naast elkaar zaten in de auto, niet verleid werden tot het bekijken van elkaar en zelfs aankijken niet mogelijk was. Voor het oog was de collega afwezig, maar des te meer was hij er toen voor mijn oor en voor mijn tast.

Thuis, bij vrouw en kinderen, is de schemertijd vaak de gezelligste. Met het kwijnen van het daglicht verliezen alle mensen en dingen de scherpte van hun bekijkbare contouren. Zij gaan dan meer deel uitmaken van een vloeiend geheel dat de ruimte om mij heen vult. Dan verdicht zich mijn haptische ruimte. Volmaakt is deze toestand in complete duisternis. Dan ben ik geheel overgeleverd aan luisteren en tasten. Komen wij allen elkaar niet meer basaal nabij in de duisternis? Dan is de ander alleen met zijn geluid bij ons aanwezig.

Maar wanneer je aan iemand in onze cultuur zou vragen welk zintuig hij per se niet wil verliezen, zal hij, duizend tegen één, antwoorden dat hij het zien, het gezicht niet kwijt wil. Doof is erg, zegt hij dan, maar blind is verschrikkelijk. Over het verlies van reuk, tast en evenwichtszin praat hij waarschijnlijk niet eens. Begrijpelijk. De wereld is voor ons vooral reëel doordat zij zichtbaar is. Maar toen een psychiater van een inrichting voor doofstommen overgeplaatst was naar een inrichting voor blinden, zei hij na enige tijd, dat hij van de hel in de hemel was gekomen.

> 'De overgang naar dat blindeninstituut was een verademing. Het tehuis voor doof-stommen was een vulkaan van agressie, die vaak tot uitbarsting kwam. Wat deze mensen elkaar aandeden was soms onvoorstelbaar. Ze ziedden voortdurend van woede en agressiviteit. Ze wierpen elkaar vernietigende blikken toe. De blinden wa-ren veel terughoudender, voorzichtiger, fijngevoeliger, en zij probeerden veel inten-siever hun medemens te begrijpen en te accepteren.' (Berendt 1989)

De tastzin is ons fundamentele zintuig, het zintuig waarmee wij de werkelijkheid om ons heen als tastbare en dus concrete werkelijkheid ondergaan. Het gehoor blijkt door de tastzin bijzonder goed te zijn bedeeld. Via het horen zijn mensen en dingen ons meer nabij dan via het zien. Via het horen is de ander ook met zijn gemoed bij mij. Het ge-hoor is, na de tastzin, ons beste nabijheidszintuig. Het is ons tweede nabijheidszintuig, het tweede aanrakingszintuig, en het tweede zintuig dat zijn indrukken door ons heen laat gaan.

Reeds op vrij jonge leeftijd verstaat het kind de melodie van spreken. De betekenis van de woorden gaat nog langs hem heen, maar de melodie verstaat hij. Bij een bepaalde melodie van spreken kan het glimlachen, bij een andere verschrikt kijken. Het geluid blijkt dan diep te raken. Het gehoor herbergt veel tastkwaliteiten. Pas in een later stadi-um van de ontwikkeling van het kind krijgt ook het zien deze mogelijkheden. Dan her-kent het ziende de mens als mens en onderkent het ziende of de ander iets goeds voor hem is, of een bedreiging. Het fundament hierbij is de tastzin, die dan voldoende ge-integreerd is met de gezichtsfuncties.

In het intermenselijke contact heeft het horen de tweede plaats; niet het zien. In dit hoofdstuk wordt daarom de aard van het horen aan de orde gesteld en vergeleken met de aard van het zien. Daarbij zijn wezenlijke inzichten ontleend aan het werk van de psychiater-filosoof Erwin Straus.

7.2   Het karakter van horen en zien vergeleken

Heersen en ondergaan

Kijkend kan ik bekijken wat ik wil. Ik kan nu eens naar de schemerlamp kijken en dan naar de kast. Ik kan zelfs mijn blik heel precies richten: één enkel haartje kan ik uitkie-zen om te bekijken.

Hoe is het in dit opzicht met mijn horen gesteld? Geluid gaat voorbij in de tijd: ik kan het niet stilzetten, fixeren, en even vastpakken. Ik kan het alleen maar ondergaan. Onze taal weet dat horen een ondergaan impliceert, want onderworpenheid in sociale relaties noemt zij horig zijn en ge-hoor-zaamheid. En bij nauwkeurige onderworpenheid laat zij ons zeggen dat het zo hoort of dat het nauw luistert.

Wanneer ik op een gegeven moment iets niet wil zien wat ik in mijn blikveld aantref, kan ik mijn blik afwenden. Ik kan kiezen wat ik wil zien. Daarvoor hoef ik mijn blik maar even te verleggen of mijn ogen te sluiten, hetgeen minuscule activiteiten zijn. Maar nauwelijks of niet kan ik mijn gehoor afwenden. Als de straaljager over dendert ben ik, helaas, overgeleverd aan het geluid dat hij voortbrengt. Evenmin ontkom ik zo aan de decibellen die de audioapparatuur van mijn buurman produceert of aan de eeuwige achtergrondmuziek in restaurant of supermarkt. Ik kan mijn oren wel dichtstoppen, maar dat is een veel omslachtiger handeling dan het afwenden van een blik. Bovendien blijf ik dan de straaljager en buurmans decibellen nog horen. Als iets in mijn blikveld mij niet bevalt, kan ik moeiteloos naar iets anders kijken, maar horend kan ik niet moeiteloos iets anders horen dan het geluid dat ik om mij heen aantref. Aan harde geluiden kan ik mij helemaal niet onttrekken en daardoor kan met het produceren van hard geluid een tirannie over mij worden uitgeoefend. In mijn zien kan ik heersen, maar in mijn horen ben ik altijd onderworpen.

Ik ben niet alleen meester over mijn blik die ik naar willekeur kan richten, maar ik kan ook heersen in mijn blik. Wat ik zie met mijn blik, kan ik met die blik immers pakken en meenemen. Met mijn blik kan ik mij ook in de ruimte heersend poneren – 'The eye says I', zei Krishnamurti – en met mijn blik kan ik ook ginds de achterste stoel bezetten. De dingen hebben daar niet zo'n last van, maar de mensen wel. Ik kan zozeer heersen in mijn blik dat ik daarmee de ander zijn ruimte ontneem en hem doe vervreemden van de concrete dingen om hem heen, zodat hij stuntelig op een stoel gaat zitten, het theekopje uit zijn hand laat vallen. Ik kan hem laten struikelen over zijn eigen benen, hem doen stotteren en hem het schaamrood op de wangen kijken.

Soms lijkt het of ik horend ook kan heersen. Ik kan iemand beluisteren op zijn dialectische tongval, op leugens of op domheden, zodat de spreker gaat blozen of stotteren of geen woorden meer kan vinden. Echter: hij bloost dan niet door mijn luisteren... maar doordat ik, hem betrappend op een domheid, meewarig glimlach of gniffel. Het luisteren zelf heerst niet. Het is de mijn luisteren begeleidende blik die heerst.

Het zien nodigt uit tot verwoorden

Voor geuren hebben wij geen namen. Wanneer je een geur wilt aanduiden moet je verwijzen naar de bron. Dan zeg je bijvoorbeeld 'dat ruikt naar sinaasappels'. Een soortgelijk verschijnsel zien we bij de smaken. We hebben voor smaken enkele woorden, bijvoorbeeld zuur, zoet, zout, bitter, wrang. Maar we hebben geen naam voor de specifieke smaak van bijvoorbeeld bloemkool of uien. Als we die smaak benoemen willen, zeggen we dat iets de smaak van bloemkool heeft of van uien.

Heel anders is het gesteld in dit opzicht met hetgeen we zien. Als we iets roods zien, hoeven we niet te zeggen 'dat ziet eruit als bloed' maar dan zeggen we dat het rood is. In kleuren pakt ons zien een verwoordbaar iets en dat verwoordbare herkennen we in alle nuanceringen van rood, in donkerrood, lichtrood, blauwachtig rood enzovoort. De verwoordbaarheid van hetgeen we zien, reikt veel verder dan het kunnen benoemen van kleuren, want voor bijna alles wat we zien hebben we woorden en in bijna al het geziene herkennen we verwoordbaarheid. Daarom wordt ons zien soms ons intellectuele zintuig genoemd.

De taal getuigt ervan dat we het zien ook *ervaren* als ons intellectuele zintuig, want als we iets begrijpen, zeggen we dat we het in*zien*. En van degene die veel begrijpt, zeggen we dat hij een heldere *kijk* heeft op de zaak. En dat is niet alleen zo in het Nederlands. Zijn we niet helemaal tevreden met ons oordeel, dan zeggen we dat we de zaak nog wel eens zullen be*kijken* of nader zullen be*schouwen*.

Als het zien tot benoemen voert, hebben we kijkend/denkend het geziene niet louter ondergaan maar hebben we er iets uit gepakt. De vlieg die op mijn hand zit, kan ik kijkend ondergaan zoals ik haar ervaar. Zodra ik zeg of denk dat het een vlieg is, heb ik veel ervaring opzij geschoven en de vlieg gereduceerd tot een begrip. We hebben ook geen woord voor *deze* vlieg maar alleen voor *de* vlieg.

De ruimte bij zien en horen

Wanneer we in de ruimte kijken, heeft voor ons alles een vaste plaats. De lamp staat dan op de kast en de kast staat tegen de muur rechts van de stoel. Nauwkeurig kan ik zien dat het schilderij scheef hangt; niet veel, maar wel een paar centimeter. Op de tafel staat een vaas met spirea en nauwkeurig kan ik daarvan alle blaadjes hun plek geven: het een naast, achter, boven, tussen het ander. Al kijkend heeft voor ons alles een vaste plaats. Geen zintuig bemiddelt zozeer de fixatie in de ruimte als het gezicht. Ragfijn schat ik al kijkend afstand en scheer ik met de auto precies langs het paaltje. Het oog geometriseert. Voor het oog staat de persoon die ik zie dáár. Precies op die plaats en nergens anders. Maar zodra ik mijn ogen sluit en zijn stem hoor, is hij met zijn geluid om mij heen. Ik hoor wel dat zijn stem dáár is, waar ik hem zag, maar zijn geluid vult toch de hele ruimte. Zien doe ik hem alleen als hij in mijn blikveld is, maar horen doe ik hem ook als ik mijn hoofd draai. Zijn geluid is als een wolk helemaal om mij heen. Via het geluid vult hij de hele ruimte om mij heen.

Hoezeer bij de ziende mens de geometrische ruimte door de blik wordt bepaald, merken we als we blindemannetje spelen. In het donker en geblinddoekt zijn we nergens meer. Pas dan ontdekken we vaak dat we ook nog kunnen tasten en luisteren. Horen we de wind en het kraken van de trap ooit beter dan in het donker?

De dove leeft permanent in een totaal andere ruimte dan de blinde. De blinde is genoodzaakt om tastend en luisterend in de hele ruimte te zijn. Daarbij kan hij tot prestaties komen die voor de ziende ongelooflijk zijn. Zo ken ik een blinde die als voorzitter op een vergadering hoorde of voelde dat er iemand in de zaal zijn hand opstak. De dove daarentegen moet kijken en kijken. Nauwkeurig kijken om de lipbewegingen van de spreker te volgen. Nauwkeurig kijkend pint de dove zich vast op die ene plek waar zijn blik op rust; hij wordt niet door het geluid uitgenodigd om in de ruimte te zijn.

Luisteren is de bron van het geluid beluisteren

Ik heb een cd opgezet. Hoor ik geluid of hoor ik Callas? Natuurlijk hoor ik geluid, maar nooit heb ik, Callas horend, razend enthousiast rondgeroepen: kom eens luisteren, er is toch zo'n mooi geluid. Ik riep: kom eens luisteren naar Callas. En als ik de radio aanzet, hoor ik geen geluid, maar muziek of een menselijke stem, ik hoor een orkest of een viool, Elisabeth Schwartzkopf of een spreker.

Ik heb ook wel eens geroepen: wat een prachtig geluid. Dat was toen ik voor het eerst mijn cd-speler aanzette om de kwaliteit van het geluid te beoordelen. Toen beluisterde ik het geluid als geluid. Maar in andere gevallen beluister ik in het geluid de bron die het geluid voortbrengt. Zittend in de woonkamer hoor ik niet zomaar piepen of kraken, maar dan hoor ik de deur piepen of de trap kraken. Ik hoor dan mijn dochter zingen, de auto zoeven en de wind loeien. Ik hoor een beekje, een kat, een deur, een piano, de wind, de donder; ik hoor een motor aanslaan, een auto remmen, de bomen zwiepen, de regen plenzen, de bliksem inslaan, de hond drinken, de pijp reutelen, het water borrelen, de kraan lopen.

Luisterend is de bron van het geluid bij mij

Ik zet de cd-speler af om op de televisie het journaal te zien. Een presentator is aan het woord. Met zijn stem is hij bij mij in de kamer. Hoor ik geluid, of hoor ik de presentator? Is er geluid in de kamer of is de presentator in de kamer? Zijn verhaal interesseert me niet zo en ik zet het geluid af. En zie: plotseling zit de presentator opgesloten daar in het kastje en is hij niet meer bij mij in de kamer. Nu is hij ginds, louter beeld voor mijn oog. Toen ik hem hoorde spreken was hij bij mij, maar nu is hij louter een plaatje, ginds op de beeldbuis. Zet ik daarna weer het geluid aan, dan springt daarmee plotseling de presentator weer in de kamer bij mij. De louter bekeken presentator is ginds op afstand; daarentegen is de gehoorde presentator bij mij. Dankzij het geluid is de presentator niet louter een beeld op de beeldbuis, maar is hij *bij me*.

Door de integratie van tastervaringen met gehoorservaring hoor je geen zoeven, maar hoor je iets dat zoeft, bijvoorbeeld een auto; hoor je geen gezongen melodie, maar iemand die zingt, bijvoorbeeld Callas; hoor je geen murmelen, maar iets dat murmelt, bijvoorbeeld het beekje; hoor je geen kraken, maar iets dat kraakt, bijvoorbeeld een takje; hoor je geen miauwen, maar iets dat miauwt.

Hierbij kunnen we constateren dat ons horen niet slechts de bron van het geluid beluistert, maar dat het horen *de bron* van het geluid ook *bij ons brengt*. Wanneer ik de auto hoor zoeven, is de auto bij mij. Ik hoor hem weliswaar ginds, maar in het geluid is hij bij mij. Het gehoor brengt nabij wat veraf is en is ons tweede nabijheidszintuig. Daardoor is de zoevende auto bij mij, de zingende vogel, de huilende wind, de tikkende klok, mijn beneden in huis zingende dochter, de ginds ver weg denderende trein. Ik ben niet bij de geluiden, maar de mensen en dingen die geluid maken komen in het geluid naar mij toe. Zij spreken mij aan en ik onderga hen in het luisteren.

De volgende mededeling van de ervaring van een twaalfjarig meisje dat plotseling doof werd, onthult scherp hoezeer de dingen via het geluid bij ons zijn.

> 'Toen ze opstond merkte ze het niet. Ze ging tanden poetsen. Ook toen merkte ze niets tot ze het glas op de wastafel zette en de tik niet hoorde. Was de wastafel zacht geworden? Ze tikte wat harder, maar hoorde niets; nog harder: het glas brak kapot en ze hoorde het niet. Toen werd ze door een ontzettende angst overvallen. Dat glas leek opeens een spookglas, ver van haar af. Ze holde naar haar moeder. Maar met iedere stap vermeerderde haar angst. Ze hoorde haar stap niet meer: het was of de vloer en de trap onder haar voeten wegweken. Alles week van haar terug. Niets was haar meer nabij en vertrouwd.' (Wijffels 1965)

Een andere mededeling:

> 'Toen doofstomme kinderen een tuinman gadesloegen die bloemen met een gieter begoot, renden ze met hem telkens op en neer van kraan naar bloemen. Een horend kind doet dat niet. Dat zoekt. Dat zoekt telkens een plek van waaruit hij bloemen én kraan kan zien.' (Wijffels 1965)

Een horend kind heeft ook op afstand de dingen bij zich: het hoort het water uit de kraan lopen. Een doof kind is slechts bij de dingen als het tast en een jong doof kind vertoont dan ook vaak onrust: het loopt naar voorwerpen om ze nog eens aan te raken.

De film vertoonde een straat waarin je niets hoorde dan de eigen voetstap van de wandelaar die echoënd werd teruggekaatst. Suggereerde dat niet leegte, een absoluut alleen zijn? Er zijn veel vormen van alleen zijn. Als er niemand bij me is, ben ik in deze zin alleen, maar dan heb ik de dingen nog om mij heen en ook de geluiden waarmee zeer veel toch bij me is. Maar nooit is een mens zozeer alleen als wanneer bovendien de geluiden wegvallen, ook al zijn er nog zoveel zichtbare dingen. In de absolute stilte voelt iedereen zich absoluut alleen. In de stilte ben ik alleen en word ik teruggeworpen op mezelf, hetgeen mij tot inkeer brengt of doet vluchten voor mezelf. Is het toeval dat alle grote religies, boeddhisme, jodendom, christendom en islam, ontstaan zijn in de geluidloze woestijn?

Geluiden brengen innerlijkheid bij me

Toen ik het geluid van het televisietoestel afzette, zat de presentator voor mij ginds in het kastje. Hij was puur beeld voor mijn oog. Maar zodra ik het geluid weer aanzette, was hij weer als mens bij mij. Deze ervaring doet mij denken aan vroeger, aan de door de radio uitgezonden hoorspelen. Het beluisteren daarvan was een favoriete, geladen, emotierijke gebeurtenis. Je hoorde de warmte van de stem, de warmte van de kamer, de holle, kille leegte van de kelder, de innigheid van de relaties, de ingehouden ergernis van pa, de reserve van ma, het koketteren van Ria, het pochen van Hans, de lieflijkheid van Sacha, de verlegenheid van Jacob, de spontaneïteit van Roel, het verlangen van Nol, de heimelijkheid van Kees. Een rijke kluwen van gevoelens en niemand miste de beelden! Alle sprekenden waren *in* de huiskamer, want met hun stem waren ze bij jou. Vergelijk dat eens met een stomme film die wel beelden maar geen geluid geeft. Die beelden zag je ginds op het doek. Ginds. Daar huppelden de stemloze robotjes. Beelden zonder geluid: niemand heeft er meer behoefte aan, alleen om eens te lachen!

In het geluid komen de mensen naar mij toe, niet met hun buitenkant, maar met hun binnenkant, met hun gemoed. Het beeld geeft de buitenkant, het *aanzien* van de mensen, maar het geluid geeft *hun aard, de binnenkant.* Niet alleen de mensen zijn in hun (stem)geluid met hun innerlijkheid bij me, maar ook de dieren en de dingen. Als ik de kilte van de kelder hoor, hoor ik, als het ware, het gemoed van de kelder.

Ook ons taalgebruik weet dat we geluiden ervaren als een boodschap omtrent het innerlijk. Werkingen vanuit het innerlijk van mensen worden bijna altijd als een hoorbaar iets weergegeven. Bijvoorbeeld in de woorden brommen, bulderen, foeteren, fulmineren, giechelen, gillen, grauwen, grienen, tetteren, wauwelen, zaniken, zemelen, zieden, zingen, zuchten. Is het niet of de innerlijke werking in mensen hoorbaar naar buiten komt?

Zoiets horen we ook ten aanzien van de dingen. Je kunt het kabbelen van een beek ook zien, maar we benoemen deze werking naar datgene wat we horen. Hetzelfde is het geval met de woorden barsten, beuken, bonken, borrelen, bruisen, dreunen, galmen, klikken, rammelen, ratelen, tikken, waaien, wapperen, weergalmen, zoeven, zwiepen. Alle genoemde werkingen zeggen iets van de aard van de dingen en hebben vaak ook een emotionele lading. Poëten gebruiken daarom graag zulke woorden: galmen, kabbelen, klikken, ruisen, scheren, suizen, sijpelen, tikken, zwiepen.

Het geluid brengt het innerlijk van de ander heel genuanceerd tot ons. Het gemoed van de ander komt bij ons via de hoogte van het stemgeluid, via de sterkte van geluid waarmee gesproken wordt, via intonatie en melodie en via het tempo van spreken. Bij spontaan spreken is de woordkeus mede onderworpen aan de controle van het denkend-ik, maar tempo van spreken veel minder, hoogte van stemgeluid nog minder en de melodie van spreken helemaal niet.

Elk mens kan spreken met een hoger en lager stemgeluid. Ook vrouwen, die doorgaans van nature een hoger stemgeluid hebben dan mannen, kunnen spreken met een hoger en lager stemgeluid. Naarmate we in ons spreken gidsend of heersend zijn, is het stemgeluid hoger. Hebben we ooit een predikant horen preken met zijn laag stemgeluid? Tijdens mijn werkzaamheden in het onderwijs viel het mij op dat docenten staande voor collegezaal of klas vrijwel altijd met een hoger stemgeluid spraken dan in de docentenkamer. Hoe meer het intellect aan het woord is, hoe hoger het stemgeluid.

Laag stemgeluid hoor je maar uiterst zelden bij intellectuelen en politici. Zij zijn te gidsend. Bij ambachtslieden hoor je het nog vaak. Ik herinner mij een stratenmaker wiens stemgeluid uit het binnenste van de aarde leek te komen. Ook al sprak hij zacht, met een enkel woord was hij helemaal bij je en vulde hij de ruimte om je heen met goedmoedigheid. Het lage stemgeluid hoor je als iemand in zijn eigen diepte is en wekt vertrouwen.

We kunnen sprekend ook een verschillende geluidssterkte produceren, luid en zacht spreken. Harde geluiden richten zich op grotere afstand of drukken agressie uit. Hoe meer nabij de ander ons is, hoe intiemer we op elkaar betrokken zijn, hoe zachter het stemgeluid.

Melodie en tempo van spreken verraden samen heel veel van het innerlijk, van de feitelijke gemoedstoestand van de spreker. Zij verraden meer nuances dan woorden kunnen beschrijven en vaak meer dan ons lief is.

Harde geluiden beroven mij van de aanwezigheid van mensen en dingen

Als de cd wordt opgezet moet het geluid vaak op zijn sterkst. De muziek overstemt dan alle andere geluiden. Mijn eigen voetstap hoor ik dan niet eens meer, net zomin als het kraken van de trap, het piepen van de deur, het zoeven van de auto, het bezig zijn van mijn vrouw in de keuken. Het concrete om mij heen, vloer, trap, deur, auto, vrouw, heeft geen geluid meer en is daardoor afwezig. Er is alleen de keiharde muziek. De concreetheid van mensen en dingen om mij heen met hun eigen innerlijke karakter smelt onder het sterke geluid. Mensen en dingen om mij heen hebben geen geluid meer en zijn daardoor louter voorwerp voor het oog en dus uitsluitend buitenkant. Hoe harder de muziek, hoe meer alles om mij heen louter buitenkant wordt.

De aanwezigheid van concrete mensen en dingen wordt ingeruild voor een andere aanwezigheid. Ik ben bij de ziel van de muziek, bij de ziel van de zanger en van de componist. Als je die muziek innerlijk kunt meezingen, is er resonantie in je eigen ziel, maar als die muziek je niet bevalt, niet bij jou hoort, dan ben je van je eigen ziel beroofd. Dan ben je nergens meer.

7.3 Muziek

Geluid wekt

Geluiden worden niet alleen als werking ervaren, maar brengen ook een werking teweeg. Geluiden zetten aan tot activiteit. Voor het wekken gebruiken we dan ook geluiden: de sirene, de trompet, de wekker. Het lichtsignaal kan ik ontwijken, het hoorsignaal niet. Maar er is meer in het geding. Het licht spreekt mijn oog aan, maar het geluid mijn hele lichaam tot in mijn buik.

Het geluid, schrijft Erwin Straus (1960), ervaren we ook als een *Geschehnis*, als een gebeuren, als iets wat verloopt in de tijd. Geluiden vertellen. Het zichtbare heeft ruimte, maar het hoorbare heeft ruimte en tijd. Geluid ordent de tijd. Een echte klok moet dan ook tikken.

De meest opvallende en markante tijdsordening van het geluid is het ritme. Uiterst nauwkeurig is het ritme gekoppeld aan een bepaald tijdsverloop. Wanneer de harmonie een mars blaast, herkennen we een eventueel afwijken van het ingezette ritme tot op een tiende seconde nauwkeurig. Hier werkt in ons een innerlijke, minutieuze klok. Wie denkt er bij het horen van het woord ritme niet aan geluid en zijn activerende werking tot ritmisch bewegen? Wie voelt zich niet innerlijk meegenomen door het ritme? Als ik marsmuziek hoor, heb ik de neiging om in tweekwartsmaat te lopen of op de tafel te kloppen; als ik een wals hoor, wil ik zweven. Een markant ritme spreekt vitaal aan. Waar precies grijpt het ritme ons aan, in onze oren, in ons hoofd, in onze borst, in ons hart of in onze benen? Het ritme grijpt ons aan in de buik, in ons meest basale centrum, om van daaruit zijn impuls te laten heersen over de ledematen. Het grijpt aan in je buik en neemt van daaruit bezit van je lichaam. Daar, in de buik zit ook het centrum van ons evenwicht (daar zit niet het evenwicht*orgaan*). Dansen doe je dan ook vanuit je buik en wanneer je ritmisch bewogen wordt, bijvoorbeeld bij het gewiegd worden, kom je in je buik. Dansend centreert het hele lichaam zich om de buik en hoe meer de danser zijn hoofd vergeet en zich overgeeft aan de buik, hoe trefzekerder en gracieuzer hij danst. Gratie ontspringt altijd uit dominantie van de buik. Zie de gracieuze houding van de David van Michelangelo, schrijft Van den Berg (1961), zie de gratie van de gotische beelden. In al deze beelden zie je hoe de hele lichaamshouding zich koesterend welft rond een dominerende buik. Deze beelden staan geen van alle met beide benen fors en stram op de grond. Zij staan alle asymmetrisch. Slechts één been staat en het andere beroert achteloos de grond. De intentie gaat niet uit naar een bodem waarop steun wordt gezocht, maar naar een buik die, als het ware, zichzelf genoeg is. Het zijn beelden van de angstloze die geen bodem meer hoeft te zoeken.

Muziek beluisteren is deelnemen aan andermans stemming

Als je muziek beluistert, neem je deel aan de stemming van de componist, vertolkt door het orkest. Muziek zou je puur gestolde stemming kunnen noemen. Beelden, bijvoorbeeld schilderijen, kunnen mij in een andere stemming brengen, maar muziek doet dat veel gemakkelijker. Beelden zijn er voor het oog dat altijd geplaagd wordt door een willen heersen en pakken. Horend kan ik niet pakken, ik kan het gehoorde slechts ondergaan. Dat impliceert dat we in het horen innerlijk altijd tot overgave komen. Bij het bekijken van schilderijen hoor je de museabezoekers vragen: *wat stelt dit voor? wat bedoelt de schilder?* Bij het horen van muziek vraagt niemand zoiets. Niemand vraagt wat Johann Strauss bedoelt met zijn wals of Beethoven met zijn symfonie. De zin van wals en symfonie ondergaan we en verstaan we.

Het op heersen en pakken gerichte kijken wil weten; het horen is een ondergaan en behoeft niet te weten. De zin van de muziek gaat door je heen. Je kunt die zin dan aangenaam vinden of onaangenaam, mooi of verschrikkelijk, maar je vraagt niet wat de muziek betekent of wat zij voorstelt. Doordat we de zin van de muziek zo gemakkelijk ondergaan en de zin van het schilderij zo moeilijk, is het verklaarbaar dat vrijwel iedereen zijn dierbare muziekje heeft en slechts weinigen hun dierbare schilderij. Miljarden worden er nationaal uitgegeven aan cd's. Hoeveel aan schilderstukken?

In de muziek onderga je andermans stemming en muziek is dan ook een goed middel om in een andere stemming te geraken. Ben je somber of landerig, dan kan muziek je verkwikken of vitaliseren. Een stemming is een gemoedsaandoening die jouzelf en de hele wereld om je heen kleurt. Ben je blij, dan voel je jezelf niet alleen blij, maar dan ziet alles er ook blij uit, de hele ruimte waarin je verkeert, je toekomst en je verleden. Alles is dan perfect op elkaar af*gestemd.* Als je muziek beluistert, verandert alles van kleur, overeenkomstig de stemming van de muziek.

Het deelnemen aan *andermans* stemming heeft ook negatieve mogelijkheden. De stemming die je via de muziek verkrijgt is niet het product van je eigen concrete contacten. Het is niet de stemmingsverandering die je opdoet als iemand je toelacht of wanneer je kinderen thuiskomen of de zon gaat schijnen. Gevangen in de muziek ben je daarvoor min of meer gesloten. In die zin werkt muziek isolerend ten opzichte van mensen en dingen die concreet bij je zijn. Muziek kan ook een vluchtheuvel worden voor je gemoed wanneer je concrete relaties je niet bevallen. Dan vlucht je daarmee voor je eigen leed. Daarmee wordt je eenzaamheid verhoogd en je affectieve ontwikkeling geblokkeerd, want die ontwikkeling vraagt dat je je leed niet negeert maar uitdrinkt.

Vandaag de dag zie je talloze jongelui die permanent naar een walkman luisteren. Behalve de klacht dat je in de trein zittend altijd ongevraagd moet meeluisteren, hoor je daar nooit iets over. Niemand stelt zich kennelijk de vraag wat er aan de hand is met die jongelui, dat zij permanent andermans stemming moeten ondergaan. Is hun eigen ziel zo leeg, dat die steeds gevuld moet worden door andermans stemming? Zelfs wandelend door het fraaiste landschap houden ze de walkman in. Wordt de walkmandrager niet meer aangesproken door concrete mensen en dingen om zich heen of wil hij zich daardoor niet laten aanspreken?

Muziek bezorgt je een andere lichaams- en wereldervaring

Beluister achtereenvolgens muziek van Bach en daarna hardrock. Dan kun je ontdekken dat muziek je niet alleen een andere ruimte, een andere tijd en een andere stemming geeft, maar ook een ander lichaam en daarmee een andere beleving van de wereld. Als je naar Bach of gregoriaans luistert, kijk je de medeluisteraar anders aan dan wanneer je samen hardrock beluistert. Ook je gebaren zijn dan anders en de blik in je ogen. Ook de woorden die in je opkomen verschillen.

Met de hardrock kwam er een muziek met een tot dan toe ongekend ritme, met een eeuwig dezelfde harde dreun. Zij werd ook keihard geproduceerd. Hardrock appelleerde krachtig aan het lichaam, riep krachtig op tot een meedeinen, vaak zelfs tot een meezwiepen van het lichaam. Dat was een totaal nieuw verschijnsel. Waardoor kon deze muziek zo aanslaan, vooral bij jongeren? Hadden zij behoefte aan een andere lichaamservaring; aan een lichaam dat grondig werd verlost van de dominantie van het denkend ik? Lijkt de wereld niet veranderd met de komst van de hardrock? Heeft zij niet een muur geschapen tussen diegenen wier jeugd vóór die tijd lag en degenen van na die tijd? Beelden hebben dat nooit klaargekregen. Beelden blijven op afstand. Geluid komt naar je toe en grijpt je lichaam aan en daarmee je beleven van de wereld.

8

Het haptonomiebegrip basis

Het woord basis heb ik al een keer laten vallen, namelijk toen ik zei dat niet iedereen bezwijkt onder de objectiverende blik van de ander. Dat woord basis verwijst naar een kardinaal begrip in de haptonomie, zij het ook een begrip dat moeilijk te beschrijven is. Je moet voelen wat onder basis wordt verstaan en op een goede cursus haptonomie laat men dit de cursist voelen. Schrijvend kan ik de lezer deze kardinale ervaring niet bezorgen.

Er zijn mensen die onmiddellijk in de gaten hebben waar dat woord basis op slaat wanneer ik hun vertel dat die of die goed in zijn basis zit; anderen begrijpen daarentegen helemaal niet wat ik bedoel. Dat in-je-basis-zitten is uitwendig waarneembaar, maar niet voor iedereen. Soms kun je dus al pratend iets aanwijzen van de basis, maar je bewandelt een zekerdere weg als je iemand zijn basis laat voelen. De haptonomiepraktijk kent daar wegen voor. In dit hoofdstuk stel ik dat begrip basis expliciet aan de orde, althans de essentie daarvan.

8.1 Een leerzame demonstratie

De demonstratie

Enkele jaren geleden vertoonde Frans Veldman op de televisie een merkwaardige omgang met een heel jong baby'tje. Hij plaatste het blote baby'tje met het kontje op zijn rechterhand en tilde het daarna de hoogte in, tot boven zijn hoofd. Toen ik dit zag, hield ik mijn hart vast, want ik vreesde het ergste voor de baby. Maar zie! De baby zat keurig rechtop, vertoonde geen spoortje van angst en keek heel rustig, tevreden en vrijmoedig rond met een aandoenlijke rustige zelfverzekerdheid. Veldman maakte allerhande bewegingen met zijn hand en dus ook met de baby. Het waren zelfs ruime bewegingen met een vrij hoge snelheid. Maar de baby bleef in perfect evenwicht vergenoegd rondkijken, als was er geen vuiltje aan de lucht.

Veldmans verklaring

Veldmans verklaring voor dit merkwaardige gedrag van de baby bevatte enkele malen het woord basis.

- Veldman zei dat hij vanuit zijn basis gericht was op de baby. Niet louter vanuit zijn hand of vanuit zijn schouder. Daardoor was zijn hand perfect geadapteerd aan de baby.
- Een ander element uit Veldmans verklaring was dat hij vanuit zijn basis de baby ondersteunde, wat door het babylijfje zou worden ervaren. En dankzij die ervaring zou de baby zich niet bedreigd voelen, was de baby lichamelijk in evenwicht, had de baby innerlijke vrijheid en was de baby vergenoegd open voor datgene wat hem omgaf.
- Ook zei hij dat de hand onder het kontje de beste ondersteuning was voor de baby.

Maar hij sprak niet expliciet over die mysterieuze basis.

Vanuit zijn basis was hij gericht op de baby

Veldman zei dat hij niet alleen het zitvlak van de baby aanraakte, maar de baby aanraakte tot in diens kruin. Via de uitbreiding van zijn tasten tot in de kruin van de baby voelde Veldman spontaan en precies welke bewegingen zijn hand in welk ritme en in welk tempo met de baby kon maken zonder bedreigend te zijn voor de baby. Niet hij, Veldman, wist dat, maar zijn lichaam, zijn hand en zijn motoriek wisten dat.

Met deze mededeling van Veldman zijn we op bekend terrein. Ons is immers al bekend dat het lichaam zich via de tast kan uitbreiden. Toen de dansenden zich zo over elkaar uitbreidden, voelden zij exact elkaars motorische mogelijkheden. Precies zo voelde Veldman hoever zijn bewegingen met de baby konden gaan.

Maar Veldman voegt nu een nieuw element toe aan onze kennis van dit verschijnsel. Hij zegt immers dat hij de bewegingsmogelijkheden van de baby zo perfect aanvoelde doordat hij vanuit zijn eigen basis zijn lichaam had uitgebreid over de baby.

Het ondersteunen van baby's basis vanuit de eigen basis

Veldman zei dat hij de baby ondersteunde in diens basis doordat hij, Veldman, vanuit zijn eigen basis op de baby was gericht. Hij bood zijn hand en de baby voelde steun in de mensenhand. Dat is geen toeval. Niets wordt door de baby zozeer herkend als passend bij hem als de mensenhand. Niets kan hem zo'n vertrouwdheid en zo'n veiligheid geven. Niets geeft zo'n vrijheid als het ondersteund worden in de basis. Die ondersteuning vraagt niets, commandeert niets, eist niets, maar geeft vrijheid om te zijn zoals je bent. Vrij-zijn, lichamelijk en psychisch vrij-zijn dank je aan de ondersteuning van je basis.

Het kontje

Ten slotte het kontje, dat hoopje ronde materie dat we van onszelf alleen te zien krijgen wanneer we twee spiegels gebruiken. Zonder die spiegels zouden we niet weten hoe het eruitziet. Zijn vormen staan buiten ons spontane weten. Het is ook de brok materie die een rol speelt bij onze nederigste bezigheden in het kleine kamertje. De brok waarover we ons dan schamen. Maar dat brokje blijkt uitermate ontvankelijk voor andermans ondersteuning. Zeker als we baby zijn. Misschien wel omdat het voor ons het meest nederige vertegenwoordigt. Ik weet het niet, maar ik weet wel dat de basis van het jonge kind het meest ondersteund wordt door de hand onder het kontje als die aanraking voortkomt uit je eigen basis.

Als een van onze kleinkinderen, nu vijftien maanden oud, niet in slaap kan komen, legt mijn vrouw haar hand zacht maar toch vrij stevig tegen het kontje van de ukkepuk. Onmiddellijk is het kind dan stil en rustig en na een poosje laat het de slaap over zich heen komen.

8.2 De basis

Ondertussen heb ik de lezer volstrekt in het ongewisse gelaten omtrent die mysterieuze basis. Niet zonder reden, want de bedoelde basis blijft voor ons denken een heel mysterieuze zaak. Voor de haptonoom is zij een realiteit. Hij zal zeggen dat die basis in je buik zit. Maar de anatoom vindt in de buik nooit iets van die basis.

Het menselijke midden

Wie zich ooit heeft verdiept in het oosterse denken, weet dat in het verre oosten het menselijke *midden* een grote rol speelt. Vooral via de literatuur van Karlfried Graf von Dürckheim heeft dat midden in het westen bekendheid gekregen. Het haptonomiebegrip basis vertoont veel overeenkomsten met dat oosterse begrip midden, maar ook grote verschillen.

Het menselijke midden wordt gelokaliseerd in de buik, iets beneden de navel. Wie daar heel stevig woont en van daaruit de wereld ervaart, is in zijn midden. Dat brengt dan voor de persoon in kwestie heel bijzondere hoedanigheden mee. Wie in zijn menselijke midden is, staat stevig en soepel en draagt het hoofd. Zijn buikwand is soepel en niet ingetrokken. Zijn schouders laat hij afhangen. Hij heeft geen versterkte lordose. Zijn knieschijf zit los. Zijn ademhaling verloopt diep. Zijn motoriek is soepel en trefzeker. Hij spreekt met een diep en open stemgeluid. Zijn spieren hebben een veerkrachtige tonus. Ook zonder zich in te spannen laat hij een verrassend grote lichaamskracht zien.

Hij is ver om zich heen; heeft ook innerlijk veel ruimte. Hij is sterk aanwezig, volledig in het hier-en-nu, maar poneert zich nooit opzettelijk. Hij is bijzonder direct: elke reactie van hem schijnt voort te komen uit zijn diepste punt. Hij veinst dus niets en drukt geen enkel gevoel weg. Hij is als persoon niet kwetsbaar. Hij spreekt weinig en wil niet rationaliseren.

Hij voelt zich verbonden met de hele kosmos. Hij ervaart zin in al het bestaande. Hij is niet bang voor de dood.

De basis

De haptonomie steunt bij datgene wat zij basis noemt niet op de literatuur uit het oosten, ofschoon het denkbaar en zelfs waarschijnlijk is, dat die literatuur bij het ontdekken van de basis een rol heeft gespeeld. In elk geval is het zo, dat Veldman aanvankelijk niet van basis sprak, maar van het menselijke midden. En dat hij van dit midden ging spreken toen via de cultuurpsycholoog Han Fortmann het oosters denken in Nijmegen voet aan de grond kreeg.

Veldman reikte een weg aan om iemand *iets* van zijn basis te laten ervaren. Ik kan wel een poging doen om dat te beschrijven, maar daarbij zal de essentie van de zaak, de ervaring, niet met woorden overtuigend worden aangereikt. Je moet het zelf ondergaan en dan ben je overtuigd. Hier volgt de poging om het te verwoorden. Je werd door Veldman lichamelijk in evenwicht gezet. Niet door duwen of trekken, maar doordat hij, zelf goed in zijn basis zittend, je middel met beide handen omvatte en, speurend naar jouw evenwicht, je in evenwicht plaatste. Dan plotseling stond je (enigszins) op eigen benen, voelde je de grond onder je voeten, verliep je ademhaling dieper en was je beter in de ruimte dan tevoren en keek je (enigszins) met eigen ogen. Dan had je *iets* van het in-je-basis-zitten ervaren.

Afhankelijk van de ontwikkeling die je doormaakt kun je intenser in je basis komen te zitten. Naarmate je meer in je basis zit heb je niet alleen lichamelijk evenwicht, maar ook psychisch evenwicht, een evenwicht in je hele persoon. Als je goed in je basis zit, val je ook psychisch niet om. Dan raak je niet in paniek en vlucht je innerlijk niet weg voor angst en leed. Dan ben en blijf je open. Dan stop je niets weg in jezelf, dan laat je angst angst zijn en leed leed. Innerlijk is er dan altijd een zekere rust, je zou kunnen zeggen de rust van zelfverzekerdheid. Dan heb je een goede haptische ruimte en ben je aanwezig in het hier-en-nu. Dan ben je direct, zodat elke reactie voortkomt uit je diepste punt; dan wordt er dus niets geveinsd en geen enkel gevoel weggedrukt. Het in-je-basis-zitten geeft authenticiteit. Dat geeft echtheid in alle contacten met mensen en dingen. Naarmate je in je basis zit, *leef je vanuit je grondintelligentie.*

Veldman lokaliseert de basis lager dan het midden bij Von Dürckheim. De basis zit in de onderste helft van de buik, inclusief de schaamstreek. Een volledige acceptatie van je seksualiteit is een voorwaarde om geheel in je basis te zitten.

Wie goed in zijn basis zit, bewoont vooral zijn buik en veel minder zijn hoofd. Dan is de buikwand soepel en houden we die niet spontaan ingetrokken. Vaak zie je mensen hun buikwand intrekken. Soms opzettelijk, om niet te dik te lijken. Maar ik bedoel niet dat opzettelijk intrekken, maar een spontane houding. Als in die spontane houding de buikwand wordt ingetrokken, zit de persoon in kwestie niet of nauwelijks in zijn basis.

8.3 Een rampzalige mode

Vandaag de dag heerst wijdverbreid de mode die voorschrijft dat slank zijn mooi is en die onze waardering op dit punt kneedt. Vooral meisjes en vrouwen zijn van deze mode het slachtoffer. Bij hen is het lijnen gruwelijk *in*; het is vaak een dwangmatige zucht geworden. Maar ook mannen zie ik driftig en zwetend voorbij rennen. Ook zij moeten slank zijn en bovendien moeten er spieren worden ontwikkeld.

Komt dit voort uit een dominantie van het bekijken en bekeken willen worden? Uit een gerichtheid op uitwendigheid die voorbijgaat aan de innerlijkheid? Dit leidt tot een totale ramp, want hierbij wordt gevlucht uit de buik. Vooral die buik moet weg. Maar wie zijn buik negeert, negeert zijn basis, wordt leeg van binnen en heeft geen eigen blik meer in zijn ogen. Maar ook de mannelijke bodybuilder laat een totale vlucht uit de basis zien. De massa zit bij hem in de schouders. Zij vormen de brede bovenkant van een driehoek en aan de onderkant van die driehoek, in de punt, is geen ruimte meer voor de basis. De machtige schouders moeten een sterke greep op de dingen demonstreren. Maar de leegte van de buik toont een leegte van het innerlijk.
Waarom prefereren vrouwen de slanke verschijning boven die van warme molligheid? Waarom vallen mannen op een slanke den? Waardoor kon deze mode zo diep en zo algemeen wortel schieten? De slanke figuur hoort bij een andere wereld, bij een andere cultuur, dan de meer gevulde. Het slanke roept het beeld op van iemand die actief is en alert op de buitenwereld. De dikke daarentegen roept het beeld op van rust en zelfbezit. De slanke verschijnt voor ons als vief, als beweeglijk. De dikke als iemand die zit waar hij zit. De slanke is bijdetijds; de dikke is tijdloos. Het slank willen zijn is een typisch westers product. Het hoort bij plannen maken en presteren, bij het weglopen van jezelf, bij het verlaten van het voelende lichaam, bij eenzaamheid en schijncontacten. De wortel van al deze ellende is een tekort aan aanvaarding van jezelf zoals je in diepste wezen bent.

Deel C
Het menselijk gevoelsleven

Ter inleiding op deel C

Het gevoelsleven kent zo veel nuanceringen dat er eindeloos over geschreven kan worden. Ik noem het gevoelsleven graag een oceaan, onpeilbaar diep en met talloze stromingen. Maar iets hebben alle stromingen gemeen: zij bestaan uit water. En zo kun je van alle gevoelens zeggen dat het gevoelens zijn, hoezeer het ene gevoel ook verschilt van het andere. In eerste instantie beperk ik mij tot het schrijven over het voelen-in-het-algemeen en niet over de nuanceringen; over het water van de oceaan dus en niet over al zijn stromingen. Veel aandacht besteed ik daaraan. Daarna worden enkele onderscheidbare *soorten* van gevoelens besproken, zoals de gevoelens die we stemmingen, emoties en affecten noemen. Aan de affecten wordt veel aandacht besteed, want dit zijn de gevoelens waar het in de haptonomie vooral om gaat. Het zijn de warme gevoelens, waarmee we onze band ervaren met mensen. Positief in sympathie, welgezindheid en liefde, negatief in afkeer en haat. Maar voor gevoelens ter sprake komen, wordt het een en ander gezegd over de distantie tussen woordgebruik en voelen, om de lezer te waarschuwen.

In hoofdstuk 9 wordt erop gewezen dat ons woordgebruik inzake gevoelens zich vaak niet veel gelegen laat liggen aan de realiteit.
Hoofdstuk 10 tracht een antwoord te geven op de vraag welke ervaring met het woord voelen wordt bedoeld.
Hoofdstuk 11 handelt over de bevestiging. Dat is het proces waardoor je komt tot aanvaarding van jezelf; de belangrijkste voorwaarde voor een goed gevoelsleven.
In hoofdstuk 12 wordt de tedere bejegening beschreven als de diepste vorm van bevestigen.
Hoofdstuk 13 bespreekt het begrip effectiviteit, een zondigen tegen het wezen van alle voelen.
Onder de titel 'Voelen en niet voelen wie je bent' wordt in hoofdstuk 14 de zelfkennis besproken.
Hoofdstuk 15 handelt over een specifiek haptonomisch thema: hoe handelt het zijn in je lichaam in verband met het gevoelsleven?
In het omvangrijke hoofdstuk 16 wordt getoond wat we onder het woord gemoed ver-

staan en welke onderscheidbare soorten van gevoelens tot het gemoed behoren en welke niet. Daarbij krijgen vooral die gevoelens aandacht die respectievelijk affecten, stemmingen en emoties worden genoemd.

Hoofdstuk 17 bespreekt het kardinale affect dat we liefde noemen.

Hoofdstuk 18 laat zien hoe bepaalde affecten een zelfstandig leven kunnen gaan leiden en ons daarmee veel narigheid kunnen bezorgen.

In hoofdstuk 19 komt aan de orde hoe in onze cultuur leed vaak genegeerd wordt, hetgeen fnuikend is voor ons gevoelsleven. Dit hoofdstuk laat zien hoe we beter met pijn en leed omgaan.

Hoofdstuk 20 bespreekt de ontwikkeling van de affectiviteit.

9

Woorden zijn geen gevoelens

Wanneer je Beethovens Zesde beluistert en je poogt daarbij voortdurend de melodie in noten te benoemen, blijft van het weldadig ondergaan van die melodie niet veel meer over. De melodie moet je ondergaan en niet willen pakken in benoemingen. Iets soortgelijks doet zich voor bij het verwoorden van gevoelens. Als je gaat verwoorden wat je voelt, heb je, minstens tot op zekere hoogte, jezelf teruggetrokken van het pure voelen en is er een zekere distantie tot het voelen. Wie helemaal in zijn voelen is, zwijgt. Het volmaakte samenzijn met een ander is dan ook een samenzijn zonder woorden. Dan laat je het contact met de ander over aan je levende lijf, aan je blik, je mimiek, je gebaren.

Wanneer er een vlieg op mijn hand komt zitten en ik denk: dat is een vlieg, dan is mijn ervaren van de vlieg daarmee al enigszins versluierd. Dan zie ik niet meer de kleuren en de fijne geledingen zoals die zich aandienen aan mijn ervaren. Alleen als we de naam vergeten, kan kijken een puur ervaren worden.

Woorden zijn geen gevoelens en zowel schrijver als lezer moeten dat goed in de gaten houden. Dat is geen eenvoudige zaak, want we leven in een cultuur waarin de woorden gemakkelijk een zelfstandig bestaan gaan leiden. Als leraar heb ik vaak ondervonden dat het geen sinecure is om over gevoelens te praten. Lesgevend over het gevoelsleven werden mijn woorden door de cursisten al te vaak opgepikt als zelfstandige grootheden, als bouwstenen voor een soort theorie, maar niet als verwijzing naar hun eigen voelen. De woorden en de gevoelens bleven dan voor hen twee gescheiden zaken.

Dit hoofdstuk is gewijd aan de distantie tussen het woord en het voelen.

Zoals menig kind vermaakte ik mij vaak met een vergrootglas. Daarmee brandde ik gaatjes, tientallen gaatjes. Maar niet omwille van die gaatjes; niet omwille van het product. Je ving het zonlicht met je vergrootglas en liet de zonnestraal convergeren tot een punt op het papier. En... psssst: daar was het minuscule wolkje en het bruine vlekje rond het gaatje. Was dit niet verrukkelijk? Tientallen gaatjes werden er gebrand, want tientallen malen moest dat merkwaardige opnieuw worden ondergaan. Het ging daarbij niet om het wéten, want na één keer wist je al wat er zou gebeuren.

Het ging om het ondergaan van iets waarvoor je geen woorden had.

Je had ook een elastiekje in je broekzak. Dat had de merkwaardige eigenschap dat je het kon uitrekken. Als je het met een vinger van elke hand uitrekte, voelde je de spanning in het elastiekje groter worden en als je het losliet, keerde het vanzelf terug naar zijn oorspronkelijke vorm. Noch ijzerdraad noch touwtje konden zo langer worden en terugkeren.

En bijna elke jongensbroekzak herbergde een kiezelsteen. Je had hem gevonden, afgepoetst met spuug en geboend. Hij was lichtblauw met spikkels en helemaal glad. Geen enkel uitsteekseltje of oneffenheidje had hij. Hij voelde anders aan dan ijzer, dat toch ook glad was. Maar je kon onmogelijk verwoorden hoe dat andere was. Evenmin kon je zeggen waarom je de kiezelsteen in je broekzak meenam. Als iemand daarnaar vroeg, zei je dat je hem mooi vond, maar daarmee was lang niet alles gezegd. Zo lag er een breed niemandsland tussen de ervaringen met de broekzakinhoud en de wereld van de woorden.

Vrijwel elke jongen had zo'n broekzak vol en vrijwel ieder kind werd geboeid door het onverwoordbare. Dat was dus niet het voorrecht of een afwijking van slechts enkelingen. En aan alle dingen bleek het onverwoordbare wonderlijke gezien, gevoeld of geroken te kunnen worden. De onverwoordbare sensatie was er bij het gaan door water, bij het aaien van iets zachts, bij het lopen over gras, bij het scheppen van zand, bij het voelen aan steen, hout en ijzer, bij het stapelen van blokken, bij het ruiken van roest, bij het kijken naar een vlieg.

Geen kind kon zeggen wat hem bond aan water, zand, kiezelsteen en vergrootglas. Communicatie met anderen binnen deze ervaring was van een heel andere aard. Die was er alleen via de blik van die ander. Als diens blik ook het onverwoordbare wonderlijke zag en die ander meegenoot met jou.

Op school was het leven fundamenteel anders. Daar heersten de woorden en nog wel woorden vol weetbaarheid. Daar lagen kasten vol weetbaarheid. Daar domineerde de blik van de grote mensen, de blik die het onverwoordbare niet meer zag. Vrijwel alle waardering die je op school oogstte was waardering voor een verwoording. De grootste waardering daar oogstte hij die het onverwoordbare helemaal had verlaten.

Het maken van een opstel werd daarmee voor menigeen een crime. Daarbij moest je je ervaringen beschrijven, maar die waren binnen het schoolklimaat onvindbaar. Bovendien wist je dat de meester helemaal niet geïnteresseerd was in je ervaringen, maar alleen in de mooie zinnen, de woorden en de spelling. Schrijverslust ontwaakt dan ook vaak pas jaren later, als je de verschoolsing met wortel en al kwijt bent. Woorden en voelen staan vaak op gespannen voet met elkaar.

9.1 Gebruik van verzelfstandigde woorden

Woorden leiden vaak een verzelfstandigd bestaan.

- Tientallen keren per dag zeg ik dankjewel, terwijl daarbij niet of nauwelijks dank in mij te bespeuren valt.
- 'Oh, wat vind ik die tuin verrukkelijk', zei tante Marleen, maar in haar oog zag ik geen verrukking. Haar oog zag dat je om de tuin *zou kunnen* juichen, maar in feite juichte er niets in haar.
- 'Blij dat je er bent', zei Ivo, maar ik zag helemaal geen blijdschap. 'Ik ben uitermate verheugd', zei de minister, maar hij keek chagrijnig.

Het wordt in onze cultuur geaccepteerd om zo te spreken. Voelt degene die zo spreekt niet wat hij werkelijk voelt?

- Een cliënte praatte bij een haptotherapeut over haar leed alsof het andermans leed betrof. In geen enkel woord was iets van haar leed voelbaar. Zij vertelde over haar overwegingen om een einde te maken aan haar leven alsof het ging om het opsteken van een sigaret. Al sprekend had zij geen contact met haar gevoel, maar sprak ze louter verzelfstandigde woorden.
- Het gezin kijkt tv. Er wordt een film vertoond over de wevervogel, die over de wonderlijke bekwaamheid beschikt om van flinterdun materiaal met zijn snavel een nest in elkaar te weven en stevig rond een paar takken te bevestigen. 'Wonderlijk toch', zegt iemand, 'dat dit diertje weet wat het moet doen; dat het feilloos het geschikte materiaal herkent; dat het een feilloze bouwstrategie hanteert; enzovoort.' Op deze exclamaties van verwondering wordt gereageerd door een jeugdige doctorandus in de biologie. Hij roept: 'Oh, dat is zijn instinct!', en kijkt verbaasd over zoveel onwetendheid bij de spreker van daarnet. Inderdaad, we hebben het woord instinct voor het wonderlijke zinvolle doen en laten van de dieren; een sjiek woord van Latijnse oorsprong. Maar dat sjieke woord verklaart verder niets. Voor de bioloog van daarnet is de kous af met het beschikken over een woord. Dit woord werd verzelfstandigd verstaan, bracht verblinding en zette zijn denken op nul. Maar het meest schadelijke was het feit dat hierdoor verwondering over de weelde van de wevervogel werd uitgesloten.
- De patiënt zei tegen de dokter dat hij geen maagpijn meer had sinds hij bij een gebedsgenezer was geweest. Allemaal suggestie of hypnose, dacht de dokter. De woorden suggestie en hypnose werden verzelfstandigd gebruikt en daarmee was er bij de arts geen ruimte meer voor verwondering over de merkwaardige aard en de mogelijkheden van suggestie en hypnose.

Informatie voert vaak tot een verzelfstandigd oppikken van woorden. Vroeger werd er vaak gesproken van kennis, maar dat woord lijkt nu vervangen te worden door informatie. Overblijfselen van dat woord kennis hoor je nog in de woorden wijnkenner, vogelkenner, Ruslandkenner en je hoort het nog in de woorden mensenkennis en zelfkennis. Het grote verschil tussen de hier bedoelde kennis en de moderne informatie is het feit dat deze kennis berust op eigen ervaring, op ervaring vanuit je eigen lijf, terwijl informatie hooguit andermans lijfelijke ervaring verwoordt. Hooguit, want heel wat informatie berust niet eens op zulke ervaring, maar op uitkomsten van redeneringen en berekeningen.

De man die we wijnkenner noemen beschikt waarschijnlijk ook over vrij veel informatie aangaande de wijnen, maar dat is niet waarom we hem kenner noemen. We noemen hem kenner omdat hij uitblinkt in het kunnen proeven en genieten, in het genuanceerd ervaren van de wijn. Zo is het ook gesteld met de vogelkenner. De Ruslandkenner beschikt over veel informatie, maar zijn kennerschap bestaat uit het feilloos ervaren van het Russische in mentaliteit, opvattingen, humor, omgangsvormen, zegswijzen, eetgewoonten, literatuur, bouwstijlen, folklore en muziek.

Het kennen van de kenner is een gewaarwordingskwaliteit, een ervaar-kwaliteit voor een bepaalde sector van de werkelijkheid. De kenner ervaart in die sector veel meer dan de niet-kenner. Dat ervaart hij vaak tot zijn genoegen: de concreet ervaarbare wereld is voor hem rijker geworden.

Die ervaring geeft *Fingerspitzengefühl* en een goede neus, waardoor je mensen, dingen en omstandigheden spontaan verstaat. Daaraan dankt de ervaren ambachtsman zijn perfect beoordelen van de kwaliteit van de materialen, de koopman zijn feilloos inschatten van de behoeften in de markt, de staatsman zijn inschatten van de politieke situatie, de cabaretier het perfecte timen in zijn optreden, de moeder het perfect verstaan van haar kind, de minnaar het perfect reageren op de behoeften van de geliefde.

Mensenkennis verkrijg je niet door informatie. Mensenkennis berust uitsluitend op een intelligente gevoeligheid waarmee je dwars door de buitenkant heen ervaart dat Jan een volstrekt oprecht iemand is, dat Charlotte zal uitgroeien tot een schat van een meid. Je kunt uit een psychologieboek wel informatie opdoen over de aard van het menselijk denken en het menselijk gevoelsleven, maar geen enkel psychologieboek kan je vertellen hoe het gesteld is met de individuele Jan of Charlotte. Voor mensenkennis ben je volledig aangewezen op je eigen gevoel, op je eigen ervaren, op je eigen sensibiliteit.

Zelfkennis doe je evenmin op via informatie, zelfs niet via informatie van een volmaakte deskundige. Als de volmaakte deskundige je zegt dat je achter je opgewekte uiterlijk en vrijmoedig optreden toch erg gespannen bent, maar dat je die gespannenheid zelf helemaal niet in de gaten hebt, dan wéét je wel iets van jezelf, maar dit louter weten noem ik geen zelfkennis. Zelfkennis ten aanzien van die gespannenheid is er pas als je zelf de gespannenheid voelt in je eigen levende lijf. Niets daarvan verkrijg je door informatie.

Met al deze informatie vanuit school, boeken, televisie en computer zijn we in een heel andere wereld dan die van het ervaren. Ons eigen ervaren wordt daarbij voortdurend gepasseerd.

9.2 Woorden kunnen je eigen gevoelens verborgen houden

- Een leraar had moeite met het staan voor de klas. Hij was bang en wist dat. Toen ik hem vroeg waarom hij zo bang was, zei hij: 'Tja, ik ben nu eenmaal een angsthaas.' Karel was erg opvliegend. 'Dat is verzet tegen mijn autoritaire vader', zei hij. Kees was erg verlegen. 'Dat komt door mijn kille moeder', zei hij. Barend was betrapt op winkeldiefstal. 'Dat komt doordat ik kansarm ben', zei hij. Ook als de leraar, Karel, Kees en Barend het juiste etiket hebben geplakt op de oorsprong van hun tekortkoming, dan nog werkt het etiket als een deksel waarachter het voelen verstopt is en niet bespeurd wordt.
- Tijdens een haptotherapeutische sessie ligt Margreet op haar rug op de behandelingstafel. De therapeut vraagt haar om eens te speuren in haar buik naar datgene wat ze daar voelt. Na een poosje zei Margreet dat zij wat voelde rommelen in haar buik, waarop de therapeut zei: 'Rommelen, dat is een woord, en in je buik zitten geen woorden... je moet alleen maar speuren en voelen.' Na weer een poosje zei Margreet dat ze in haar buik een donkere balk voelde, waarop de therapeut zei: 'Donker en balk kun je alleen maar zien en in je buik zitten geen ogen... speur precies wat je voelt... kruip er helemaal in... van alle kanten.' Na een poos gaat Margreet dieper en zwaar ademen. Haar lichaam gaat schokken. De therapeut legt dan zijn hand koesterend op Margreets buik en zegt: 'Blijf daarbij... voel het helemaal.' Dan plotseling barst het in Margreet en met een heel diepe zucht komt er een zee van tranen, waarna de donkere balk verdwenen is.

9.3 De suggestieve kracht van woorden

Er worden ons vandaag de dag talloze geschikte etiketten aangereikt voor ons gevoelsleven, door kranten, televisie-uitzendingen, tijdschriften en boeken. Hoe juist de inhoud van die mededelingen ook mag zijn, er gaat heel vaak een kwalijke suggestieve werking van uit.

In de jaren vijftig verscheen er een verslag van de uitkomsten van een uitvoerig onderzoek naar de betekenis van de moederlijke zorg voor de baby. Met dat onderzoek meende men aangetoond te hebben dat kilte bij de moeder, een ontbreken van gemoedswarmte bij haar, schadelijk is voor de gevoelsontwikkeling van het kind. Alle populaire bladen schreven erover. En zie, legio lezers ontdekten plotseling dat ook zij een koude moeder hadden gehad en dat haar kilte de oorzaak was van onvermogen tot beminnen en van hun angsten. Ook menig psychiater en psycholoog zag het plotseling aan patiënten en cliënten. Ongeveer twintig jaar later kwamen de gedachten van de filosoof Marcuse hier in zwang. Daarin werd onder andere beweerd dat de autoritaire vader de oorzaak is van allerhande storingen in de ontwikkeling van het kind. Alle populaire bladen schreven erover. En zie, legio lezers ontdekten toen dat ook zij een autoritaire vader hadden gehad en dat dit de oorzaak was van hun onvermogen tot beminnen en van hun angsten. Ook menig psychiater en psycholoog zag het plotseling aan patiënten en cliënten. Over de kille moeder werd niet meer gerept en die werd vaak ook niet meer ontdekt. Weer twintig jaar later wordt seksueel misbruik aangewezen als oorzaak van veel psychische storingen. Alle media maken er een hype van en zie, legio kijkers en lezers ontdekken dat er met hen ook zoiets gebeurd is en herkennen daarin de oorzaak van hun onvermogen tot beminnen en van hun angsten. Ook menig psychiater en psychotherapeut vermoedt het bij zijn cliënten en patiënten. Over de kille moeders en de autoritaire vaders wordt dan niet meer gerept en vaak worden die ook niet meer ontdekt.

Hiermee wil ik volstrekt niets afdoen aan de kwalijke gevolgen van een opvoeding door kille moeders of autoritaire vaders en van seksueel misbruik. Hier wil ik alleen laten zien dat suggestie een machtig instrument is bij het miskennen van de juiste toedracht in je *eigen* gevoelsleven. Vandaag de dag wordt de zelfkennis dus behoorlijk belaagd door de vele informatie over het gevoelsleven die ons om de oren vliegt.

9.4 Woorden die in de mode zijn kunnen veel verbergen

Tijdens een televisie-uitzending hoorde ik de interviewer, Martin Simek, zeggen dat hij eens behoorlijk over de schreef was gegaan en dat zijn lieve moeder hem toen een duchtig pak slaag had gegeven. Daarbij had zij zelf het meest geschreid. 'Mijn lieve moeder', zei Simek, en dat was beslist niet cynisch bedoeld. Hoe viel deze mededeling bij de kijkers? Zouden niet velen van hen verontwaardigd zijn over het feit dat Simek zoiets durfde te zeggen? In onze samenleving heet een pak slaag immers een uiting van louter primitieve agressie waar niets goeds uit voortkomt. Simek heeft het kennelijk anders ervaren. Maar vandaag de dag hebben de vele negatieve woorden het pak slaag een andere betekenis gegeven, waardoor we het anders zijn gaan zien en beleven. Het pak slaag heet louter een gevolg van agressie, van vernietigingsdrang. Vaak wordt zelfs alle straf gezien als een uiting van agressieve vergeldingsdrift.

Merkwaardig is het dat anderzijds de tederheid in onze samenleving een miskend verschijnsel is. Ook ten aanzien van de betekenis van de tederheid zien we de suggestieve macht van de miskennende woorden. Tederheid is een woord voor dichters en softies en in het algemene spraakgebruik hoor je het doorgaans alleen in een erotische context. In een encyclopedie vind je het woord niet eens. Literatuur over de tederheid is er nauwelijks.

Alle intimiteiten tussen Monica Lewinsky en Bill Clinton werden beschreven en gepubliceerd, zelfs op internet (1999). 'Openheid is een groot goed', zeggen de woorden van vandaag. Herkennen we onder de invloed van die woorden de meest walgelijke miskenning van andermans intimiteit niet meer?

De moraal van dit hoofdstuk: 'Let op je woorden', zo luidt een bekend gezegde. 'Let eerder op je voelen', zo zou ik aan willen raden.

10
Voelen

In dit hoofdstuk wordt gezocht naar datgene waar het woord voelen op slaat.

10.1 Op zoek naar de aard van alle voelen

Augustinus van Hippo moet eens gezegd hebben dat hij weet wat tijd is, zolang niemand hem daarnaar vraagt – maar dat hij het niet meer weet wanneer iemand hem vraagt wat tijd is. Is het zo ook niet gesteld met voelen? Wij allen hebben gevoelens en weten dus wat voelen is, maar wie kan er zeggen wat dat is? Als je in een encyclopedie of in een wetenschappelijk werk zou opzoeken wat voelen is, dan vind je daar het een en ander over het tastzintuig, over hormonen en over de werking van bepaalde delen van de hersenen. Maar daarmee wordt dan niets gezegd over de wijze waarop wij het voelen ervaren. De mededelingen van de wetenschappers hebben betrekking op materiële voorwaarden voor het voelen, maar niet op het voelen zelf; niet op datgene wat wij ervaren als we zeggen dat we ons happy voelen of moe; niet op de ervaring die we voelen noemen.

Het woord voelen slaat op genieten, haten, beminnen, plezier hebben, bang zijn, woedend zijn, enzovoort. Maar het slaat ook op het aanvoelen dat iemand verlegen is, of angstig of oprecht, of op het voelen hoever je het stuur van je auto moet draaien om de bocht goed te nemen. Bovendien bestaan binnen al deze gevoelens allerhande gradaties en nuanceringen. Je houdt van een borrel en je houdt van je partner, maar het ene houden van is bij lange na het andere niet. Je zegt dat je verlangt, dat je hoopt, dat je wanhoopt, dat je geïrriteerd bent, dat je bang bent, dat je blij bent, dat je je verveelt, dat je bedroefd bent, dat je het een en ander betreurt. Maar het ene verlangen is het andere niet, net zomin als de ene wanhoop de andere is. Hooguit kun je de maat van het verlangen en van de wanhoop enigszins aangeven door te zeggen dat je zozeer verlangt en zo vreselijk wanhoopt. Je vindt het gazon mooi en je vindt het schilderij mooi, maar het ene mooi is het andere niet. De benoemde gevoelens komen voor in een oneindig scala van nuanceringen waarvoor we geen woorden hebben.

Het woord voelen herbergt een oceaan van gevoelens die nauwelijks onder één noemer te brengen zijn. Vergelijk maar eens: het voelen van hoofdpijn met het verlangen naar vakantie. Ligt er geen wereld van verschil tussen die twee gevoelens? Of vergelijk argwaan met het plezier in dansen, verdriet met het aanvoelen dat Jan verlegen is, het genieten van muziek met schuldgevoel. Probeer eens een omschrijving te vinden die iets zinnigs zegt over al deze soorten van gevoelens, over voelen überhaupt.

10.2   Een enkel aspect is benoembaar

Ruim tweeduizend jaar geleden heeft Aristoteles een poging gedaan om te verwoorden hoe je het voelen ervaart. Hij zei dat voelen *pathein* is, dat is het Griekse woord voor *ondergáán*. Daarmee benoemde hij niet alles, maar wel een heel wezenlijk iets van het voelen, van alle voelen. Voelend onderga je iets; er gaat een bepaald iets door je heen. Dat is zo bij alle voelen.

Dat ene woord ondergaan maakt duidelijk dat gevoelens ons overkomen, dat we ze nooit in onszelf kunnen oproepen. Onmogelijk kan ik op commando van mijzelf blij zijn of bedroefd of verliefd. Als ik mijn gevoelens zou kunnen commanderen, dan was ik wellicht verliefd geworden op een steenrijke vrouw; dan was ik blij geweest of bedroefd of dankbaar in alle omstandigheden waarin dat van mij werd verwacht. Maar zo is het niet. Ik moet maar afwachten of verliefdheid, blijdschap, droefheid en dankbaarheid in mij opstijgen. Zeker, ik kan daaromtrent komedie spelen; doen alsof ik verliefd ben of blij of bedroefd, maar dat is dan komedie. Gevoelens daaromtrent overkomen mij. Ik kan alleen maar constateren dat ze er zijn of dat ze er niet zijn. Nooit kan ik een gevoelen met mijn wil, dus willekeurig, in mij oproepen. Ik moet wat mijn gevoelens betreft maar afwachten wat mijn levende lichaam voor mij in petto heeft.

Als ik somber ben, kan ik een aardige cd opzetten of een borreltje drinken, in de hoop dat mijn stemming wat zal verbeteren, maar ik moet dan maar afwachten of dat ook gebeurt. Ik kan daartoe ook gaan denken aan bepaalde aangename gebeurtenissen uit het verleden. En wanneer dan inderdaad mijn stemming verbetert, is dat geen reactie op mijn wens, maar een reactie van mijn levende lichaam op muziek, borreltje of op de gedachte aan het aangename. Voelen is iets wat uit zichzelf komt of niet komt. Gevoelens kunnen door ons willen niet in ons worden opgeroepen. Ons wensen en willen is hier onmachtig.

Ook het omgekeerde is het geval: evenmin heb ik iets te zeggen over ongewenste gevoelens die wél in mij opkomen. Mijn hoofdpijn kan ik niet door een wilsbesluit ongedaan maken. Hoe onzinnig Neeltje haar angst voor muizen ook vindt, die angst is er en verdwijnt niet op haar commando. Toen ik verliefd werd op mijn buurvrouw had ik, om allerlei narigheid in mijn gezin te voorkomen, graag in mijzelf een knop omgedraaid waarmee die verliefdheid zou verdwijnen, maar er was geen knop. Graag had ik mijn wrevel over bepaald gedrag van mijn zoon willen uitbannen, maar daarvoor vond ik evenmin een knop. Hoe onredelijk ik mijn aversie tegen een collega ook vind, die afkeer is er.

Zeker, ook hier zou ik komedie kunnen spelen, maar daarmee verdwijnen de gevoelens niet. Voelen is een ondergaan waaraan we zijn overgeleverd. Het valt vaak niet mee om dat te accepteren.

Dit inzicht, dat voelen een ondergaan is, dat het ons overkomt, is het meest cruciale wat over het gevoel te zeggen valt. Zeer veel problemen met ons gevoelsleven zijn daarop terug te voeren. Wij mensen blijken vaak niet te accepteren dat gevoelens ons overkomen. Die gaan we dan bewust of onbewust wegstoppen. Gewenste gevoelens die er niet zijn gaan we veinzen. In beide gevallen doen we onszelf geweld aan.

10.3   Menselijke kronkels in het menselijke voelen

Als iemand mij vraagt hoe ik me voel, antwoord ik doorgaans met 'goed' of 'gewoon' of 'best hoor'. Zou iemand mij die vraag heel indringend stellen, om nu eens precies te weten wat ik op dat moment voel, werkelijk voel, dan zou ik waarschijnlijk zeggen dat ik niets voel. Zou op dat moment de wind vanuit het geopende raam langs mij heen strijken, dan zou ik zeggen dat ik de wind voel, maar verder niets. Zou ik op dat moment een beker koffie in mijn hand hebben, dan zou ik zeggen dat ik voel dat de koffie warm is, maar verder niets.

Als ik deze ervaringen nu op een rijtje zet, kom ik tot enkele conclusies. Dan blijkt dat ik doorgaans wat voel als *iets van buiten mij raakt*, zoals de wind en de beker koffie. En als ik verder ga zoeken, blijkt mij dat nog veel meer gevoelens hieraan beantwoorden. Verliefd worden, bijvoorbeeld, is ook een geraakt worden door iets buiten mij. Evenzo het lekker vinden van de boterham en de droefheid om verlies van een vriend. Dit doet mij dan denken aan een verschijnsel dat al eerder besproken is, aan het verschijnsel dat ik me vaak pas bewust ben van mijn lichaam als ik door iets van buiten af geraakt word of ergens tegenaan loop.

Denkend over het voelen van de wind en de warme koffie ontdek ik dat ik bij die antwoorden niet exact gezegd heb wat ik voelde. Want ik voelde eigenlijk geen warme koffie, maar een warme beker. En ook daarop heeft mijn pietepeuterige brein kritiek, want strikt genomen voelde ik ook geen beker, maar iets wat hard en rond was. Ik voelde ook geen wind, maar iets kouds op mijn wangen en voorhoofd. Spontaan antwoordde ik dat ik de warme koffie voelde en ik houd het daar graag bij. Gek zou ik worden en ik zou mij geheel geïsoleerd voelen van de menselijke wereld, als ik alleen maar het ronde en harde en koude en warme zou voelen en niet meer de warme koffie in mijn hand en de wind langs mijn wangen. Waar het mij om gaat: ons weten en ons voelen hebben reeds op dit niveau iets met elkaar te maken. Spontaan zeg ik dat ik de warme koffie voel en niet het warme harde ronde. Mijn weten omtrent de koffie in de beker maakt van het warme de warmte van de koffie en niet van het harde ronde. En iedereen praat zo en niet anders. Niemand praat over het warme harde ronde. In het *ervaren* van de beker in mijn hand is een *weten* verdisconteerd. Het warme van de beker koffie in mijn hand ervaar ik spontaan anders dan het warme van bijvoorbeeld de fles met zojuist geloosde urine als ik in het ziekenhuis lig. Het eerste ervaar ik spontaan als een aangename warmte, het tweede beslist niet. 's Winters in een verwarmd bed kruipen is heerlijk. Heerlijk is dan die warmte. Maar je springt toch onmiddellijk uit bed als in een hotel het bed nog warm is van de vorige gast. Het ervaren van de warmte is anders door het weten.

10.4   Voelen legt concreetheid voor mij open

Heel veel voelen is gefundeerd in het tasten, dat mij de concreetheid meldt van mensen en dingen om mij heen; ook op afstand. Maar voelen is meer dan puur tastend weten. Voelen is een ondergaan; het is iets wat door mij heen gaat. Dan geeft het ook een zekere ervaring in je eigen lichaam. Dat is niet helemaal onbegrijpelijk, want de tastzin is nauw verbonden met de lichaamszin, die de toestand van ons lichaam ervaart.
Wanneer ik voelend mensen en dingen benader, meldt dit voelen mij veel dat ontgaat aan mijn objectiverend waarnemen. Dan ervaar ik meer aan hout, water, bomen en mensen dan mijn objectiverend bekijken pakt. Daarmee is duidelijk dat voelend waarnemen niet alleen contact met concreetheid is, maar dat dit voelend waarnemen voor mij ook de *concreetheid* van mensen en dingen *openlegt*. Alleen via het voelen kan ik waarnemen wie de ander is.

10.5   Voelen veronderstelt een aanvaarden van jezelf

Dieren veinzen nooit gevoelens en drukken nooit iets weg. De hond is een en al gevoel, want zijn hele gedrag wordt gestuwd door gevoelens en nergens anders door. Hij valt in dit opzicht helemaal samen met zijn gevoelens. Gevoelens drijven hem tot al het gedrag dat van belang is voor zijn bestaan als individu en als soort, tot het zoeken van voedsel, tot eten, tot verdediging, tot voortplanting.
Uit de omgang met dieren kun je leren wat gevoelens zijn. Bij de dieren zie je de volmaakte overgave aan datgene wat er uit hun lichaam opstijgt. Zij veinzen nooit, negeren geen enkel gevoel en drukken nooit iets weg. Er is in hen geen macht die kan laten veinzen of wegdrukken. Zij zijn geheel overgeleverd aan wat er in hen aan gevoelens opkomt.
Dieren worden niet gestoord door een innerlijke tweespalt. Niet door medelijden met

mij, niet door goede bedoelingen jegens mij, niet door gedachten, niet door conventie en cultuur. In mensen daarentegen huizen kennelijk wel machten die gevoelens kunnen veinzen, negeren en wegdrukken. Dan wordt er niet geaccepteerd wat er vanuit het levende lichaam aan gevoelens opkomt.

Deze vergelijking met het gevoelsleven van de dieren maakt duidelijk dat voelen een zekere acceptatie van jezelf veronderstelt. Iets waarbij je levende lichaam spontaan zijn gang kan gaan en niet verkrampt is. Iets waarbij het zelfs zijn diepste en meest subtiele impulsen kan laten opkomen. Hoe dieper die zelfacceptatie reikt, hoe meer er wordt toegelaten; hoe meer je ervoor openstaat om te ondergaan. Wie zichzelf helemaal accepteert zoals hij is, veinst geen gevoelens, negeert geen gevoelens en drukt geen gevoelens weg. Zelfs gevoelens die in onze samenleving nauwelijks worden getolereerd, zoals haat, worden toegelaten. Zelfacceptatie is daarmee de bakermat van onze authenticiteit; zij laat ons staan op eigen benen, kijken met eigen ogen, voelen met eigen huid, ruiken met eigen neus en spreken met eigen woorden.

Deze noodzaak geldt niet in gelijke mate voor alle gevoelens

Het voelen van hoofdpijn of van de grofheid van de muur heeft weinig behoefte aan zelfacceptatie. Die gevoelens voel je ook als je jezelf nauwelijks accepteert. Maar de waarderende gevoelens waarin je van iets geniet of iets als naar ondergaat, zijn volledig afhankelijk van de mate waarin je jezelf accepteert zoals je bent.

De aanvaarding van jezelf dank je aan de ander

Helaas kunnen wij onszelf niet accepteren op eigen commando. De zelfacceptatie valt ook niet te verwerven via instructie, ook niet via de instructie van een volmaakte psycholoog. Ook al doe je nog zo je best om jouw zelf te accepteren, het zal je niet lukken. Bovendien hebben we vaak niet in de gaten dat we onszelf niet accepteren. De zelfacceptatie dank je aan de ander, die jou laat voelen dat je mag zijn wie je bent. De hoofdstukken 14 en 15 worden daaraan besteed.

10.6 Gevoelens en moraal

Albert Camus schreef in een van zijn romans over een jongeman die naar de begrafenis van zijn vader ging en daarbij tot de ontdekking kwam dat hij niet bedroefd was. Iedereen verwachtte droefheid bij hem, maar die was er niet en hij kon ook geen droefheid voorwenden. Hij zou best bedroefd willen zijn, maar hij was het niet en hij deed ook niet alsof. Wellicht werd hij daarop aangekeken. Wellicht werd hem verweten dat hij niet bedroefd was, want als je vader begraven wordt, hoor je bedroefd te zijn. Zoals je dankbaar behoort te zijn als iemand je wat goeds doet en blij behoort te zijn als je wat goeds overkomt. Daar zit wel iets redelijks in, maar tegelijk gaat dat behoren voorbij aan het feit dat wij geen zeggenschap hebben over onze gevoelens. Je kunt onmogelijk op commando van jezelf bedroefd zijn of dankbaar, of je blij of schuldig voelen. Gevoelens zijn er, of ze zijn er niet. Ook als ik besef dat gevoelens van droefheid, dankbaarheid of schuld in de gegeven omstandigheden op hun plaats zouden zijn, dan nog blijft het een feit dat ik maar moet afwachten of die gevoelens ook in mij opstijgen. Maken kan ik ze niet.

Omdat we geen gevoelens in onszelf kunnen oproepen, is niemand moreel verantwoordelijk voor het ontbreken van gevoelens. En omdat gevoelens uit zichzelf opkomen, buiten onze vrije keuze om, is ook niemand moreel verantwoordelijk voor bestaande gevoelens. Dit klinkt wellicht als een boude bewering, maar toch dwingt puur de logica mij om dit zo te schrijven. Niemand is moreel verantwoordelijk voor de verliefdheid die in hem opkomt, evenmin als voor de haat, de angst, de jaloezie, de wanhoop of het verlangen. Evenmin kun je iemand er moreel op aankijken dat bepaalde gewenste gevoelens in hem ontbreken.

Verantwoordelijk zijn wij alleen voor datgene wat we in innerlijke vrijheid kunnen kiezen of achterwege laten. Als Karel verliefd wordt op zijn buurvrouw, is hij niet moreel verantwoordelijk voor het *gevoel* dat verliefdheid heet, maar (doorgaans) wel voor zijn daden. Ook al is hij verliefd tot over zijn oren, dan nog kan hij achterwege laten om met haar afspraakjes te maken. Wanneer ik mijn buurman niet kan uitstaan, ben ik niet verantwoordelijk voor dat *gevoel*, maar dat wil nog niet zeggen dat ik de deur voor zijn neus moet dichtgooien of erger.

'Maar', zo zei mijn opponent, 'waar houden de gevoelens op en waar beginnen de daden? Vraagt het voelen zelf niet om een expressie? Als ik mijn buurman onsympathiek vind, mag ik dat dan niet laten blijken in mijn mimiek? Moet ik dan komedie spelen? Hoort de expressie niet bij het voelen? En een stapje verder: als ik hem erg onsympathiek vind, hoort dan het dichtgooien van de deur voor diens neus niet eveneens tot het voelen zelf? Beknot ik mijn voelen dan niet en speel ik dan geen komedie?'

Mijn antwoord: ten eerste, als je de deur niet dichtgooit voor de neus van de verschrikkelijke etterbak, maar *ondertussen wel blijft voelen dat hij voor jou een etterbak is*, zul je je gevoel geen kwaad doen. Ten tweede, ten aanzien van de mimiek ligt het subtieler, want die hoort bij je gevoelens. Anneke, beschreven in hoofdstuk 2, voelde dat heel goed, gedroeg zich daarnaar, en dankte mede daaraan de authenticiteit in haar gedrag. Maar anderzijds, bedenkend en voelend dat ook de etterbak een mens is, kan dit de felle kantjes van je mimiek wegnemen.

De bewering omtrent het amorele van gevoelens kan boud klinken, omdat in onze samenleving vaak in strijd met dit gegeven wordt geoordeeld. Wie bang is voor allochtonen of afkeer voelt van hen – door welke oorzaak dan ook –, is niet verantwoordelijk voor deze angst of afkeer. Maar desondanks wordt hij vaak moreel veroordeeld. Zo ook de huisvader die geen liefde voelt voor zijn kinderen of degene die beheerst wordt door een grote drang naar bezit en geld. Zo ook vaak degene die geen religieuze gevoelens heeft. Zo ook degene die geen morele gevoelens heeft. Zo ook (nog vaak) degene die seksueel anders geaard is en dus anders voelt.

11

De bevestiging

Zelfaanvaarding is een voorwaarde voor het voelen. Niet voor alle gevoelens. Pijn, dorst, slaap en misselijkheid voel je ook als je jezelf niet accepteert. Maar andere gevoelens, zoals stemmingen, affecten en emoties, veronderstellen zelfaanvaarding. Die zelfaanvaarding danken we aan de ander. Daarover handelt dit hoofdstuk.

11.1 Twee gebeurtenissen en hun impact

Zij woonde nu al jaren ver van het stadje af waar zij had gewerkt in de zorgsector. Op zekere dag liep zij in haar huidige woonplaats langs een terrasje. Op het terrasje zaten vier dames bijeen. Vluchtig ging haar blik over dit gezelschap en dat bezorgde haar iets van herkenning. Op hetzelfde moment riep een van de dames uit het groepje met een stralende glunder: 'Och, dat is mevrouw Jansen!' Haar metgezellen vielen haar bij en samen stonden ze op voor een babbeltje met mevrouw Jansen.

Thuisgekomen zei mevrouw Jansen: 'Dat deed me toch zo goed hè, dat ze mij nog herkenden... en dat ze zo hartelijk waren.' En de hele verdere dag getuigde haar zachte blik ervan dat de weldaad van die hartelijke herkenning haar inderdaad goed had gedaan.

Zo gaat dat vaak. Als je voelt dat iemand jou graag mag, gaat er vreugde door je heen, maar je beseft dan meestal nog niet, zeker niet onmiddellijk, hoe zo'n compliment in je diepte uitwerkt. Misschien slaap je die avond beter dan anders, misschien trakteer je jezelf op je lievelingskostje, misschien zet je je mooiste cd op, misschien heb je de moed om de rommel op te ruimen die al zolang de sfeer in je kamer aantast, misschien is zelfs de teleurstelling verdwenen over het mislukken van je tentamen, misschien heb je nu de moed om Charlotte of Jeroen eens op te bellen. Je voelt alleen vreugde, maar vanuit een diepte in jou komen je eigen werkelijke verlangens boven en de push om daar gevolg aan te geven. Ook je lichaam blijkt zich bijzonder goed thuis te voelen bij zo'n ervaring. Je slaapt beter, je huid en je ogen hebben meer glans, je motoriek is soepeler, je ademhaling verloopt dieper, je bloeddruk is beter, een druk op je borst of je maagpijn verdwenen.

Toen mijn moeder mij zei dat ik een lekker jong was, sprong er vreugde in mij op. Zij noemde mij geen brave jongen die zich gedroeg zoals het behoorde, geen gehoorzame jongen die vlot alles deed wat zij van hem verlangde, geen knappe jongen die mooie cijfers haalde op school, maar een lekker jong. En in die uitdrukking en vooral in haar blik op dat moment, verstond ik, dat zij mij mocht en dat mijn ondeugende streken haar daarbij niet deerden. Dat ik daarmee voor haar mocht zijn wie ik was, begreep ik niet. Ik voelde alleen vreugde.

11.2 De bevestiging

De psychiater Terruwe zou hebben gezegd dat mevrouw Jansen bevestigd werd door het gedrag van haar kennissen en dat ik bevestigd werd door het gedrag van mijn moeder. Daarmee kreeg het woord bevestigen een speciale betekenis. Het woord bevestigen werd zo een vakterm.

Een definitie

Wat Terruwe dan onder bevestiging verstaat, wordt vaak als volgt gedefinieerd: bevestiging is alle gedrag van de ander waarin je voelt dat je mag zijn wie je bent. Maar het verstaan van die definitie is moeilijker dan menigeen in de gaten heeft.
* Nooit is er in mij een gevoel aanwezig waarin ik herken dat ik mag zijn wie ik ben. Bestaat zo'n gevoel wel? Wie mag zijn zoals hij is, gaat zijn gang, maar voelt niet dat hij mag zijn wie hij is. Hij heeft zin in een borreltje en neemt er een. Hij vindt Charlotte aardig en straalt dat uit. Hij zou graag eens geknuffeld worden en vraagt dat aan zijn vrouw. Hij is woedend op zijn buurman en dat is goed te merken aan hem. Kortom: hij is zichzelf, maar *voelt* nooit dat hij zichzelf mag zijn.
* Ook als de ander helemaal niet de bedoeling heeft mij te laten voelen dat ik mag zijn wie ik ben, maar ik dat desondanks toch zo ervaar in zijn gedrag, wordt er bevestigd. Met andere woorden: de ander kan mij ook volkomen argeloos bevestigen. Ervaring heeft mij geleerd dat juist zulk argeloos gedrag van de ander het meest bevestigt. Dan is het mogen-zijn-wie-je-bent een vanzelfsprekend iets.
* Als de ander mij wil bevestigen, maar ik daarin helemaal niet voel dat ik mag zijn wie ik ben, is er niet bevestigd. Dit maakt duidelijk dat het bevestigen niet zit in andermans bedoeling en evenmin in zijn gedrag, maar in de reactie van mijn levende lichaam op dat gedrag.

Het woord bevestiging is goed gekozen. In ons algemeen spraakgebruik heeft dat woord twee betekenissen. Het betekent ja zeggen, een vraag bevestigend beantwoorden, en het betekent vastmaken aan iets, bijvoorbeeld een schilderij bevestigen aan de muur. Overdrachtelijk vinden we beide betekenissen terug in Terruwes begrip bevestiging. De ander zegt dan ja op jou, precies zoals je bent, en daarmee word je innerlijk vastgemaakt aan degene die je eigenlijk bent, aan jezelf. Wellicht ten overvloede: het gaat daarbij niet om een weten dat de ander je mag, maar om een voelen.

Wordt alle wangedrag van de bevestigde geaccepteerd en zelfs goedgekeurd? Dat bedoelde Terruwe zeker niet. De vraag lijkt een manco bloot te leggen in de formulering van Terruwe. Maar elke ouder die zijn kind bemint kan dit weerleggen. Je kind mag zijn zoals het is. De gebreken van het kind worden op een ander moment en vanuit een andere instelling onderkend en het besef van zijn wandaden wordt overspoeld door de ervaring dat het goed is zoals het is.

11.3 Toelichting en overwegingen

De ander in zijn totaliteit

Misschien is het overbodig om erop te wijzen dat het bij dit bevestigen niet gaat om een ja zeggen op afzonderlijke eigenschappen. Als vader ja zegt op Jantjes mooie rapportcijfers, op diens sportprestaties, op diens hulp in de huishouding, kortom, op bepaalde afzonderlijke eigenschappen, is dit geen bevestigen. Evenmin als Jacob zijn vrouw waardeert om haar slanke taille of amandelvormige ogen. Daarmee is niet gezegd dat Jacob een en ander niet mag waarderen, alleen dat dit niet het hier bedoelde bevestigen is. Een gezonde, gaaf uitgegroeide ouder houdt ook van haar/zijn kind als het slechte rapportcijfers meebrengt. Zo'n bejegening zien we ook in de vriendschapsliefde. Je vriend is niet volmaakt, maar desondanks houd je van hem en blijf je achter hem staan, ondanks laakbare gedragingen zijnerzijds.
Toch kunnen complimenten over afzonderlijke kwaliteiten een bevestigend effect hebben. Ik bedoel complimenten als: wat zit je haar mooi, wat een snoezig jurkje, wat ben jij geestig, wat heb jij een voortreffelijk stuk geschreven. Zulke complimenten kunnen een bevestigend effect hebben als daar doorheen klinkt dat de spreker jou mag precies zoals je bent en het compliment een vorm is waarin jou dat wordt meegedeeld. Wij zeggen niet gauw dat je van iemand houdt. Dat zeg je hooguit tegen je partner, je kind en je ouders. Niet gemakkelijk tegen je buurman, hoewel je hem zo aardig vindt. Tegen hem maak je nu en dan slechts een compliment.

Een authentiek affectief ja zeggen

Doorgaans zal andermans gedrag slechts een bevestigend effect hebben als het ja zeggen een affectief ja zeggen is, een ja zeggen dat voortkomt uit het gemoed. Willen bevestigen louter vanuit goede bedoelingen, zal zelden een bevestigend effect hebben. Opzettelijk bevestigen bewerkstelligt vaak het tegenovergestelde, vooral bij goed voelenden. Zij ervaren zichzelf dan als iemand die geen echte welgezindheid oproept; of als iemand tegen wie aardig gedaan moet worden om hem op zijn gemak te stellen. Anti-bevestigend is dat, omdat je daaronder juist niet ervaart dat je goed bent zoals je bent, maar dat je pas goed bent als je een beetje anders bent, namelijk een beetje gezonder, een beetje opgewekter, een beetje meer open, een beetje gezelliger, enzovoort. Nog meer wordt er vernield in het kind als het aardige gedrag van de ouder voortkomt uit de behoefte om zelf aardig gevonden te worden. Op de buitenstaander komt dit gedrag vaak over als sentimenteel. In het onderwijswereldje was ik altijd op mijn qui-vive als er gezegd werd dat de kleuterjuf zo lief was en veel van de kinderen hield. Heel vaak zag ik dan een juf die zelf veel tekort was gekomen en zichzelf koesterde in de getoonde lievigheid.

Bevestigd worden veronderstelt ontvankelijkheid voor andermans bejegening

Baby's zijn doorgaans helemaal open voor andermans bejegening. Zij hebben nog geen geschiedenis achter de rug die hen daarvoor hun gemoed deed afsluiten. Maar veel oudere mensen hebben zich voor andermans bejegening geheel of gedeeltelijk afgesloten. Bevestigd worden veronderstelt ontvankelijkheid voor andermans bejegening en dit vraagt van degene die de ander bevestigt dat hij voelt waarvoor de ander ontvankelijk is. Een verlegen of gesloten kind benader je dan niet met een uitbundige omhelzing, maar misschien met een aardige opmerking.

Al naargelang degene die je bevestigt

De bevestiging brengt altijd vreugde, maar in onze diepte kan zij veel meer teweegbrengen, afhankelijk van omstandigheden van velerlei aard. De relatie die je hebt met degene die je bevestigt speelt een rol. Doorgaans bezorgen je ouders je de diepste bevestiging. Zij geven je de eerste bevestiging, de eerste opening naar de wereld. Daarmee blijven zij diep in je leven verankerd en blijven zij lang diegenen die je de diepste bevestiging kunnen bezorgen. Misschien blijven zij dat altijd wel. Het compliment van leraar of buurman reikt minder diep, raakt jouw fundamenten niet zo gemakkelijk als de bevestiging die je kreeg van je ouders. Ook de aard van de persoon die jou bevestigt speelt een rol: is het een intelligent, integer en sensibel iemand, of is hij karig met deze kwaliteiten bedeeld.

11.4 Het effect van de bevestiging

Terruwe heeft het effect van de bevestiging op verschillende wijzen verwoord: dat de ander jou onthult wie je eigenlijk bent; dat de ander dan jouw eigenwaarde voor jou onthult; dat de ander jouw goed-zijn voor jou onthult; dat de ander dan jou je eigenwaarde aanreikt; dat je dan jezelf accepteert zoals je bent.

De acceptatie van jezelf en zelfvertrouwen

In de mate waarin je bevestigd bent, accepteer je jezelf zoals je bent. Dat woord 'accepteer' betekent hier, dat we laten komen wat zich aan gevoelens in ons aandient. Je laat alle impulsen komen die komen en daardoor is ook je motoriek soepeler dan tevoren. Je gebaren zijn nu vanzelfsprekend en maken transparant wie je in wezen bent.

Wanneer vrijelijk boven mag komen wat er uit jezelf voortkomt, heb je zelfvertrouwen. Eigenlijk is dit niet meer dan een andere benaming voor het laten komen van datgene wat er aan impulsen en gevoelens naar boven komt.

Wie niet voldoende bevestigd is, mist ook zelfwaardering. Dat wil zeggen: hij kan niet *voelen* dat de ander hem mag, dat hij welkom is bij de ander en zeker niet dat de ander naar hem uitkijkt.

Bevestiging maakt je affectief open en ontvankelijk

Terruwe schreef vooral over de bevestiging omdat zij zag dat daarmee het affectieve leven een aanvang neemt; dat er alleen warme banden met mensen en dingen kunnen ontstaan als je voldoende bevestigd bent in jezelf. Dit proces begint met de vertedering van de moeder over de baby. Vertedering over de ander biedt de diepste en meest volledige bevestiging (hoofdstuk 12 handelt over de tedere bejegening). De vertedering van moeder over haar baby is voor de baby een weldaad en daarmee is de moeder voor de baby de meest weldadige op de wereld. Voor de baby is dan het gemoed opengegaan. De baby glimlacht *en is niet eenzaam meer.*

Dit proces van opening zal zich voortzetten onder bevestiging. In de bevestigende aanwezigheid van moeder en andere huisgenoten groeit bij het kind de openheid voor mensen en dingen. De rijkdom van de wereld kan dan voor hem ervaarbaar worden. Dat kan. De bevestiging is één voorwaarde, maar er zijn ook andere voorwaarden, waarover later. Maar in elk geval is de bevestiging *een cruciale voorwaarde voor de ontwikkeling van de affecten.*

Met het woord affect bedoelt Terruwe onze warme gevoelens voor mensen en dingen. Onze liefde. Maar ook onze droefheid bij het gemis van de geliefde, ons verlangen naar de geliefde, onze angst bij naderend verlies van de geliefde, ons streven om de geliefde te bereiken of onze woede of verontwaardiging wanneer de geliefde onrecht wordt aangedaan.

Wie niet affectief is ontwikkeld, kent wel bepaalde gevoelens. Hij kent pijn, honger, dorst, agressie en wellust. Hij voelt ook zijn behoefte aan slaap en hij voelt dat hij het koud heeft, dat hij honger heeft of dorst of pijn. Ook kent hij angsten als hij zich bedreigd voelt en wanneer hem de mensen en de dingen dreigen te ontvallen die hem bevrediging schenken in zijn behoeften. Maar hij kent geen liefde, geen innerlijke warmte om mensen en dingen zoals die zijn en zoals zij zijn. Een ander mens bevestigen kan hij dus niet.

Ook wijst Terruwe er bij herhaling op dat degene die niet voldoende is bevestigd daarvoor compensatie blijft zoeken. Dat gebeurt dan via een gedrag dat andermans waardering moet oproepen. Al naargelang de normen van de groep waarin hij zo waardering wil oogsten gaat hij hard werken, geleerd worden, presteren, status zoeken, aan de mode beantwoorden, aan de lijn doen, de nieuwste opvattingen aanhangen, veel bezit vergaren, streven naar of pretenderen van moreel perfect gedrag, aardig doen, machogedrag vertonen, zijn ego profileren. Vaak leidt de frustratie door een gemis aan bevestiging tot een radicaal afwijzen van het levenspatroon van de ouders. Soms ook tot agressief en crimineel gedrag.

Wie te weinig bevestigd is, kan maar moeilijk ontvangen. Als hij geschenken krijgt, bedankt hij hiervoor, misschien zelfs uitbundig, maar zijn hart is niet verwarmd. Vaak zie je ook dat zulke mensen onmiddellijk iets terug willen doen als zij wat gekregen hebben. Uit gebrek aan zelfwaardering voelen zij niet dat een ander werkelijk iets om hen geeft. Ook welgemeende complimenten dringen niet als zodanig tot hen door.

11.5   Vormen van bevestiging

Ik maak graag een onderscheid tussen een aantal vormen van bevestiging om daarmee het brede scala van bevestigende gedragingen te etaleren. Ik onderscheid hierbij drie categorieën van bevestiging: fundamentele bevestiging, optimale bevestiging en alledaagse vormen van bevestiging.

De fundamentele bevestiging

Terruwe was gespecialiseerd in de behandeling van neurosen. Over het effect van haar therapie zei ze eens, dat zij niemand kon genezen die niet ergens in zich het besef had, dat zijn vader of moeder hem nagesprongen zou zijn, als hij in het water was gevallen. Het besef dat er iemand is die jou zal naspringen, is de diepste en noodzakelijkste bevestiging. Wie dit mist, blijft vreemdeling in de mensenwereld.

Nooit heb ik de proef op de som genomen. Nooit ben ik in het water gesprongen om te checken of mijn vader mij nasprong. Dat was ook niet nodig, want ik wist het. Waardoor wist ik dat? Hoewel mijn vader daaromtrent nooit een intentieverklaring heeft afgelegd, wist ik het. Nauwelijks kan ik zeggen waardoor ik dat precies wist. Wist ik het door de blik waarmee hij me nu en dan aankeek? Wist ik het door de optelsom van alle zorg en zorgjes voor mij? Wist ik het door een intuïtief verstaan van zijn inborst? In bepaalde kringen is men niet kwistig met het etaleren van de liefde. Ik heb dat indertijd zelf ervaren met mensen uit het milieu van de boeren. Een 'ik houd van jou' kwam zelden of nooit over hun lippen. Desondanks wisten hun kinderen dat ze er helemaal bij hoorden. En dat besef leek me in deze kringen vaak sterker aanwezig dan bij kinderen uit de grote stad. Kinderen uit het boerenmilieu hadden (en hebben) ergens diep in zich een grote kracht, hoewel affectieve genuanceerdheid grosso modo niet hun sterkste kant is. Intuïtief hebben die kinderen verstaan dat zij alles betekenen voor hun ouders. Daarbij heb ik wel een kanttekening. In boerengezinnen 'wisten' de kinderen dat iemand hen zou naspringen, maar tegelijk was het daar vanzelfsprekend dat je moest zijn zoals dat in de boerenstand gewenst was. Er heerste bij de ouders dan ook een bezitsdrang ten aanzien van de kinderen. Een drang die misschien gevoed werd door de materiële en culturele basis van de boeren: het bezit van grond, van territorium.

De optimale bevestiging

Het ondergaan van andermans vertedering over jou is de grootste bevestiging die je ten deel kan vallen. Alles wat je bent en voelt mag er dan zijn en gevoeld worden. Je gaat van binnen open voor jezelf en je ervaart een veel diepere diepte dan tevoren. Nu smelten innerlijke barricades waarachter tranen, angsten en verlangens verborgen gingen. Je huilt misschien lang verborgen tranen. Er is nu geen gêne bij jou over om het even wat. Je bent open voor jezelf en voor de ander. Er valt dan veel van je af dat je nu als on-eigenlijk herkent, zoals gehaastheid, gretigheid, behoefte aan erkenning en status, heimelijke en aperte agressie, zucht tot gelijk krijgen en domineren. Nu ervaar je jezelf zoals je in diepste wezen wenste te zijn.

Alledaagse vormen van bevestiging

Terruwe schreef vooral over bevestigd gedrag in de alledaagse omgang met elkaar. Dat gebeurt dan niet door grote gebaren, maar door de kleine oprechte gebaren. Niet door de grote cadeaus, maar door de blik die de ander ruimte geeft om te zijn wie hij is; door de vanzelfsprekende aandacht van de ander voor jouw kleine en verborgen noden. In deze bejegening ervaar je dat je de moeite waard bent, dat je mag zijn wie je bent.

Het werkelijk aanwezig zijn bij de ander is bevestigend. Wanneer je samen met een ander een bepaalde (kleine) ruimte deelt, bijvoorbeeld samen in de kamer zit, kan de ander jou op een heel elementaire wijze affectief erkennen en miskennen. Hij miskent je affectief als je merkt dat je op dit moment niet voor hem bestaat. Als hij, bijvoorbeeld, helemaal in beslag wordt genomen door zijn eigen gedachten, door zijn plannen voor morgen, door zijn sores met zijn baan, met de belasting, of met wat dan ook. Dan zit hij opgesloten in zijn hoofd en van zijn levende lichaam gaat niets uit dat er blijk van geeft dat hij voelt dat jij bij hem zit. Jij bent lucht voor hem. Nog erger is het als je merkt dat jouw aanwezigheid hem irriteert. (Is dit afwezig zijn niet een veelgehoorde klacht bij het stranden van een huwelijk?) Zodra hij opveert, zucht, rondkijkt, zich ontspant, even glimlacht, kortom, er blijk van geeft dat hij dit-hier-en-nu bij jou als iets aangenaams ondergaat, is hij aanwezig. Dan ben jij de moeite waard om bij aanwezig te zijn. Het niet-werkelijk-aanwezig zijn is een miskenning van de ander.

Heel miskennend en naar is het als de ander voortdurend bezorgd is over de vraag hoe hij zal overkomen bij jou. Dan voel je dat hij zelf om bevestiging zit te hunkeren. Dan *zuigt* hij. Soms kan hij jou dan helemaal leegzuigen.

Belangrijk in deze bevestiging door aanwezigheid is de blik die nu en dan naar de ander toegaat. Is het een blik die de ander ruimte geeft om te zijn wie hij is? Dat is dus het tegenovergestelde van de blik die de ander deze ruimte ontneemt, de blik waarin het *ik* van de kijker domineert. Een blik die helaas in onze ego-profileercultuur royaal aanwezig is.

Er is ook een argeloze bevestiging. Daarmee bedoel ik allerhande ogenschijnlijk te veronachtzamen gedragingen in het dagelijkse leven die bevestigend (kunnen) werken, zoals het glunderend herkend worden, het joviale gebaar waarmee je wordt begroet, het knipoogje naar jou alleen, de warme handdruk, het kneepje in je wang. Het zijn begroetingsrituelen die de conventie verre overstijgen doordat zij een (oprechte) affectieve lading hebben. Deze argeloze bevestiging heeft vooral daardoor charme en kracht, dat zij spontaan en pretentieloos is.

Expliciete bevestiging noem ik het bevestigend gedrag dat voortkomt uit het onderkennen van behoefte daaraan bij de ander. Dat onderkennen hoeft niet bewust te zijn en mag zeker niet leiden tot een doelbewust gaan 'bevestigen', want dat is geen bevestigen. Geliefden hebben over en weer veel behoefte aan expliciete bevestiging. Ouders voelen die behoefte vaak opkomen tegenover hun kind. Binnen een goede relatie wordt die behoefte gevoeld als de ander in de put zit, als hij leed te verwerken heeft, als hij door iemand gekwetst is. Dan spreek je, bijvoorbeeld, met een wat zachtere stem dan anders en daarmee maak je voelbaar dat je meer bij hem bent, dat hij de moeite waard is, ook en vooral gedurende deze nare periode. Vaak leg je dan ook een hand op de ander omdat de concrete aanraking meer dan wat ook uitdrukt dat je de ander mag. Deze vorm van expliciete bevestiging heeft de lijdende ook nodig.

De diepste expliciete bevestiging wordt mogelijk in de koesterende of vertederende aanraking door de ander. Niets raakt ons zo diep en zo onontkoombaar als het aangeraakt worden op het eigen lichaam door andermans koesterende hand, door andermans omhelzing.

In de haptonomie wordt erop gewezen dat je iemand ook louter verstandelijk kunt bevestigen; dat de bevestiging niet uitsluitend een gevoelslading hoeft te hebben. Wanneer een volwassene of een aankomend volwassene voor zijn werk een zakelijk schriftelijk compliment krijgt, kan dat ook bestaan-bevestigend werken. Inderdaad, dat kan als de gecomplimenteerde reeds affectief voldoende is uitgegroeid. Daarbij moet wel een kanttekening worden gemaakt. Het compliment moet dan niet ervaren worden als een compliment voor zijn prestatie, maar als een compliment aan degene die hij is, als een compliment aan zijn persoon.

Bevestiging kan ook plaatsvinden als een ander je confronteert met je nare gedrag, waarvan hier twee voorbeelden.

Als inspecteur van de lerarenopleiding heb ik meer dan duizend colleges en lessen bijgewoond op onderwijsinstellingen. Tijdens al die lessen heb ik maar één keer een leraar zien kwaad worden. Hij was neerlandicus en moest optreden als leider van een discussie door een groep studenten over feminisme (we schrijven 1985). Al spoedig raakte de hele groep verhit. De dames bleken hartstochtelijk vóór te zijn en de heren even hartstochtelijk tegen. Er werd niet of nauwelijks geluisterd naar constateringen en argumenten van de tegenstanders. De argumenten en datgene wat daarvoor moest doorgaan werden voortdurend herhaald, met toenemende stemverheffing. Er werd gescholden. De leraar maande de studenten om naar elkaar te luisteren, maar kreeg geen voet aan de grond. Dan plotseling springt hij uit zijn vel. 'Wat denken jullie wel, snotneuzen', roept hij, 'als kippen zonder kop zijn jullie aan het kletsen... Alsof het om een spelletje ping-pong gaat... Als een stelletje onnozelaars... Niemand van jullie schijnt in de gaten hebben dat het gaat om een van de kostbaarste zaken in het leven... om de verhouding tussen man en vrouw...' De studenten zijn muisstil. Hij, de meest geliefde, altijd hartelijke leraar van de school, springt hier uit zijn vel. Niemand sputtert. Niemand roert zich. Alle studenten blijken tot inkeer te zijn gekomen. Na een poos komt ook de leraar tot kalmte. Dan zegt hij enkele gedichten op van Leo Vroman. 'De enige dichter die over zijn eigen vrouw dicht', zegt hij. Hij schudt die gedichten uit zijn mouw.

Na afloop van deze sessie kijken de studenten ingetogen. Er heerst een lichte gêne onder hen. Zij lijken mij plotseling meer volwassen. Zij kijken elkaar zo ook aan. Alle agressie naar elkaar toe is verdwenen. Stil en rustig verlaten zij het lokaal. Twee van hen talmen en keren terug op hun schreden om de leraar hun excuses aan te bieden... en te bedanken!

Voor mij was dit een van de vruchtbaarste gebeurtenissen die ik op een opleiding mocht meemaken. Buitengewoon vruchtbaar, omdat studenten plotseling te ervaren kregen wie zij waren, plotseling door een confrontatie met hun infantiele gedrag werden verwezen naar een diepere laag van hun persoon. Die diepere laag werd hun aangereikt doordat een volwassen, oprecht en hartelijk mens zijn gezicht eens liet zien *en daarmee de studenten voor vol aanzag.*

In de haptonomie wordt aan de confrontatie met jezelf bij onheus gedrag een grote rol toegekend. Kwaad worden mag daar. Kwaad worden binnen een opvoedingsrelatie wordt daar zelfs toegejuicht, mits het aan een aantal voorwaarden voldoet:

- het heeft betrekking op moreel laakbaar gedrag of op een miskennen van de eigen grenzen van de leerling/opvoedeling;
- het kwaad zijn is oprecht en wordt niet gespeeld omwille van effect;
- het kwaad zijn komt niet voort uit gekwetst zijn;
- het kwaad zijn is consumeerbaar voor de ander op wie het zich richt. Kwaad worden op een baby valt niet te consumeren. Het veronderstelt een besef van verantwoordelijkheid bij de ander;
- de relatie met de opvoedeling is goed. Zo'n confrontatie kan bevestigend zijn, zoals de verhaalde gebeurtenis laat zien.

Thuisgekomen zegt Vermegen tegen zijn vrouw dat hij een rotdag had en onmiddellijk daarna neemt hij de machohouding aan en zegt dat het hem toch niets kan schelen en dat ze het maar uitzoeken. Zijn vrouw zegt dan dat hij er zo ongelukkig uitziet.
Hij: 'Ik ongelukkig?'
Zij: 'Ja, ik zie het aan je. Wat is er gebeurd?'
Hij: 'Oh, allemaal vegen ze hun eigen winkeltje schoon, maar ik trek me daar niets van aan.'
Zij: 'Maar je bent er wel ongelukkig mee.'
En ze kijkt hem zo aan, dat hij zijn blik moet afwenden, want alle rottigheid stijgt naar zijn traanklieren. Ik ga hier niet zitten grienen, denkt hij. Dan gaat zij naast hem zitten en legt haar hand op de zijne en dan gaat Vermegen van de kaart. Het is niet te stoppen. Hij huilt als een kind. 'Toe, huil maar', zegt zij. Na de grienpartij is er heel wat veranderd in hem. Zijn agressie is foetsie. Hij voelt zich rustig en mild.
Uit het effect bij Vermegen blijkt dat het een bevestigend gebeuren was.

Bevestiging kan ook geboden worden *in het toekennen van taken* of het verzoeken om iets te doen. Wanneer (tactvol) de ontvankelijkheid en het vermogen van de ander goed is aangevoeld, kan het toekennen van een taak bevestigend werken, mits de taak verstaan wordt als erkenning van kwaliteit. Hierbij moet ik dan dezelfde kanttekeningen maken als bij de verstandelijke bevestiging. De toekenning moet dan niet ervaren worden als een compliment voor iemands prestatievermogen, maar als een compliment aan degene die hij is, als een compliment aan zijn persoon.

12
Tederheid binnen menselijke relaties

Enkele opmerkingen vooraf

Tederheid is een vrij zeldzaam verschijnsel. En wanneer we ooit vertederd zijn, is het meestal maar voor enkele momenten. Over die momenten schrijf ik in dit hoofdstuk. Over de aard van die momenten, maar ook over hun betekenis. Dan zal blijken dat het vertederd contact een optimum is in het intermenselijke contact en dat het een optimum aan bevestiging biedt. Daarmee is het voor de haptonomie een belangrijk verschijnsel, dat ik dan ook zorgvuldig en zo herkenbaar mogelijk wil beschrijven.

Voor dit beschrijven van de tederheid wil ik mij zo zuiver mogelijk inleven in die gemoedstoestand, om te verwoorden wat ik dan aantref. Ik wil niet verwoorden wat ik bedenk, maar wat ik aantref. Dat doe ik aan de hand van gedragingen die voor mij evident bij teder gedrag horen. En dan hoop ik het een en ander zo te beschrijven dat iedereen die tederheid heeft ervaren, in die beschrijving zijn tederheid herkent. Door zo te schrijven denk ik te ontkomen aan een louter persoonlijke, subjectieve interpretatie van die gedragingen.

De eerste paragraaf poogt te vinden wat we tederheid noemen.

De tweede paragraaf beschrijft wat de tederheid teweegbrengt in degene die vertederd is.

In de derde paragraaf wordt nagegaan hoe iemand andermans vertedering over hem ondergaat en welke betekenis dit voor hem heeft.

De vierde paragraaf handelt over wat de tederheid doet bij wederzijdse vertedering.

Ten slotte wordt in de vijfde paragraaf het imiteren van vertedering besproken en het effect daarvan op degene die dat over zich heen krijgt.

Helaas is er een probleem voor de lezer. Er wordt vaak gesproken over de vertederde en over de vertederende. Die woorden lijken veel op elkaar, maar moeten telkens goed onderscheiden worden. Dat is niet gemakkelijk. Ook ik moest, al typend dit relaas, voortdurend opletten om er het juiste woord neer te zetten.

12.1   Op zoek naar de aard van de tederheid

Over het spreken in verkleinwoordjes

Het is opvallend dat de vertederde vaak over de vertederende spreekt in verkleinwoordjes. Hij noemt de vertederende dan meisje of manneke. Die verkleinwoordjes worden niet alleen gebruikt tegenover baby's en peuters, maar evengoed als er vertedering is over een man met handen als kolenschoppen. Je zou kunnen zeggen dat de vertederde in gedachten de vertederende verkleint. Verkleint hij uit minachting? Verkleinen uit minachting komt vaak voor, maar in vertedering lijkt mij het verkleinen uit minachting apert uitgesloten. Waarom wordt er dan verkleind? Op die vraag zullen we een antwoord moeten vinden.

Jong leven roept gemakkelijk vertedering op. De baby, het jonge poesje en het veulen zijn immers bij uitstek het vertederende voor ons. Echter: ook het extreme tegenovergestelde is het geval. Wekt ook het hoogbejaarde, broze grootmoedertje niet gemakkelijk vertedering? Wat hebben baby en hoogbejaarde gemeenschappelijk, dat zij beiden zo licht vertedering oproepen? Is dat niet hun beider kwetsbaarheid?

Wat bedoelen we dan met dat woord kwetsbaarheid? Als de startmotor van mijn auto het vaak laat afweten, zeg ik dat dit mechaniek kwetsbaar is. Maar in die context klinkt het woord kwetsbaar anders dan wanneer we het gebruiken ten aanzien van het broze oude dametje. Dan klinkt er deernis en vertedering in mee. Klinkt dat mee omdat hier het woord kwetsbaar gebruikt wordt ten aanzien van mensen? Dat blijkt niet zonder meer zo te zijn, want wanneer de arts zegt dat bij jou de lever het kwetsbare orgaan is, hoeft er geen vertedering in mee te klinken.

Vaak wekt een defect mechaniekje bij de mens eerder het tegenovergestelde van vertedering op. Wie scheel kijkt, kreupel is of stottert, is daarmee immers vaak een mikpunt voor spot. Heeft het woord kwetsbaarheid misschien die tedere klank als het geen uitwendige handicap betreft, maar betrekking heeft op iemands innerlijke gesteldheid? Ook dat blijkt niet zonder meer het geval te zijn. Zo wordt degene die geen 'nee' kan zeggen vaak opgezadeld met de nare karweitjes. Zijn innerlijke handicap wordt dan beslist niet ervaren als vertederende kwetsbaarheid. In het maatschappelijke leven is iemand die niet opgewassen is tegen psychisch geweld vaak degene die wordt weggedrukt en miskend. Op menige vergadering krijgt diegene gelijk, die de ander met een superieur gezicht negeert. Wie de brute kracht heeft de ander zo weg te honen, wint vaak het pleidooi. Zodat we blijven zitten met de vraag: wanneer of waardoor krijgt het woord kwetsbaarheid zijn tedere klank?

Over de voorzichtigheid in de gebaren

Het lijkt me evident dat de vertederde in zijn gebaren een zekere voorzichtigheid aan de dag legt, bijvoorbeeld de vertederende voorzichtig oppakt. Maar wat voor soort voorzichtigheid is dit? Ik vraag me dit af omdat niet alle voorzichtigheid een teder karakter heeft. Als ik voorzichtig de tank van mijn auto vul met benzine om niet te morsen, herken ik in deze voorzichtigheid geen tederheid. Wat is het verschil tussen de ene voorzichtigheid en de andere? Als je voorzichtig bent met benzine, komt die voorzichtigheid voort uit de wetenschap dat knoeien de auto bevuilt, geld kost en gevaarlijk is. Het gaat erom je auto schoon te houden, je portemonnee te ontzien en rampen te voorkomen. De benzine zelf, waar je zo voorzichtig mee omspringt, zal je eigenlijk worst wezen. En daarmee kan ons iets opvallen. Bij het voorzichtig gieten van de benzine ben je niet voorzichtig omwille van de 'benzine-zelf', terwijl je in de tedere voorzichtigheid wel voorzichtig bent omwille van de 'vertederende-zelf'. De vertederende-zelf is voor jou van grote waarde. Op het moment van vertedering is hij je dierbaar. Daarmee wordt duidelijk wanneer het woord kwetsbaarheid een tedere klank krijgt. We kunnen nu zelfs een belangrijk element verwoorden van de gemoedsaandoening die we tederheid noemen: tederheid *is* het ervaren van de kwetsbaarheid van de geliefde.

Deze formulering kan gemakkelijk verkeerd verstaan worden. Je zou namelijk kunnen veronderstellen dat er éérst kwetsbaarheid wordt ervaren en daarna liefde, of eerst liefde en daarna kwetsbaarheid. Maar zo is het niet. Er is helemaal geen éérst en daarna. Tederheid is dat alles in één. Dat is tegelijk het ervaren van kwetsbaarheid en tegelijk het ervaren van liefde. Juist omdat hij je lief is, ervaar je kwetsbaarheid aan hem; en juist omdat je aan hem kwetsbaarheid ervaart, ervaar je dat je hem lief hebt. De exacte formulering lijkt me dan ook: de gemoedsaandoening die we met het woord tederheid aanduiden, is het ervaren van de kwetsbare geliefde.

Is het niet in strijd met ons alledaagse denken, dat we deze waarde van de ander voor ons pas ervaren door zijn kwetsbaarheid? Ons alledaagse denken zegt veeleer dat we andermans waarde ervaren in diens *positieve* kwaliteiten, in kracht, intelligentie, maatschappelijke en sportieve prestaties. Zo denkt ons alledaagse denken. Maar wanneer we even op ons eigen alledaagse ervaren letten, zullen we ontdekken dat het altijd andermans kwetsbaarheid is, die hem nabij brengt en hem dierbaar maakt. Kracht, intelligentie en prestaties dwingen ons (verstandelijk gefundeerde) respect af, maar kwetsbaarheid opent ons gemoed en brengt warmte, nabijheid en liefde. Een vrouw van volmaakte schoonheid ervaren we in een zekere afstandelijkheid; gemoedsnabijheid is er pas als je ontdekt dat ze kwetsbaar is, bijvoorbeeld verlegen is of zich eenzaam voelt. De gast die alles weigert wat je hem aanbiedt (koffie, frisdrank, koekje, borreltje) is hoogst ongezellig. Gezellig is degene die ronduit geniet van wat je hem aanbiedt; hij toont behoeften, kwetsbaarheid. Nog gezelliger is de gast die van jouw aanwezigheid geniet en daarmee behoefte aan jou toont.

Er heeft een verkeersongeluk plaatsgevonden en je ziet een man ernstig gewond op straat liggen. Als je gemoed dan zijn kwetsbaarheid ervaart, kan het gebeuren dat je naar de wildvreemde man toe gaat, bij hem neerknielt, zijn hand vasthoudt, zijn gelaat streelt. Een wildvreemde man. In normale omstandigheden denkt geen haar op je hoofd eraan om een wildvreemde te gaan strelen. Maar nu, nu je je geconfronteerd voelt met kwetsbaarheid, is hij je plotseling zo nabij, zo intiem, dat alle gêne van je afvalt. Ook van zijn kant is er geen gêne; hij ondergaat jouw vertedering als weldaad. Op dat moment ben je elkaars *naaste*, dankzij de kwetsbaarheid. Mijn naaste is niet zomaar de man die naast mij woont. Evenmin zijn alle mensen mijn naasten. De naaste is degene wiens kwetsbaarheid ik onderga.

Gij zult uw naaste lief hebben als uzelf. Inderdaad; dat zal ik, en dat zal iedereen. Zodra wij de ander in diens kwetsbaarheid als naaste herkennen, zullen wij hem vanzelf beminnen. Het gebod klinkt nu niet meer als een imperatief, maar als een constatering van iets in onze menselijke aard. Precies zoals het geval is bij de uitspraken *gij zult ademhalen* en *gij zult ooit sterven*. De interpretatie van de uitspraak over de naastenliefde als imperatief heeft in onze cultuur veel imitatie van de liefde en veel zelfgenoegzaamheid voortgebracht.

Over het omhullende en koesterende van het tedere gebaar

Ook is het evident dat het tedere gebaar een omhullend, beschuttend en koesterend karakter heeft. Wat is dat, omhullen? Van Dale zegt dat omhullen 'aan alle kanten bedekken' is, en dat zien we niet in het tedere gebaar: we laten ten minste de mond van de vertederende vrij om hem te laten ademen. Desondanks ervaar ik het gebaar van de vertederde als omhullend. De hand van de vertederde zou inderdaad de vertederende helemaal willen omvatten, maar is daar te klein voor.

Wat zegt de ervaring van deze intentie van de vertederde tot omhullen? Zegt die niet dat de vertederde hiermee de vertederende wil beschermen voor alle van buitenaf komende onheil? Doet deze intentie tot omhullen de vertederde in verkleinwoordjes spreken? Het lijkt mij – en dit is dan het uitgestelde antwoord op de vraag omtrent het gebruik van verkleinwoordjes – dat er door de vertederde in verkleinwoordjes wordt gesproken omdat hij de vertederende ervaart als kwetsbaar en daarbij de neiging voelt om hem beschuttend te omhullen.

Op het eerste gezicht heeft koesteren misschien eenzelfde zin als het beschutten en omhullen. Toch zegt het koesteren iets anders. Het jonge plantje in de tuin wordt gekoesterd. Dan krijgt het een plaats waar het voldoende zon krijgt en water en waar het goede aarde heeft. Terwijl het omhullen het kwetsbare wil beschermen tegen gevaren van buitenaf, richt het koesteren zich op het innerlijk van het kwetsbare, om dat innerlijk te doen ontluiken en te sterken. Koestering appelleert aan de innerlijke groeikracht. Heeft het koesterende gebaar waarmee de baby wordt benaderd niet duidelijk deze intentie: *dat hij mag blijven en groot worden en gelukkig*?

Maar wat wil de koestering dan wekken in de oude man over wie we vertederd zijn? Wat wil de koestering wekken in de doodzieke? Ook bij de doodzieke wil de tederheid wekken: dat hij het leed zal kunnen dragen, dat hij innerlijk niet ten onder gaat, zijn innerlijke glorie niet zal verliezen. Ook bij de doodzieke appelleert de koesterende tederheid aan innerlijk leven.

Over de acceptatie van alle defecten

Als je vertederd bent over je baby, deren diens vieze luiers je niet, evenmin als zijn snotneusje. Hoezeer moeders ook blij zijn als het kind zindelijk geworden is en de luierperiode achter de rug is, toch weet ik dat menig moeder vaak met enige weemoed terugdenkt aan de periode dat de behoeftigheid en kwetsbaarheid zo volledig en apert waren en daarmee de liefde zo volledig en vanzelfsprekend genoten werd. In vertedering deert de vieze luier niet, evenmin het slechte gebit of welke tekortkoming dan ook. In de alledaagse omgang met mensen kunnen we danig geïrriteerd raken door andermans gedragingen (vooral van diegenen die ons eigenlijk dierbaar zijn!), zoals door smakken met de lippen, trommelen met de vingers, enzovoort. Maar als je vertederd bent over iemand mag hij smakken; zelfs zijn slechte adem deert je dan niet. De vertederde verdraagt alles van de vertederende. Verdragen is niet eens het goede woord. Alles van de vertederende is hem welkom. Ieder defect van de vertederende wordt voor de ervaring van de vertederde *getransformeerd tot kwetsbaarheid*.
De vertederende is op het moment van vertedering van een alles overspoelende waarde. Niet alleen de feitelijk aanwezige gebreken worden nu ervaren als kwetsbaarheid, maar er is ook een bereidheid om op voorhand alle misdragingen van de vertederende te accepteren. Nu ervaar je: ook als hij, de vertederende, een moord zou begaan, dan zal ik hem niet laten vallen. De bodem waaruit wandaden zouden voortkomen wordt nu getransformeerd tot kwetsbaarheid en dat versterkt de band met hem – hierdoor is voor menig ouder de zoon in de gevangenis hem het dierbaarst van al zijn kinderen.
De vertederende wordt op het moment van vertedering geheel geaccepteerd zoals hij is en op voorhand wordt alles geaccepteerd wat hij ooit zal zijn en doen. Alles, ook eventuele grove wandaden. Met welk woord kunnen we dan de bejegening van de vertederende omschrijven? Volstaat het met te zeggen dat we hem aardig vinden? Dat we hem heel lief vinden? Dekken deze woorden het gegeven dat we op voorhand *alles* van hem accepteren? Hoe vreemd het ook moge klinken: er zijn voor mij maar twee woorden die dit *alles accepteren* dekken. Dat zijn de woorden grenzeloos en oneindig. Op het moment van vertedering is de vertederende voor ons van oneindige waarde.

Ook ik ben verbaasd over deze overigens logische conclusie. Gelukkig vind ik bijval voor dit gebruik van het woord oneindig. Bijvoorbeeld bij de Litouws-Franse filosoof Emmanuel Levinas. Hij schrijft dat het menselijk gelaat ons oneindigheid openbaart.

Hoe moeten we hier dat woord oneindigheid verstaan? Niet in mathematische zin. Deze oneindigheid is niet een lijn zonder einde. Het woord oneindig wil hier twee dingen zeggen. Ten eerste: nooit kan ik uitputtend ervaren wat de ander *is*, en zeker kan ik hem nooit uitputtend verwoorden. Ten tweede: de betekenis die de ander heeft voor mij kent geen grenzen.

Zien we elk moment oneindigheid in het menselijk gelaat? Ik moet opbiechten dat dit bij mij niet het geval is. Die oneindigheid is er voor mij alleen maar als de ander mij als dierbaar-kwetsbare verschijnt.

Nogmaals de kwetsbaarheid

Het woord kwetsbaarheid zal in dit boek nog vaak voorkomen. Juist op cruciale plaatsen in de tekst, precies zoals hier. Nu hebben we gezien dat het andermans kwetsbaarheid is die hem beminnelijk maakt. Elders zal zichtbaar worden dat de maat van onze liefde en van ons geluk mede bepaald wordt door het besef van onze eigen kwetsbaarheid. Zowel het een als het ander vraagt een goed begrip van de betekenis van de kwetsbaarheid. Dat meen ik al te kunnen illustreren met een enkel voorbeeld.

Wie heel lang dorst heeft geleden zal, als geen ander, genieten van het glas water dat hem wordt aangereikt. Het dorsten naar water legt kwetsbaarheid bloot. Dat dorsten is niet het genieten. Evenmin is het ervaren of beseffen van je kwetsbaarheid een genieten. Maar wel zul je juist door het lange dorsten het glas water als iets verrukkelijks ondergaan. Nooit in je leven zul je zo genieten van een glas water als nu. De kwetsbaarheid is geen genieten. Maar naarmate je besef van kwetsbaarheid toeneemt, zal al het goede pas werkelijk genoten worden. Het echtpaar dat ik in hoofdstuk 2 ten tonele voerde illustreerde dit. Zij waren door een oceaan van leed gegaan en hadden daarmee hun kwetsbaarheid tot op de bodem leren kennen. Daardoor konden zij volkomen tevreden en gelukkig zijn met een glimlach en een zonnestraal.

De ervaring die we tederheid noemen

Ik meen dat het een en ander zichtbaar heeft gemaakt welke specifieke ervaring we tederheid noemen. Als ik mijn ervaring van tederheid aftast, kom ik niets meer tegen wat niet gezegd is. Rest mij dan om alle gevonden elementen op te noemen die tezamen weergeven welke gemoedsgesteldheid we tederheid noemen. Het benoemen van al deze elementen berust op een rationeel onderscheiden, maar deze elementen vormen in de tederheid een eenheid.

- Het woord tederheid duidt op een gemoedsaandoening
- waarin de ander wordt ervaren als kwetsbaar-geliefde
- van oneindige waarde.

• Inherent hieraan wordt de behoefte ervaren om hem te omhullen tegen gevaren en hem te koesteren tot verdere ontplooiing.

Hiermee is, naar ik hoop exact en voor velen herkenbaar, de gemoedsaandoening verwoord die we aanduiden met het woord tederheid. Maar daarmee is lang niet alles gezegd over de uitwerking van die gemoedsaandoening in de vertederde. Daarover handelt de volgende paragraaf, deels ter aanvulling, maar ook deels ter ondersteuning van wat er gezegd is over de aard van datgene wat we tederheid noemen.

12.2 Het gedrag van degene die vertederd is

De ene vertedering is de andere niet. Soms immers is het een vluchtige vertedering over een toevallige passant op straat, soms vertedering over je levenspartner of over je baby. In beide gevallen is er kwetsbaarheid ervaren, maar alleen in het tweede geval kan de tederheid zich ontvouwen en gedragingen voortbrengen die eigen zijn aan een vertederde omgang met de vertederende. Over dat gedrag van de vertederde wordt hier geschreven.

Een perfecte adaptatie aan de vertederende

In vertedering ben je perfect geadapteerd aan de vertederende. Wanneer de moeder vertederd is over haar baby, lacht ze hem toe, streelt en knuffelt hem, zegt malle woordjes als honneponneke en schatteboutje. Zij zingt een liedje, zij speelt een spelletje waar is-ie dan... De baby van zijn kant lacht, spartelt, kraait en produceert wat spuug op zijn mondje. Dat is al heel wat, maar toch blijft dit weerwoord beperkt. Geen moeder echter is door die beperking van slag. Geen moeder klaagt erover dat de baby zo weinig teruggeeft en geen complimentjes maakt over haar fraaie kapsel. Zij verkeert volledig met de baby binnen een gemeenschappelijk wereldje, waarin de communicatie bepaald wordt door het vermogen van de zwakste. Niemand voelt zich binnen de tedere communicatie tekortgedaan wanneer hij niet overeenkomstig zijn graad van rijpheid, ontwikkeling en status communiceert. In tederheid zijn we geadapteerd, aangepast aan de vertederende.

Tederheid is vaak omgeven met fluisterzachte stilte omdat de kwetsbaarheid van de vertederende geen harde geluiden verdraagt. Vaak is dat zo, maar niet altijd, want je kunt in vertedering ook een liedje zingen en jubelen. Maar nooit hoeft de vertederde erover na te denken of hij nu moet praten, beter kan zwijgen, een liedje zingen of jubelen. Spontaan doet hij wat op dit moment de vertederende kan ontvangen en het meest tot bloei brengt.

Vertederd spreek je vanzelf een taal die de vertederende verstaat. Je spreekt geen enkel moeilijk woord. Je zegt niet: jij bent mijn ultieme goed, maar je zegt: lieveling. Moeilij-

ke woorden komen niet eens in je op. Je taal is simpel. Nooit hoef je een gedachte opnieuw te formuleren omdat de vertederende je woorden niet begrijpt. Ragfijn voel je nu
wat de ander verstaat en je laat je nu vanzelf leiden door dat gevoel. Er is ook geen reflectie op je eigen taalgebruik om de dingen keurig te zeggen. Prestige en status spelen nu
geen rol. Wanneer jij en de vertederende in eenzelfde dialect zijn opgegroeid, spreek je
vaak dat dialect en geen ABN. (Ervaren we ons dialect, onze moerstaal, niet als een taal
met grotere intimiteit?)

Er wordt vanuit vertedering nooit over onbenulligheden gesproken; nooit over het
weer, nooit over de politiek, nooit over het verloop van de vergadering, nooit over de
bankrekening, nooit over het beschadigde meubilair. De vertederde spreekt over zaken
die op het moment van vertedering vanzelf opkomen in zijn gemoed, en dat zijn de zaken waarin de vertederde op dit moment de kwetsbare kan koesteren. De antenne van
de vertederde onderkent die op dit moment nauwkeurig. Hij zegt dan, bijvoorbeeld,
dat hij wel weet dat de vertederende het zo niet bedoelde toen hij uitviel tegen zijn vader; dat hij begrijpt dat het mislukken van het tentamen hem drukt; dat de verbroken
vriendschap pijn doet. Naar gespreksonderwerpen hoeft de vertederde niet te zoeken,
want ook daarin is hij geadapteerd aan de vertederende.

Nooit spreek je zo'n zuivere taal die zoveel zegt en zo goed aankomt bij de ander als in
vertedering over hem. Dan hoef je ook nooit naar woorden te zoeken. Nooit sta je dan
met de mond vol tanden. Evenmin hoef je dan ooit woorden in te slikken, want er
komt niets anders in je op dan wat op dit moment de ander zal verrijken en goed zal
doen.

Vader wandelde, hand in hand, met zijn vierjarig zoontje over het landweggetje. Hij zag
een kiezelsteentje liggen. Had vader alleen gewandeld, dan was hij doorgelopen; misschien had hij dan niet eens dat kiezelsteentje gezien. Maar nu, in vertedering over zijn
zoontje, verkeerde hij in een *gemeenschappelijk panorama* (Binswanger) met zijn zoontje
en keek hij met de ogen van zijn zoontje. Nu zag hij hoe mooi dat steentje was. Nu
stond hij stil, raapte het op en gaf het aan zijn zoontje. 'Kijk eens, wat een mooi steentje', zei hij. Het kind keek vol oprechte bewondering en zei dat hij het meenam om
thuis aan moeder te laten zien.

In vertedering zien we wat de ander goed doet; herkennen we wat waardevol is voor
hem; wat zijn gemoed werkelijk zal verrijken. Ook als schoolmeester geeft mij dit veel te
denken.

Het strelen kan mislukken. Als iemand je te voorzichtig streelt, je slechts weifelend
raakt, te langzaam of te snel zijn hand beweegt, dan is die streling naar. Dan voel je je
misschien eerder gewreven of gekieteld dan gestreeld. Strelen is geen wrijven, zeker
geen zoeken naar oneffenheden in de huid. Strelen zoekt niets, maar is puur accentue-
ring van aanwezigheid bij de beminde die op dit moment openstaat om door jouw streling gekoesterd te worden tot innerlijke bloei. En zie: perfect is de hand vanzelf

geadapteerd aan de vertederende. Geen moment hoef je je af te vragen of je te hard drukt of te zacht, of je beweging te snel is of te langzaam.

Waarom streelt de vertederde? Waarom raakt hij de ander aan? Woorden kunnen je veel laten voelen, maar andermans blik geeft veel subtielere boodschappen en raakt je dieper. Het meest fundamenteel echter word je geraakt door de aanraking. Je eigen lichaam wordt dan aangeraakt en daarmee voel je het onontkoombaar. Een 'goede' aanraking raakt niet alleen jouw huid, maar jouw hele persoon. In de aanraking schuift de ander dan als het ware zijn bejegening in jouw ziel. Voor woorden is de pasgeborene nog niet ontvankelijk, maar wel voor de aanraking; iets wat elke moeder spontaan beseft. En ons hele leven lang zal de aanraking ons fundamenteel en onontkoombaar raken; dieper dan de woorden doen.

De vertederde streelt, omdat hij spontaan verstaat dat hij in het strelen geadapteerd is aan de behoefte van de vertederende op dit moment. 'Verstaat' is misschien reeds te veel gezegd. Er is geen enkel rationeel verstaan. Er is alleen de impuls vanuit het verstaan van het levende lichaam dat verstaat wat er moet gebeuren.

In vertedering ben je geheel bij de ander; in het hier-en-nu

Kijk je op het moment van vertedering over een ander even op je horloge om te zien hoe laat het is? Nee toch. Evenmin leg je even je oor te luisteren om te horen wie er thuiskomt of welke muziek je buurman speelt. Evenmin ben je nu geïrriteerd door het wapperende gordijn. Evenmin stoort het je dat de vuile borden nog op het aanrecht staan. Evenmin denk je aan de verplichtingen die je zo dadelijk moet nakomen. Je kapsel vraagt nu geen aandacht. Je denkt niet aan de geneugten of zorgen van morgen en evenmin aan die van het verleden. Dan ben je verlost van alle gehaastheid en dan maak je ook geen enkel gehaast gebaar. Zelfs het eventueel verjagen van een aanzoemende mug geschiedt nu met een getemperd gebaar. Er wordt evenmin gehaast gesproken. Er wordt niet gerend. Voor dat alles is er nu geen ruimte in je ziel, want je bent volledig bij de vertederende. Op het moment van vertedering ben je volledig in het hier-en-nu. Tijd en ruimte hebben dan hun dimensie verloren. Dan staat de tijd werkelijk stil.

Het ademen

In hoofdstuk 4 heb ik erop gewezen dat er een samenhang bestaat tussen je wijze van ademhalen en de toestand van je gemoed. Hier wil ik erop wijzen dat je lichaam de aard verstaat van de relatie die je hebt met de ander; veel beter dan jouw denken die relatie verstaat. Altijd weet je levende lichaam beter wat de ander in werkelijkheid voor jou betekent dan jouw denken. Je kunt menen dat je iemand aardig vindt, maar je lichaam weet vaak beter.

Wanneer je op straat een hoek omgaat en plotseling iemand ziet die door je levende lichaam als aardig wordt ervaren, is er, even plotseling en zonder het te beseffen, een diepe inademing; wordt iemand als onaardig ervaren, dan krijgt de uitademing een accent. Welnu, in vertedering is je ademhaling heel diep en ben je innerlijk heel rustig. En wanneer twee mensen vertederd zijn over elkaar, verloopt hun adembeweging synchroon.

De uitwendige verschijning van de vertederde

Je kunt ook zien dat iemand vertederd is, vooral aan zijn blik maar ook aan zijn gestalte. De blik van de vertederde is zacht; die blik pakt niet, maar verwijlt slechts in een pure overgave aan de vertederende. Dat wil niet zeggen dat de vertederde zichzelf verliest. Integendeel: hij is helemaal in die blik aanwezig. Je ziet dat niet slechts een soort bovenlaagje van de vertederde persoon kijkt, maar dat hij nu vanuit zijn diepste wezen kijkt. Deze blik verraadt dat hij nu helemaal bij de ander is, maar ook helemaal bij zichzelf. In een gezelschap is iemand die vertederd is de meest 'aanwezige'. Iedereen voelt vooral de aanwezigheid van de vertederde. Hij trekt ieders aandacht door zijn zachte kracht. Niemand gaat nu luid spreken. De vertederde straalt een bepaalde betrokkenheid uit op alles wat hem omringt, waardoor ook voor alle aanwezigen de mensen en dingen om hen heen een andere betekenis, een andere gevoelswaarde krijgen.
De vertederde heeft ook een bepaalde houding, die weliswaar niet exclusief is voor de vertederde, maar die je wel bij de vertederde aantreft. Zijn gestalte poneert zich niet nadrukkelijk: er zijn geen geklemde kaken, er is geen starre rechte rug, er zijn geen hoog opgetrokken schouders, er zijn geen achterwaarts gedrukte knieën en er is geen parmantige loop. Ook is een eventuele frons in het voorhoofd verdwenen of minder scherp. De huid glanst nu meer dan anders en de ademhaling verloopt diep en rustig.

De vertederde is optimaal zichzelf

Nooit ben je zo zacht-intens bij jezelf, in het diepste puntje van je ziel, als in vertedering om de ander. Nooit is er diepere rust in je zelf. Ook valt er dan heel wat van je af. Dan ken je geen gêne meer over welk gebaar dan ook. Dan is er geen gêne over je eventuele tranen. Dan is er geen behoefte aan status en aan uiterlijke perfectie. Het kan ook gebeuren dat de spulletjes waar je trots op bent, je mooie meubilair bijvoorbeeld, op het moment van vertedering hun waarde voor jou kwijt zijn. Zelfs je bankrekening interesseert je dan niet meer. Je bent dan teruggekeerd naar waarderingen die bij je eigenlijke, authentieke wezen horen.

12.3 De uitwerking van de vertedering op de vertederende

De optimale bevestiging

Je bent vertederd over je eigen vader, maar je weet dat hij de uitingen daarvan afwijst. Als je hem vertederd zou benaderen, zou hij zeggen: 'Doe asjeblief niet zo flauw.' Soms wordt iemand onder die bejegening zelfs agressief of slaat hij helemaal dicht. Over dit verschijnsel zal in dit boek nog het een en ander gezegd worden, maar hier wordt aandacht besteed aan het effect van de vertedering als de vertederende andermans vertedering wél in zich toelaat. Wat doet vertedering over jou als je die wél in je toelaat? Wat doet het als je voelt dat je voor de ander van oneindige waarde bent, precies zoals je bent, met al je goede en slechte eigenschappen? Is het niet duidelijk dat de tedere bejegening een optimale bevestiging mogelijk maakt?

Het ondergaan van vertedering is de grootste bevestiging die je ten deel kan vallen. Alles wat je bent en voelt mag er dan zijn en gevoeld worden. Je gaat van binnen open voor jezelf en je ervaart een veel diepere diepte dan tevoren. Nu smelten innerlijke barricades waarachter tranen, angsten en verlangens verborgen gingen. Je huilt misschien lang verborgen tranen. Er is nu geen gêne bij jou over om het even wat. Je bent open voor jezelf en voor de ander. Ook jij bent helemaal aanwezig en helemaal *transparant*. Er valt veel van je af dat je nu als oneigenlijk herkent, zoals gehaastheid, gretigheid, behoefte aan erkenning en status, heimelijke en aperte agressie, zucht tot gelijk krijgen en domineren. Nu ervaar je jezelf zoals je in diepste wezen wenste te zijn. Daarmee voert de ervaren vertedering tot authenticiteit. Je laat alle impulsen komen die komen en daardoor is ook je motoriek soepeler dan tevoren. Je voelt je geheel ontspannen. Je gebaren zijn nu vanzelfsprekend en maken transparant wie je in wezen bent. Ook je lachen is nu geheel transparant en komt vanuit een dieper punt.

Wanneer vrijelijk boven mag komen wat er uit jezelf voortkomt, heb je zelfvertrouwen. Eigenlijk is dit niet meer dan een andere benaming voor het laten komen van datgene wat er aan impulsen en gevoelens naar boven komt.

Calon (1952) schreef dat de psychische ontwikkeling van het kind ernstig wordt geschaad als het in zijn vroegste jeugd geen tederheid heeft ontvangen. De psychologie van het afwijkende kind kent er talrijke voorbeelden van, schreef hij. Dat is 'het kind dat nimmer iemand aankijkt, nimmer glimlacht, tenzij in het lustvolle beleven van zijn eigen lichaam. Wanneer het rondloopt blijken mensen niet anders gewaardeerd te worden dan als objecten die obstakels of hulpmiddelen zijn. Hun gevoelsleven is on-ontwikkeld, er is slechts een lust of onlust beleven...'

Terruwe (1962) radicaliseert, nuanceert en detailleert dit beeld op grond van haar ervaring als psychiater. Zij schrijft dat de hele affectieve ontwikkeling achterwege blijft wanneer het jonge kind in zijn allereerste levensperiode niet heeft kunnen groeien onder tedere bejegening. Volgens Terruwe volstaat een enkel teder gebaar niet. Het gaat volgens haar om een langere periode waarin het kind binnen tedere bejegening kan groeien.

Een voorwaarde

Je bent vertederd over je eigen vader, maar je weet dat hij de uitingen daarvan afwijst. Dan zegt hij dat je 'asjeblief niet zo flauw moet doen'. Soms wordt iemand onder die bejegening zelfs agressief, of slaat hij helemaal dicht. De tederheid kan dan niet worden toegelaten in het eigen gemoed door een verborgen mechanisme dat door vroegere ervaringen is ontstaan. Waarschijnlijk heeft hij als jong kind geen antwoord gekregen op zijn prille behoefte aan vertedering en heeft hij zich daarop uit zelfverdediging verhard, alsof hij de vertedering niet nodig heeft. Heden ten dage noemen we dat (diep) gefrustreerd zijn. Misschien is zijn verharding op latere leeftijd ontstaan, bijvoorbeeld doordat in zijn huwelijk diepe behoeften miskend werden. De diep gekwetste pantsert zich en toont geen kwetsbaarheid meer. Daarmee sluit hij ook voor zichzelf de diepte van zijn innerlijk af. Kijk je wat dieper, dan zie je dat hij eigenlijk zijn eigen leed negeert. Er zijn nog veel meer omstandigheden die tot pantsering leiden. Wie zich intens toelegt op het leveren van prestaties kan daarmee gemakkelijk zijn diepere behoeften negeren en zichzelf frustreren. Dat geldt zowel voor het leveren van maatschappelijke prestaties als voor sociale, intermenselijke prestaties. Wie meent dat hij erotisch/seksueel moet presteren, gaat voorbij aan diepere behoeften en gaat zichzelf diep frustreren.

12.4 De communicatie binnen wederzijdse vertedering

Wekken van leven

De communicatie tussen moeder en baby heeft een bijna louter affectieve inhoud. Moeder spreekt wel woordjes (honneponneke, schatteboutje) waarop de baby niet reageert met woorden maar eventueel met lachen of kraaien. De vertederde moeder heeft daar genoeg aan. Zij verkeert volledig met de baby binnen een gemeenschappelijk wereldje waarin de communicatie bepaald wordt door de zwakste. Het gedrag van de moeder is een wekkend gedrag. Haar gebaren en spelletjes wekken leven in het kind; appelleren aan zijn innerlijk en aan zijn vitaliteit.
De communicatie tussen oudere mensen die vertederd zijn over elkaar brengt een ander gedrag voort.

Catharsis en ontgrenzing

Een teder contact tussen grote mensen heeft andere mogelijkheden en andere elementen. Daar kan gepraat worden. Ja zelfs: nu kan er álles gezegd worden. Dat wat je vorige week verzweeg en niet uitpraatte, kan nu met het grootste gemak wél gezegd worden. Vorige week verzweeg je uit trots, of uit gekrenktheid, of uit jaloezie, of uit je-miskend-voelen, of uit angst, of uit frustratie, of uit agressie. Die innerlijke barricades voor het contact zijn nu weggevallen en vanzelf wordt nu, met het grootste gemak, rechtgetrokken wat scheef was. Je zegt nu dat je vorige week gekrenkt was, of trots. Zonder enige gêne. Er is geen enkele behoefte meer tot verzwijgen. Er is geen gêne of schaamte. Over niets.

Heimelijke verlangens die je nooit eerder uit durfde te spreken, uit je nu met vanzelfsprekendheid; al je kwetsbaarheid wordt nu gemakkelijk getoond. Je vindt het zelfs fijn om die te tonen omdat dit tonen van kwetsbaarheid het wederzijdse contact alleen maar verinnigt. De tederheid kent geen begrenzing. Er kan gelachen worden over verzwegen tekortkomingen en misdaadjes. Ook grote misdaden mogen er nu zijn. Er wordt gelachen over leugens die je toen en toen verkocht, over je zucht tot baasje spelen, over vroegere angsten voor elkaar. Kortom: er vindt vanzelf een reiniging, een *catharsis* plaats in de relatie; een reiniging van alle innerlijke barricades die het contact in de weg stonden.

Er wordt niets verzwegen, maar er móet nergens over gesproken worden. Geen moment voel je dwang, aandrang en moeten. Je praat er alleen over 'in adaptatie aan de vertederende'. Vanuit die adaptatie komt het vanzelf... of het komt niet. Het komt als je daarmee voor je gevoel tegemoetkomt aan de kwetsbaarheid van de ander. Je eigen belang is helemaal weg. Het belang van de kwetsbare vertederende is dan jouw belang. Ragfijn worden de gespreksonderwerpen aangereikt door het contact zelf. Als er verzwegen zaken in de weg zitten, worden die besproken; als het contact gediend is met babbelen of met liedjes zingen, dan wordt er gebabbeld of gezongen.

In dit gedrag is duidelijk het koesterende, wekkende element zichtbaar. Alle tederheid wekt de ander tot een dieper, meer authentiek leven. Zo vindt er in de tedere communicatie een reiniging plaats van spanning en angst die het gemoed beklemt. Door die reiniging of catharsis wordt je gemoed *ontgrensd* en gaat verder open. Die openheid werkt naar twee kanten: jijzelf ervaart nu diepere lagen van jezelf en tegelijk is er meer openheid naar de ander en naar de dingen. Je gemoed ondergaat mensen en dingen als een grotere weldaad.

Catharsis en ontgrenzing treden in wederzijdse vertedering bij beide partners vanzelf op als zij een geschiedenis hebben waarin innerlijke barricades zijn gegroeid. Tegenover de baby met wie de moeder in deze zin nog geen geschiedenis heeft, behoeven geen barricades te worden opgeruimd en heeft het contact van meet af aan een vlekkeloze openheid.

12.5   Imitatie van de tederheid

Tederheid kan geïmiteerd worden

Tederheid voert tot uitwendige gedragingen die geïmiteerd kunnen worden. Zo kan er gestreeld worden, zacht en poeslief gesproken worden terwijl er geen sprake is van vertedering. De drijfveren tot deze imitatie van de tederheid kunnen verschillend van aard zijn. Soms wordt er bewust en opzettelijk geïmiteerd om van de ander wat gedaan te krijgen. Ook wordt vertedering geïmiteerd om zichzelf het imago van de liefhebbende ouder of partner te verschaffen. Vaak wordt er geïmiteerd om iemand aan zich te binden, uit angst voor het afscheid. Het zich ontwikkelende kind geeft daartoe voortdurend aanleiding en opvoeden is dan ook een voortdurend afscheid nemen. Er is een afscheid als het kind de moederschoot verlaat, er is een afscheid wanneer het geen borstvoeding meer krijgt, er is een afscheid als het niet meer gevoed wordt maar zelfstandig eet, er is een afscheid als het niet meer aan moeders hand loopt, er is een afscheid als het kameraadjes heeft, als het naar school gaat, als het op kamers gaat wonen, en er is het grote afscheid als het een levenspartner heeft gekozen. En bij elk afscheid bestaat de mogelijkheid dat de ouder dit als een moeilijk te accepteren leed ervaart en dat kan een aanleiding zijn om het kind aan zich te binden. Er wordt ook vaak lief gedaan door de ouders als gevolg van schuldgevoel jegens het kind of uit angst voor diens gebrekkige uitgroei. De ouder weet dan dat kinderen liefde en geborgenheid nodig hebben en dat zij allerhande emotionele defecten oplopen wanneer ze niet voldoende gekoesterd worden. Dus wordt er stevig gekoesterd. Maar er zijn ook diepere gronden die leiden tot imitatie van de tederheid. Het gebaar van de quasi-vertederde kan namelijk ook voortkomen uit een eigen behoefte aan een teder klimaat waarin men zichzelf koestert. Dit gedrag is meestal een gevolg van een frustratie van eigen behoefte aan bevestiging, samen met een gebrek aan die intelligentie die de eigen onwaarachtigheid onderkent. Op de buitenstaander komt dit gedrag vaak over als sentimenteel.
Het dwangmatig lief doen om door de ander lief gevonden te worden is al genoemd.

Het effect van tederheidsimitatie

Wie als kind uitsluitend zo'n quasi-tederheid ondergaat, mist daarmee de werkelijke bevestiging, met alle genoemde gevolgen van dien. Maar wanneer een kind het onwaarachtige van quasi-vertedering niet onderkent, kan dit gedrag toch als aangenaam worden ervaren. Dan blijft dit kind op een schadelijke wijze aan zijn ouders gebonden. Het raakt door het gedrag van de ouder warm ingepakt, ingesponnen in een cocon, en zijn eigen persoon komt niet tot ontwikkeling. (De Amerikaanse psycholoog Green sprak in zo'n geval van *personal absorbtion*.) Vaak leidt dit op latere leeftijd bij het kind tot agressief gedrag tegen de ouder, soms ook tot agressie tegenover anderen. Dan is de agressie eigenlijk bestemd voor de ouder van wie men zich wil verlossen, maar tegelijk wordt door de binding aan die ouder het beleven van de agressie tegen hen bemoeilijkt of wordt het eigenlijke object van deze agressie niet herkend.

Het quasi-tedere gedrag van de ouders kan ook een diepe agressie oproepen tegen alle tedere gedrag en tegen alles wat tederheid oproept. Enerzijds door de frustratie van het niet bevestigd-zijn, anderzijds door het misleid zijn van de eigen lichamelijkheid onder de onwaarachtige streling. Sadisme ten aanzien van het hem vertederende is dan vaak het gevolg. In de levensgeschiedenis van mannen die lijden aan een zucht tot seksueel-sadistisch gedrag en tot agressieve verkrachting wordt bijna altijd een sterke binding aan een moeder die haar zoon quasi-vertederd inpakte voor zichzelf aangetroffen.

13
Effectiviteit

Voelen is een ondergaan; gevoelens overkomen je. Je kunt gevoelens niet oproepen, maar je kunt ze wel negeren. Je kunt zelfs zodanig heersen over jezelf, over je gemoed, dat er nauwelijks nog gevoelens in je opkomen. Hierover gaat dit hoofdstuk.

13.1 Effectiviteit

Indertijd heeft Terruwe veel aandacht besteed aan het heersen over je gemoed, omdat dit ons gevoelsleven ernstig beschadigt. Zij heeft daarbij ook dat heersen ontleed en de wortel ervan aangewezen. Deze paragraaf handelt daarover.

Twee geschiedenissen en een analyse

Nicole en Jeroen willen per se een kind. Zij bedrijven daartoe de liefde op de voor bevruchting meest geschikte tijd. Zin of geen zin. En Nicole raakt zwanger. Hun gedrag was effectief, want het was de aangewezen weg om dit effect te bereiken. Rationeel gezien was de handelwijze van Nicole en Jeroen dus heel juist. Maar 'de liefde' bedrijvend lieten zij zich niet leiden door de gevoelens die het verlangen naar gemeenschap doen ontstaan. Zin of geen zin, behoefte of geen behoefte, er werd de liefde bedreven. Hier worden gevoelens genegeerd om een bepaald effect te bereiken.
Dit gedrag is schadelijk voor de ontplooiing van het eigen gevoelsleven. Dit schadelijke gevolg bestaat dan uit een zich sluiten voor affecten. Dit kan gepaard gaan met een gevoel van onvrede en met depressieve gevoelens. In dit geval kan de effectiviteit ook een affectieve verwijdering tussen de partners teweegbrengen.

Moeder ziet dat haar zoon Kees het niet best maakt. Zij meent dat hij zich eenzaam voelt. Om hem uit die narigheid te helpen gaat zij aardig doen tegen hem. Ze gaat heel vriendelijk kijken en spreekt hem toe met een zachte, melodieuze stem. Maar Kees slaat nog meer dicht.
Anders dan bij Nicole en Jeroen had moeders optreden niet het door haar gewenste

effect, want zij kwam daarmee Kees niet nader. Integendeel. Bovendien: moeder liep met dit gedrag over haar eigen werkelijke gevoelens heen. Zij speelde komedie omwille van een effect (dat achterwege bleef).

De term effectiviteit

In beide geschiedenissen werd het eigen gevoelen genegeerd om een bepaald effect te bereiken. Daarom noemde Terruwe dit gedrag *effectief* en het verschijnsel noemde zij *effectiviteit*. In deze context zal duidelijk zijn wat zij daarmee bedoelt. Maar los van deze context brengen deze termen gemakkelijk misverstanden voort, want in onze omgangstaal betekent effectief 'doeltreffend'. Als er een brandje uitbreekt, is het storten van zand over de brandhaard een effectief middel om de brand te doven. Het woord effectief heeft dan een positieve betekenis. Bij Terruwe en in de haptonomie slaat de term effectiviteit dus op een gedrag of een houding waarmee iets nuttigs of zinvols wordt nagestreefd met een gelijktijdig opzijzetten van affecten.

Maar moeten we niet vaak onze eigen affecten negeren omwille van iets wat ons belangrijk lijkt?

Het kind is ernstig ziek en de dokter zegt dat het geopereerd moet worden. De ouders zien hierbij allerhande narigheid voor hun kind en daarmee ook voor henzelf. Deze gevoelens verzetten zich tegen het laten opereren, maar desondanks brengen zij hun kind naar het ziekenhuis ter operatie. Is dat dan geen effectief gedrag? Beschadigen de ouders hun eigen affectiviteit daarmee niet? Ja, zeg ik dan, wanneer zij dan hun eigen pijn negeren. Ja, wanneer ze zouden denken: het is voor zijn bestwil en dus heeft het geen zin om een traan te laten. Ja, wanneer zij zich zo over hun leed heen zetten. Nee, wanneer zij hun leed en angst omtrent het gebeuren laten bestaan en blijven voelen.

Effectiviteit smoort het gemoed

Effectiviteit negeert per definitie de affecten. Als het beperkt blijft tot enkele gedragingen is het kwaad wel te overkomen, maar wanneer er een effectieve instelling is ontstaan waardoor effectief optreden een tweede natuur is, gaat de geringste aanzet van affecten ontbreken en verdroogt het gemoed. Bovendien: ook wie zijn angst, droefheid, haat of woede negeert, beschadigt zijn gemoed. Wie niet kan haten en woedend worden, kan ook niet warm beminnen. Het affectieve leven is een eenheid.

13.2   Vormen waarin effectiviteit zich voordoet

Effectiviteit zien we overal om ons heen. Het is een diep cultureel euvel. Het is een tendens waaraan alleen diegenen ontkomen die goed bevestigd zijn in zichzelf. Even belangrijk als het inzicht in aard en uitwerking van de effectiviteit lijkt mij het onderkennen van de omvang waarin effectiviteit zich voordoet. Die omvang wil ik in deze paragraaf illustreren.

Het veinzen van gevoelens

Het gegeven dat gevoelens ons overkomen wordt miskend in het veinzen van gevoelens die er niet zijn en anderzijds in het negeren van gevoelens die zich wel aandienen. Zowel het veinzen als het negeren van gevoelens verloopt min of meer bewust. Je hoort ook vaak spreken over het verdringen van gevoelens. Met 'verdringen' bedoelden de psychologen een heel ander proces dan het negeren. Voor hen slaat het woord verdringen op een mechanisch proces in ons waarvan we ons niet bewust zijn en waarop we geen greep hebben. Hier gaat het niet over verdringen, maar over gedragingen waarvan we ons wél bewust zijn of waarvan we ons bewust kunnen worden.

Gevoelens kunnen niet opgeroepen worden. Maar we kunnen wel op commando van ons willen gevoelens veinzen, de expressie van gevoelens imiteren. Zo kunnen we prettig kijken als we somber zijn, medelijdend kijken, ook al zijn we niet begaan met het leed, vlot optreden, ook al zijn we verlegen, stoer doen, ook al zijn we bang, verliefd kijken, ook al zijn we niet dermate geroerd. Soms is het imiteren van gevoelens zozeer iemands tweede natuur geworden dat hij geen acht meer slaat op datgene wat hem werkelijk wat doet.

Het negeren van gevoelens

We kunnen gevoelens niet in ons oproepen, maar we blijken een gevoel wel te kunnen negeren. Dat wordt uitgesproken in zinnen als: 'Ik kan daarover wel gaan treuren, maar wat bereik je daarmee?' Daarin verwoordt de spreker dat hij zijn droefheid opzijzet. Dat hij daarmee zichzelf geweld aandoet en zijn gevoelsleven beschadigt, heeft hij niet in de gaten. Hij wil heersen over zijn gevoel. Ook van een ander wordt vaak verlangd dat hij zijn gevoel opzijzet. Dat klinkt door in opmerkingen als 'doe niet zo flauw, trek het je niet aan, stel je niet aan, je moet niet emotioneel worden, kop op, laat je niet kennen'. Bepaalde gevoelens worden vaak weggedrukt omdat ze binnen onze cultuur niet of nauwelijks worden geaccepteerd, zoals droefheid, woede en angst. Bedroefd zijn wordt nog steeds als een teken van zwakte gezien en op vertoon van zwakte rust een taboe. Droefheid wordt dus vaak genegeerd, vooral het leed van het miskend worden. Maar hoezeer we leed ook negeren, het blijft ergens in ons zitten. Tranen kunnen jarenlang opgespaard blijven en ons lichaam in een kramptoestand brengen en ons leegte bezorgen. Soms plengen we de weggestopte tranen langs een omweg. 'Tijdens de begrafenis werd er veel geschreid, maar ieder schreide zijn eigen leed', schreef een Griekse tragedieschrijver. En bij een melodramatische film wordt er in het donker menig traantje weggepinkt dat lang verstopt was. Sommigen verkiezen zelfs zo'n film om eens lekker te kunnen grienen. Dat lucht op. Toen prinses Diana werd begraven, zagen we oceanen van tranen. Schreide ook toen iedereen zijn eigen leed, zijn eigen opgekropte tranen, die nu vrijelijk konden stromen omdat nationaal het taboe op schreien eindelijk eens was opgeheven? Ook angst en verlegenheid worden vaak genegeerd, vooral de angst voor mensen.

Kwaad worden of verontwaardiging zien we maar zelden. Wordt het beschouwd als een gevolg van zwakte of als een primitieve reactie die niet past in een beschaafde, intelligente cultuur? Maar wie niet kwaad kan worden, kan ook niet warm beminnen.

> Toen een leerling zijn leraar had bedreigd met een geladen pistool, kwam de directeur van de school voor de televisiecamera zeggen dat deze leerling zeker niet van school zou worden gestuurd, want dit zou zijn kansen voor de toekomst verminderen. Ik zag geen verontwaardiging. Wanneer de leerling van de directeur geen verontwaardiging over zich heen gekregen heeft, beklaag ik directeur en leerling. De leerling is dan ernstig verwaarloosd, omdat hem onthouden is wat hij kennelijk broodnodig had.
> Als er een slachtoffer te betreuren valt van 'zinloos' geweld, zie je nauwelijks of geen hete verontwaardiging over het gebeurde, maar wordt een 'stille' tocht gehouden. Echte, hete verontwaardiging zie je zelden. Aan de andere kant: verontwaardiging mag je wel spelen; politici gaan ons daarin voor.

Vaak ook worden er offers gebracht om te beantwoorden aan de normen van de groep waartoe je wilt behoren. Dan wordt bijvoorbeeld angst of leed miskend om als flink door te gaan en daarmee te beantwoorden aan de normen die in onze cultuur gangbaar zijn. Of je doet prettig, ook al voel je je niet prettig, of je verbergt je verlegenheid achter stoer gedrag. Juist je kwetsbaarheid moet verborgen worden en daarmee negeer je de meest fundamentele openheid voor intermenselijk contact.

Prestatiegerichtheid

Een aantal moderne woorden benoemt cultureel-maatschappelijke trends die gemakkelijk tot effectiviteit leiden. Ik denk dan aan de woorden prestatiegerichtheid, profileren van je ego, positief denken en professionaliseren.

Het leveren van prestaties is een gezonde expressie van de persoon, zolang daarbij geen gevoelens worden uitgebannen en elke prestatie genoten wordt. Maar heel vaak zie je prestatiegerichtheid domineren in het gemoed als een alle affecten negerend streven. Dat valt waar te nemen in alle maatschappelijke sectoren, in het bedrijfsleven, in de gezondheidszorg, in het onderwijs, enzovoort. Het onderwijs, bijvoorbeeld, is bijna geheel gericht op het kweken van nuttige kwaliteiten, niet op de ontwikkeling van levenskunst. Studeren doe je voor een baan; niet omdat de studie je behaagt. Het nuttige domineert het aangename.

Heel funest voor de affectieve ontwikkeling is de prestatiezucht inzake seks. De seksualiteit, een van de grootste geschenken van het leven, is terechtgekomen in het domein van amusement en reclame. Zij wordt ook verkracht door prestatiezucht, pure effectiviteit, die wil grijpen wat niet te grijpen is, maar alleen te ontvangen. Met het grootste gemak wordt er gesproken over dagelijks een wip maken, maar toen wippers werden geconfronteerd met hun behoefte aan tederheid, sloegen ze helemaal dicht, werden agressief of schreiden als kleine kinderen.

Positief denken

In het zogenoemde *positieve denken* wordt het negeren van gevoelens aangeraden. Als je in de put zit, waarover dan ook, denk positief. Denk aan zaken die je wél lukten, aan zaken die prettig waren, enzovoort. Maar wat doe je ondertussen met je onaangename gevoelens? Mogen die er niet zijn?

Professioneel gedrag

Professioneel gedrag nodigt velen uit om bepaalde gevoelens te negeren en andere te veinzen.

- Aankomend in het hotel werd ik bekwaam-prettig aangekeken door de dame achter de balie van de receptie. Maar haar stemgeluid was te hoog, haar *smile* doorzichtig, haar rug te recht, haar gebaar gestileerd. Dat zij daarmee de gast als mens volstrekt in de steek laat, heeft ze kennelijk niet in de gaten. Evenmin dat zij zichzelf hiermee geweld aandoet. Opzettelijk aardig doet ook menig winkelbediende. Ook talloze leraren heb ik prettig zien kijken naar hun studenten of leerlingen, maar velen werden daarvan zo moe. Prettig kijkt ook de televisiepresentator. Nooit kijkt hij moe of chagrijnig. Ministers en kamerleden die op verkiezingstournee gaan, volgen eerst cursussen in prettig kijken, in amicale gebaren maken en in het uitdelen van snoepjes.
- Een lerares van een basisschool vroeg mij of ik eens wilde komen kijken naar haar gedrag voor de klas. Zij gaf graag les, maar de laatste tijd werd zij er zo moe van. Ik volgde een ochtendlang haar lessen. Tijdens die ochtend werden de lessen vijfmaal verstoord. De moeder van een van de leerlingen kwam even zwaaien naar haar zoontje. De conciërge kwam twee keer een stapel papieren brengen. Een ambtenaar van de gemeente kwam mededelingen doen over een op handen zijnde sportdag. De directeur kwam even iets zeggen aan de lerares. Mij was het opgevallen dat geen van hen even op de deur had geklopt voor hij binnenkwam. De directeur was pardoes en gehaast binnengekomen, zo gehaast dat hij niet eens naar de kinderen had gekeken.

Hij had de lerares vluchtig iets in het oor gefluisterd en was even gehaast weer vertrokken.

Na afloop van de lessen vroeg ik de lerares of al die storingen haar niet hadden gehinderd, waarop zij antwoordde dat dit moest kunnen, 'want wij zijn een flexibele school'. 'Voel je niet dat er zo over jou wordt heengelopen?' vroeg ik. 'Hoezo?' was haar reactie. 'Maar', zei ik toen, 'stel nu eens dat je thuis met een aantal vriendinnen gezellig zit te praten; stel dat er dan iemand, bijvoorbeeld je partner, pardoes binnen komt zonder kloppen, dat hij niet eens naar je vriendinnen kijkt, iets in je oor fluistert, en even gehaast weggaat als hij is gekomen, zou je dan niet voelen dat er over jou en je vriendinnen wordt heengelopen?' 'Oh', zei ze, 'maar dat is héél iets anders, want thuis is geen school.' 'Inderdaad', antwoordde ik, 'thuis is geen school, maar mensen zijn altijd mensen.'
Voor mij was het duidelijk: lerares noch directeur hadden in de gaten dat zij met hun professioneel bezig zijn hun gevoelsleven opzij hadden gezet; onder andere hun kwetsbaarheid, hun behoefte aan gevoelscontact, hun behoefte aan het ondergaan en tonen van respect. Maar de lerares zag ik tijdens de les zo moe worden. Niet haar denken, maar haar lichaam protesteerde. En, dacht ik, als de directeur zo doorgaat, zal hij op school de pensioengerechtigde leeftijd beslist niet halen. Hoe de kinderen zich voelen in zo'n school, is een ander onderwerp.

14

Voelen en niet voelen wie je bent

14.1 Wie ben ik?

Honderden keren per dag gebruiken we dat kleine woordje ik, maar wat bedoelen we daar dan mee? Dat woordje blijkt ten minste vijf betekenissen te hebben. Ik bespreek nu die vijf betekenissen. Dat is een wat taai, abstract gebeuren. Maar ik meen dat een helder inzicht in de betekenis van het woordje van groot belang is voor het verstaan van degene die je bent.

Het eerste ik

Het woordje ik gebruiken we vaak als tegenstelling tot jij of hij. Dat is bijvoorbeeld het geval als we zeggen dat niet hij de brief heeft geschreven, maar dat ik dat gedaan heb.

Het tweede ik

In de zin 'ik woon in Elslo en ben dertig jaar', wordt het niet als tegenstelling tot jij of hij gebruikt, maar dan wil het mij helemaal aanduiden, mij in mijn totaliteit.

Van groter belang voor ons zijn de volgende drie betekenissen.

Het heersende ik

Soms slaat het woordje ik niet op jou helemaal. Bijvoorbeeld wanneer je zegt 'ik heb een lichaam'. Het woordje ik slaat dan op een bezitter, op iets in jou wat het te zeggen heeft. Zo klinkt het ook als je zegt 'ik denk, ik vind, ik wil, ik ga, ik doe'. In elk van die activiteiten ben je de baas. Dit ik is een heersertje. Dit ik wil ook beheersbare helderheid. Maar in het gevoelsleven is niets helder. Waarom houd ik van erwtensoep? Een volstrekt duistere zaak, louter een gegeven, waaraan voor het denken niets helders te ontdekken valt. Deze duisternis moet het heersende ik accepteren. En dat is voor het heersende ik vaak een groot probleem. Het heersende ik staat vaak op gespannen voet met het hele gevoelsleven. Want gevoelens – echte gevoelens en geen geveinsde – komen en gaan naar eigen believen.

Het maatschappelijke buitenkant-ik

Er is ook nog een ander ik. Iemand zegt: 'Ik ben getrouwd, huisvader, ambtenaar in rijksdienst met een modaal inkomen; ik rijd een Nissan en woon in een aardige middenstandsbuurt.' Hiermee verwoordt het woordje ik slechts een bepaald aspect van wat iemand is. Kun je ooit volledig zeggen wie je bent? Wat de spreker hier verwoordt, is slechts zijn maatschappelijke positie en het woordje ik dat hij hier gebruikt, benoemt zijn maatschappelijk ik. Het is het ik waarop hij maatschappelijk wordt aangekeken en dienovereenkomstig zal de ander van hem zeggen: 'Jij bent ambtenaar, nietwaar?'
Denk niet te gering over het maatschappelijke ik en het maatschappelijke jij. Vraag je iemand: 'Wie is die Jansen?', dan hoor je doorgaans niet meer dan zijn maatschappelijke positie. Nog nooit heb ik iemand op zo'n vraag horen zeggen: 'Wie dat is? Kun jij zeggen wie iemand is? Zou hij dat zelf weten? Ikzelf weet niet wie ik eigenlijk ben!' In onze cultuur valt iemand kennelijk in zeer hoge mate samen met zijn maatschappelijke positie, met een stukje buitenkant.
We worden vaak ook gezien en bejegend als een stukje buitenkant. Met het moment waarop we naar school gingen, zijn we al nadrukkelijk ook een stukje buitenkant. Daar werd je de goede leerling of de middelmatige of de slechte. Hoe aardig je daar als mens misschien ook gevonden werd: je diploma kreeg je niet op die aardigheid. Misschien was je al veel eerder een stukje buitenkant. Bijvoorbeeld een kind op wie je vader trots was vanwege je prestaties, vanwege je ambities, vanwege je frisse voorkomen.

Onze buitenkant speelt een grote rol in de waardering die we oogsten. Je moet heel sterk in je basis zitten, in je eigen vel steken, op eigen benen staan, om je niet gedreven te voelen tot het betalen van tol aan de waardering via de buitenkant. Heel vaak is daarom de buitenkant zeer belangrijk, tot in de allerfijnste nuances. Meestal zijn we ons daarvan niet geheel bewust. Sommigen zijn zich daarvan helemaal niet bewust.
De behoefte aan waardering schept een buitenkant-ik, opdat je voor de ander een gewaardeerd buitenkant-jij wordt. Dat buitenkant-ik is het vierde ik. Dit ik drijft vaak tot effectiviteit.

Het Grote Ik

Er is nog een vijfde ik. Soms vraag ik mij af wie ik toch eigenlijk ben. Ben ik wel geworden wie ik in wezen ben? In zulke vragen geef ik te kennen dat er nog een ander ik is, dan de vier hierboven genoemde. 'Ik-in-wezen': dat ik is dan niet het heersertje, maar het tegenovergestelde daarvan. Dat ik is dan immers iets waaraan ik niets kan veranderen, waarnaar ik alleen maar kan luisteren. Hiermee komen we tot een vijfde betekenis van het woordje ik. Nu is het niet zomaar de tegenstelling tot jij of hij, evenmin de bezitter van mijn lichaam, evenmin een heersertje, evenmin een buitenkant. Nu slaat het op iets wat enkele etages dieper ligt. Op iets wat ik blijkbaar slechts ten dele ken. Op iets waaraan ik voorbij kan gaan.

Sommigen noemen dit ik het Grote Ik. Het heersertje heet dan het kleine ik. Dat Grote Ik huist ergens in mij en is geen product van mijn denken en willen. Het is een gegeven. Het is iets wat ik opzoek als ik wil weten wie ik eigenlijk ben. Dan luister ik naar het Grote Ik; dan tast ik mijn diepere voelen af.

Het Grote Ik en het kleine ik verdragen elkaar moeilijk. Het kleine ik is een heersertje en van daaruit neem ik zelf de touwtjes in handen, maar het Grote Ik kan ik alleen maar voelen. In het kleine ik ben ik baasje en het kleine ik kan er maar moeilijk aan wennen dat er iets in mij is, waarover ik niet kan heersen. Iets wat ik niet in de greep krijg, iets wat niet helder is.

Voelen wie je bent

Gisteren, tijdens een etentje bij de buren, deed ik erg enthousiast over de soep. Maar was ik werkelijk zo enthousiast? Met die vraag ben ik aan het voelen wie ik werkelijk ben. Het is een bevragen van mijn gedrag in relaties, in dit geval tot de soep. Waarom deed ik enthousiast over de soep? Dan vind ik als antwoord, dat ik het etende gezelschap wilde behagen. Mijn zoektocht naar mijzelf plaatst me dan voor de vraag waarom ik gedreven werd om te behagen. Misschien denk ik dan, dat ik wil behagen omdat dit bijdraagt tot een prettige sfeer die zo belangrijk is voor een goede verhouding met de buren. Misschien vind ik mezelf dan wel een slim baasje dat trots kan zijn op zijn slimmigheid en op zijn veinzen. Misschien komt er wat anders boven. Misschien voel en erken ik dan dat ik heel vaak, zo niet altijd wil behagen.

Waarom wil ik altijd behagen? Die vraag reikt diep. Misschien wel zo diep, dat ik geen antwoord vind en tot de conclusie kom dat ik nu eenmaal zo ben, dat ik nu eenmaal wil behagen. Misschien sta ik perplex bij de ontdekking dat ik altijd wil behagen. Misschien gaat er dan een diepte voor mij open, waarbij ik voel en besef dat ik gedreven word tot behagen, tot veinzen, omdat ik mij niet geaccepteerd voel zoals ik ben. Misschien besef ik dan, dat ik daartoe onvoldoende bevestigd ben.

Met deze verhandeling wil ik drie dingen onder de aandacht brengen.
- Het zoeken naar degene die ik werkelijk ben is een zoeken binnen gevoelens. Niet mijn denken weet wie ik werkelijk ben, maar mijn gevoelsleven weet dat.
- De speurtocht was niet een bevragen van gevoelens *sec*, maar een bevragen van mijn gevoelens binnen relaties, binnen mijn relatie met de soep en daarna binnen mijn relaties met mensen.

• Van groot belang is het om de rol van het heersende ik in deze verhandeling te onder-kennen. Waarom deed ik enthousiast over de soep? Het eerste antwoord dat in mij oprees, was de gedachte dat ik wil behagen omdat dit bijdraagt aan een prettige sfeer die zo belangrijk is voor een goede verhouding met de buren. Daarbij vond ik mezelf een slim baasje dat trots kan zijn op zijn slimmigheid en op zijn veinzen, en dat dan niet verder in zichzelf hoeft te zoeken.

Met deze passage is de fnuikende rol van het heersende ik geïllustreerd. Dit ik reikt mij iets aan waardoor ik niet verder hoef te zoeken in mijzelf; iets waardoor ik kan voort-gaan op de ingeslagen oppervlakkige weg; *iets waardoor ik mijn buitenkant-ik in stand kan houden.* Het heerserige kleine ik staat hier in dienst van het buitenkant-ik; een dienst waartoe het zich graag blijkt te lenen.
Soms vertrekt de speurtocht naar degene die ik werkelijk ben vanuit een bepaald onge-noegen. Ik bedoel dan niet het ongenoegen over een bepaald afzonderlijk gedrag, maar een ongenoegen dat als een stemming mij helemaal doordringt. Depressies zijn daarvan het meest pregnante voorbeeld. Het kan ook het ongenoegen zijn over je werk, over je huwelijk, over je verhouding tot de kinderen. Ook dan zal een geslaagde speurtocht ver-lopen via een aftasten van relaties.

De meest kwalijke kant van het kleine heersende ik is zijn drift om je eigen kwetsbaar-heid te verbergen. Vooral daarmee sluit je jezelf af van je eigen diepte en word je on-aan-raakbaar voor de ander.

14.2 Mensenkennis en zelfkennis

Pathische en reflexieve kennis

Moet je blij zijn met een grote mensenkennis? Die vraag is niet onzinnig. Je kunt im-mers iemand horen zeggen, dat hij blij is dat hij niet zoveel ziet van de ander, omdat al dit zien een belemmering is voor een waarachtig en vloeiend contact met die ander. Je kunt ook iemand horen zeggen dat hij het verschrikkelijk vindt als hij moet praten met zo'n achterbakse zielenkijker die dwars door je heen kijkt. Inderdaad, er is een soort mensenkennis dat alle waarachtige contact met de ander voor de voeten loopt.
Maar je kunt ten minste twee soorten mensenkennis onderscheiden. Aan de ene kant is er mensenkennis die louter een voelen is, waarvan je je niet eens bewust bent, maar die desondanks het contact met de ander mede bepaalt. Zulke mensenkennis zie je duide-lijk bij een moeder die perfect omgaat met haar baby. Zij is zich ondertussen helemaal niet bewust van het feit dat haar gedrag – haar humeur, haar blik, haar aanrakingen, haar woordkeus en haar melodie van spreken – sterk bepaald wordt door een gewaar-

worden van de aard van de baby, door mensenkennis dus. De kwaliteit van alle inter-menselijk contact wordt mede bepaald door de kwaliteit van dit soort mensenkennis. Deze soort mensenkennis noem ik een *pathische* mensenkennis, een kennis die bestaat in een louter ondergaan van de aard van de ander. Je zou het een onbewuste mensen-kennis kunnen noemen, een mensenkennis die wel een rol speelt in je gedrag, maar die ondertussen niet gedacht wordt en niet verwoord.

Achteraf kunnen we 'denkend terugbuigen' op die pathische mensenkennis en bepaal-de kwaliteiten van de ander verwoorden. Dit denkend terugbuigen noemen we reflectie en wat dit proces oplevert, noemen we *reflexieve* mensenkennis. Aan deze reflexieve kennis kleven euvels. Denkend aan je lopende benen struikel je over je eigen benen. Evenzo struikel je in het contact met Jan, als je tijdens dit contact gefixeerd bent op je kennis aangaande zijn aard. Een gezond mens vergeet dan ook dit soort kennis tijdens het contact en voelt alleen wat hij ter plaatse aantreft. Wie tijdens een ontmoeting met de ander als zielenkijker wordt ervaren, steekt dus niet zo goed in zijn vel.

Heeft reflexieve mensenkennis dan geen zin? Niet binnen concreet contact met indivi-duele mensen. Dat contact wordt er alleen maar door geschaad. Maar het heeft wel zin bij de beoordeling van grote groepen mensen. Beleidsinstanties maken daar gebruik van; de commercie maakt daarvan zelfs gretig gebruik.

In dit hoofdstuk gaat het over de pathische mensenkennis en pathische zelfkennis. Louter over een voelen dus en niet over de reflexieve mensenkennis en zelfkennis. Zelfkennis slaat hier dus op een voelen wie je bent. Mensenkennis op een voelen wie de ander is.

Pathische kennis is niet te koop

Bij het voelen wie ik ben kan geen enkele informatie mij helpen, zelfs niet de informatie van een volmaakte deskundige. Als de volmaakte deskundige je zegt dat je achter je op-gewekte uiterlijk en vrijmoedig optreden toch erg gespannen bent, maar je die gespan-nenheid zelf helemaal niet in de gaten hebt, dan wéét je wel iets van jezelf, maar dit louter weten is geen voelen wie je bent. Dat voel je ten aanzien van die gespannenheid pas als je zelf die gespannenheid voelt in jezelf. Deze pathische *zelf*kennis is vooral een voelen van wie of van wat je werkelijk houdt, voelen in welk klimaat je je het meest thuis voelt, voelen welke dingen werkelijk voor jou van belang zijn; voelen wat je werke-lijk beweegt, positief of negatief. Het is een aftasten van relaties. Niets daarvan verkrijg je door informatie.

De pathische *mensen*kennis verkrijg je evenmin door informatie. Die mensenkennis be-rust op een intelligente gevoeligheid waarmee je dwars door de buitenkant heen ervaart dat Jan een volstrekt oprecht iemand is, dat Charlotte zal uitgroeien tot een schat van een meid, dat de arrogantie van Arno een poging is om zijn diepe angst te verbergen, dat het eeuwige lachje van Monique voortkomt uit innerlijke dwang om aardig gevonden te worden en dat je struise tante al haar leed en frustraties voor zichzelf en voor de ander verbergt achter een ondoordringbaar pantser.

Uit een psychologieboek kun je informatie halen over de aard van *het* menselijk denken en *het* menselijk gevoelsleven, maar geen enkel psychologieboek kan je vertellen hoe het gesteld is met de individuele Jan, Charlotte, Arno, Monique. En als dit wel mogelijk zou zijn, dan was dit nog geen voelen wie zij zijn, maar louter een (quasi-)reflexieve mensenkennis.

De pathische zelfkennis en mensenkennis steunen au fond op de kwaliteit van je grond-intelligentie. Die grondintelligentie bepaalt tot welke mate van genuanceerdheid je zelfkennis en mensenkennis zullen uitgroeien. Maar die grondintelligentie gaat niet al-leen de kwaliteit van zelfkennis en mensenkennis bepalen. Vanaf je geboorte zijn er je leven lang factoren die de ontwikkeling van deze kennis kunnen bevorderen en blokke-ren. Die ontwikkeling is mede afhankelijk van de mensen met wie je omgaat en van de wijze waarop je omgaat met je eigen gevoelens. Zij ontwikkelen zich vooral in dialoog. Dat wil zeggen binnen een relatie met de ander en door de aard van die relatie.

Een tragische discrepantie

Voelen-wie-de-ander-is verwerf je niet door informatie en is dus ook niet overdraag-baar. Iedereen moet dat van meet af aan zelf verwerven. De Spaanse filosoof Jose Ortega-y-Gasset (1959) wijst vanuit dit gegeven op de grote kloof die er bestaat tussen ons wetenschappelijke weten en deze mensenkennis. Het wetenschappelijke weten is overdraagbaar van generatie op generatie en elke generatie kan voortbouwen op het we-ten dat je van de vorige generatie erft. Maar pathische mensenkennis moet iedereen van meet af aan zelf verwerven en zal dus niet groeien per generatie. Mensen uit de twintig-ste eeuw beschikken over veel meer wetenschappelijke kennis dan de middeleeuwer, maar qua mensenkennis zouden zij niets verder zijn dan de middeleeuwer, aldus Ortega-y-Gasset. Vriendschappen zouden mede daardoor vandaag de dag niet hechter zijn dan in de Middeleeuwen.

Je zou hiertegen in kunnen brengen dat wij toch niet meer geloven in heksen en in dit opzicht verder zijn dan de middeleeuwer. Maar Ortega-y-Gasset zal dan antwoorden dat het geloof in heksen niet berust op mensenkennis, maar op een vooroordeel en dat wij andere vooroordelen hebben. Iedere cultuur heeft zijn eigen vooroordelen. In het verstaan van de individuele mens vanuit onze eigen zintuigen zouden wij geen millime-ter verder gekomen zijn.

Voelen wie je bent heeft verschillende niveaus

Als Monique van zichzelf weet dat zij iedereen toelacht, zou je dit al een zekere zelfkennis kunnen noemen. Als zij daarbij ook voelt dat zij dit dwangmatig doet, dat zij het niet kan laten, zou dit een dieper niveau van zelfkennis zijn. Nog dieper is haar zelfkennis als zij ook voelt dat dit mechanisme tegemoetkomt aan haar behoefte om aardig gevonden te worden. Weer dieper is haar zelfkennis als zij bovendien voelt dat haar behoefte om aardig gevonden te worden voortkomt uit een diep gevoel van eenzaamheid. Als zij dan vervolgens voelt waar dit gevoel van eenzaamheid uit voortkomt, heeft zij een nog dieper niveau van zelfkennis bereikt. Misschien ten overvloede zeg ik hierbij dat het niet gaat om een puur weten door Monique, maar om een voelen; om een exact voelen dat het zo is. Het is een werkelijk voelen, geen weten op grond van suggestieve woorden.

Ten slotte moet ik opmerken dat Monique, ondanks al deze zelfkennis, niet verlost is van haar euvel en dat zij zichzelf kwaad zou doen als zij op grond van haar zelfkennis pogingen zou doen om het eeuwig vriendelijk toelachen te onderdrukken. Waarmee niet gezegd is dat er voor Monique geen weg is om van het euvel verlost te worden.

Er zijn ook niveaus in het voelen wie de ander is

Zojuist hebben we de waarnemingen aan Jan, Charlotte, Arno en Monique geboden als voorbeelden van mensenkennis. Als we nu deze waarnemingen onder de loep nemen, kan zichtbaar worden dat zij toch maar een beperkt beeld geven van de mensenkennis. Bij elke uitspraak valt als ondertoon *mijn eigen belang* te bespeuren, mijn eigen behagen respectievelijk onbehagen. Het is immers duidelijk dat ik Jan en Charlotte graag mag en de anderen niet. Eigenlijk formuleerde ik alleen maar de gronden waarop mijn waardering berust, waarom ik de ene mag en de andere niet. Maar is het zo niet heel vaak bij datgene wat we mensenkennis noemen?

Het is denkbaar dat iemand dieper kijkt en voelt en dan ook de grond voelt van de angst in Arno; de grond van het bedelen van Monique. Wie dit voelt, heeft zijn eigen belang overstegen en het is niet uitgesloten dat hij dan zowel in Arno als in Monique kwetsbaarheid ervaart, waardoor beiden hem ter harte gaan.

De mensenkennis kent dezelfde niveaus als de zelfkennis. *Het niveau van iemands mensenkennis reikt nooit dieper dan het niveau van zijn zelfkennis.*

14.3 Het voelen wie je bent

De blinde vlek

Nelissen zei dat het hem dwarszat, dat zijn zoon niet wilde studeren. Dat zat hem dwars, zei hij, omdat de jongen daarmee zijn toekomst vergooide. Maar zijn vrouw wist beter. Zij voelde haarfijn dat de trots van haar man gekrenkt werd door het niet willen studeren van zijn zoon.

Was het allemaal komedie van Nelissen? Of voelde hij werkelijk niet wat er in hem speelde? Dat laatste is niet uitgesloten, want vaak staan we bij onze zelfkennis voor een zogenaamde blinde vlek, een deksel waar we niet doorheen kunnen voelen. Vrijwel iedereen heeft zulke blinde vlekken. Vaak zijn die deksels ijzersterk. De toeschouwer heeft vaak wel in de gaten wat er speelt en begrijpt dan niet waarom de ander niet in de gaten heeft wat er in hem speelt.

Als Monique meent dat zij iedereen toelacht omdat zij iedereen aardig vindt of omdat zij het alleen maar leuk vindt om iedereen toe te lachen, getuigt dit van een blinde vlek in Monique, van een deksel in haar gemoed, die haar het voelen van de ware toedracht onmogelijk maakt.

Mischa is dolverliefd op Johan en prijst hem de hemel in. Maar haar vader voelt haarfijn dat Mischa verliefd is omdat Johan perfect beantwoordt aan het modebeeld van de ideale partner. Voor Mischa is dat een blinde vlek (aangenomen dat vader gelijk heeft).

Een politicus zegt op de beeldbuis dat het dienen van het belang van de gemeenschap zijn enige drijfveer is. Zijn onverdroten wijze van spreken getuigt ervan dat hijzelf gelooft in wat hij zegt. Maar menig kijker ziet beter. Zij zien zijn parmantigheid en zijn gekunstelde mimiek en voelen dat ze met een strebertje te maken hebben. De kijkers doorzien de blinde vlek van de politicus.

Een leraar mag oprecht menen dat hij openstaat voor zijn leerlingen, ze welwillend bejegent, en dat hij op en top democraat is, maar zijn uiterlijke verschijning, zijn blik, zijn gebaren, zijn intonatie en tempo van spreken verraden de mate van oprechtheid daarvan, die door menig leerling feilloos wordt onderkend. Zij doorzien de blinde vlek van de leraar

De arts zei dat het belang van zijn patiënten hem boven alles ging. Maar zijn assistente wist beter. Zij was zo wijs om er maar niets over te zeggen. Zij vroeg zich wel af, of de arts nu werkelijk niet in de gaten had wat zijn drijfveren waren.

Blinde vlekken maak je niet opzettelijk. Zij zijn het product van een bepaald mechanisme dat in ons gevoelsleven werkzaam is. In zekere zin zijn het zinvolle producten. Zij maken het mogelijk dat je in het leven verder kunt gaan op de weg die je langgeleden bent ingeslagen. Dankzij de blinde vlekken blijven vaak huwelijken in stand die voor het oog van de buitenstaander allang verschraald zijn. Dankzij de blinde vlekken kunnen we de overtuiging overeind houden dat we het beste voor hebben met patiënten, leerlingen, levenspartner en onze kinderen; kunnen we onze levensbeschouwelijke en politieke overtuiging instandhouden, ook al voelt de ander dat die allang niet meer stroken met je gemoed; kun je blijven geloven in je eigen voortreffelijkheid. Blinde vlekken zijn mechanismen die het kleine ik beschermen, het ego dat ooit gekozen heeft.

Na deze verhandeling over de blinde vlek kan de relatie tussen zelfkennis en mensen-kennis beter omschreven worden.

- Van de ander doorzie je vaak zijn blinde vlekken, terwijl je die van jezelf niet onder-kent. In die zin zie je meer aan de ander dan je van jezelf ziet. In die zin is je mensen-kennis rijker dan je zelfkennis.

- Maar in de mate dat je bij jezelf de blinde vlekken bent gaan doorzien, krijg je ook oog en gevoel voor de krachten die een blinde vlek doen ontstaan. Dan kun je ge-laagdheid in andermans voelen onderkennen en kun je de ander dieper aanvoelen. Dan kun je voelen dat Monique's lachje voortkomt uit de behoefte om aardig gevon-den te worden. Reikt je zelfkennis nog dieper, dan kun je voelen dat zij aardig gevon-den wil worden vanuit haar eenzaamheid. Reikt die nog dieper, dan kun je ook voelen waarom zij au fond eenzaam is.

Het louter constateren van andermans kwaliteiten, positieve en negatieve, gaat ons ge-makkelijk af. Dat constateren is niet bedreigend voor onszelf. Vaak is dit het tegenover-gestelde daarvan: hoe meer negatieve kwaliteiten we van de ander zien, hoe meer we onszelf superieur kunnen wanen. Ook dit zien van andermans falen voedt ons ego.

De zondebok

Als een blinde vlek je het zicht ontneemt op negatieve kanten van jezelf, ligt er vaak een zondebok gereed die de schuld krijgt.

- Nelissen zei dat het hem zo dwarszat dat zijn zoon niet wilde studeren, omdat de jongen daarmee zijn toekomst vergooide. Maar de ware reden, zijn gekrenkte trots, voelde hij niet. Dat was voor hem een blinde vlek en zijn zoon was de zonde-bok.

- Toen de politicus na een opinieonderzoek vernam dat de kijkers hem een streber-tje vonden, zei hij dat de massa nu eenmaal geen oog heeft voor idealisme. Een blinde vlek verhinderde hem de kijk op zijn drijfveren en de massa werd zijn zonde-bok. Zijn ego bleef zo mooi overeind.

- Mevrouw Pietersen zei tegen haar man: 'Wanneer ik wat krijg van jou, zijn het altijd dingen die jou interesseren of die jij belangrijk vindt.' Pietersen zei daarop dat zijn vrouw ook nooit tevreden was. Een blinde vlek verhinderde hem de ware oorzaak te ontdekken en maakte zijn vrouw tot zondebok. Zijn ego bleef zo mooi overeind.

- Nanja vindt Sjors een vreselijk nare vent. Maar haar vriendinnen voelen heel goed dat er voor Nanja een erotisch appèl uitgaat van Sjors en dat Nanja daar bang voor is. Sjors wordt dan voor Nanja de zondebok. Door hem tot zondebok te maken, kunnen haar ogen gesloten blijven voor haar eigen angst voor erotiek, of voor het feit dat zij erotisch wordt aangesproken door iemand van geringere komaf. Haar ego blijft zo mooi overeind.

- Karel verafschuwt Henk. Maar vrienden voelen heel goed dat er van Henk een appèl uitgaat tot een meer authentiek gedrag, waartoe Karel niet in staat is. Henk wordt dan voor Karel de zondebok, waardoor zijn ogen gesloten kunnen blijven voor eigen onvermogen.

Als een blinde vlek je het zicht ontneemt op negatieve kanten van jezelf, ligt er vaak een zondebok gereed die de schuld krijgt. Met die negatieve kanten bedoel ik alle menselijke falen, zowel moreel als psychisch. Wat dat psychisch falen betreft: heel vaak wordt het eigen leed miskend. Dat is dan een blinde vlek. Wie het voor de wind gaat, wordt dan negatief bejegend; die wordt zondebok.

- Op het werk was hij poeslief tegenover zijn superieuren. Maar thuis ging hij gruwelijk tekeer als hem daar iets dwarszat. Dat hij op zijn werk allerhande agressie opliep, ontging hem. Dat was zijn blinde vlek. De huisgenoten werden de zondebok.

- Oom Hendrik zei altijd dat hij tevreden was met datgene wat hij had, maar hij kon gruwelijk tekeergaan tegen welgestelden die zich zouden verrijken ten koste van anderen.

- Bij heel wat aversie jegens allochtonen zijn zij zondebokken.

De zondebok is een dierbaar zusje van de blinde vlek. De zondebok is de vluchtheuvel waarop we de bedreiging van het door ons gewaardeerde ego kunnen afwentelen.

De frustratie

Het verschijnsel dat we tegenwoordig frustratie noemen, is erg leerzaam. Je hoort bijna dagelijks dat woord frustratie. Mij valt dat op want in mijn jeugd hoorde je dat woord nooit. Toen hoorde je wel een ander woord, waarvoor het woord frustratie tot op zekere hoogte een vervanger is, namelijk het woord teleurstelling. In zekere zin, want een frustratie is anders dan een teleurstelling. Het volgende voorbeeld kan dit verduidelijken.

Mijn vader had mij beloofd dat hij op een van zijn (zeldzame) vrije dagen met mij de vlieger zou oplaten en ik verheugde mij op dat gebeuren. Maar zie, de goden waren vader en mij niet welgezind, want op de bewuste dag regende het pijpenstelen. Geen vlieger oplaten dus. En ik in tranen. Dat was een teleurstelling. Mijn reactie had ook anders kunnen zijn. Het is ook denkbaar dat ik kwaad was geworden en agressief, dat ik geschreeuwd had dat ze mij ook altijd moeten hebben, dat ik altijd de klos ben, en daarbij de weergoden had vervloekt. Ook had ik misschien vader vervloekt omdat hij zo'n rotdag had uitgekozen; omdat hij zo suf was om met zo weinig vrije dagen genoegen te nemen. Deze reactie zou dan die van een gefrustreerde zijn.

Wat is de overeenkomst en wat het verschil tussen teleurstelling en frustratie? In beide gevallen gaat het om de reactie op iets naars; dat is de overeenkomst. Maar bij de teleurstelling riep dit droefheid op en tranen. Het gebeuren werd daarmee als een leed ondergaan. (Waarbij ik dan opmerk dat het puur ondergaan van leed een gebeuren in stilte is, waarbij tranen kunnen opwellen, maar waarbij niet gejammerd of geblèrd wordt. Jammeren en blèren duiden op een geschokt zijn, op ontreddering. Zie hierover paragraaf 16.7.)

Maar de frustratie wordt niet als leed ondergaan, want er is geen droefheid. De gefrustreerde erkent het nare niet als iets wat in hem huist, wat hem leed bezorgt, maar verhardt zich daartegen en wijst een ander aan als zondebok. Hij wordt agressief. Zodra de gefrustreerde het leed als zijn leed ervaart, neemt de agressie af. Frustratie wijst op het onvermogen om de autonomie van het gevoelsleven te onderkennen. Dan is het te moeilijk om te erkennen dat er iets in jou huist dat aan de macht van jouw ik ontsnapt en waarop je geen greep hebt.

Frustratie komt veel voor en dat wijst erop dat in onze cultuur het ik domineert en sterk in de weer is. Frustratie hoort bij de moderne egocultus. Macho's zijn daarvan misschien de exponenten, maar je herkent frustratie ook in de behoefte tot het profileren van jezelf, in het streven naar status. Je ziet het in het veelvuldig voorkomen van stress, overspannenheid en faalangst. In mijn jeugd hoorde je die woorden nooit. Toen was er geen behoefte aan die woorden. Tot pakweg mijn dertigste jaar heb ik nooit meegemaakt dat iemand overspannen was. Vandaag ligt de overspannenheid bij vrijwel iedereen op de loer; zozeer lopen wij heen over ons gevoelsleven. Zozeer heerst de egocultus.

Alle frustratie legt agressie gereed. Wie zich maatschappelijk ondergewaardeerd voelt en het leed hiervan in zichzelf miskent, herbergt daarmee een arsenaal van zondebokken en van agressie. Dan mag de maatschappelijk beter bedeelde de zondebok zijn waarop de agressie zich botviert, maar evenzo de allochtoon, de jood, een supporter van de tegenpartij of een volstrekt willekeurig iemand.

Ook jaloezie kun je een frustratie noemen. Wie jaloers is, heeft onderkend dat de ander iets kan of heeft wat hijzelf, de jaloerse, node mist. Als hij het leed van dit gemis volledig zou ondergaan, dan zou er geen jaloezie geweest zijn. Maar dit leed wordt genegeerd en dan ervaart de jaloerse de ander als een bedreiging die agressie oproept.

De gefrustreerde moet leren met zachtheid en mildheid naar de pijn te kijken die onder de frustratie zit. Hij moet terugkeren naar de eerste keer dat hij werd misverstaan. Daartoe moet hij leren het lichaam te verzachten.

De frustratie zoals ik die hier beschreef was een frustratie als reactie op het slechte weer: de regen verhinderde het oplaten van de vlieger. Deze situatie leende zich voor een heldere analyse van de frustratie. Maar het was in zekere zin ook een versimpeling want de regen is een onpersoonlijk verschijnsel waarvoor je niemand verantwoordelijk kunt stellen. Maar ook mensen kunnen je narigheid bezorgen en dan is de situatie complexer. Gemakshalve neem ik als voorbeeld de situatie waarin iemand met opzet of door schuldige nalatigheid jou narigheid bezorgt.

Ook dan is het herkennen en ondergaan van het leed in je gemoed, in je lichaam, de harmonische reactie. Maar daarnaast is dan ook een vitaal verzet jegens het gebeuren op zijn plaats, een 'ik pik het niet'. Dat vitale verzet kun je woede noemen of toorn en richt zich tot degene die je het nare bezorgde. Die woede is dan eveneens een harmonische, gezonde reactie. Wie die woede in zichzelf miskent en louter het leed ondergaat, kan op den duur depressief worden.

In onze samenleving wordt helaas erg negatief aangekeken tegen woede. 'Wordt vooral niet boos', lees ik op het formulier waarop ik de schade aan mijn auto moet vermelden. Maar een gezond iemand die gezond wil blijven, zal, wanneer hij de tegenpartij opzettelijkheid of roekeloosheid kan verwijten, hem dat toch vitaal laten blijken. Woede heet niet netjes te zijn. Aan die keurigheid gaan we dood.

14.4   Een excursie naar het lachen

Tijdens een serieus gesprek wordt er niet vaak schaterend gelachen. Dat zou ervaren kunnen worden als een inbreuk op de ernst. Soms wordt het schaterlachen ook ervaren als niet netjes. Maar wanneer er geschaterd wordt, is de schaterende dieper in zijn lichaam dan tevoren met het daarbij behorende effect. Het is ook aanstekelijk, dat schaterlachen, en kan daarmee op anderen een gelijkaardig effect hebben: ook zij komen dieper in hun lichaam en laten daarmee op dat moment gevoelens boven komen die vaak verborgen blijven.

Er zijn heel veel vormen van lachen. Er is onder andere een glimlachen, een voluit lachen, een kelig lachen, een schaterlachen en een innig lachen. En elke vorm van lachen zegt iets over de wijze waarop je op het moment van lachen je lichaam bewoont; ook over de aard van de relatie die je op dat moment hebt met de ander.

Het kelig lachen

Het kelig lachen, bijvoorbeeld, is een lachen met een hoog geluid vanuit een enigszins gesloten, verkrampte keel. Die sluiting komt voor in verschillende gradaties. Al naargelang de mate van afsluiting kan dat deel van het lichaam dat onder de keel zit niet meedoen. Je kunt dan horen in het geproduceerde geluid dat het weinig resonansruimte had. Je hoort weinig klank in de stem. Het kelig lachen kan samenhangen met defecten rond de stembanden, maar doorgaans is het het gevolg van een cerebrale instelling, van een levenshouding waarin reflecterend denken en inspannend willen sterk domineert en de diepte van lichaam en gemoed in gelijke mate wordt genegeerd. Daarmee is het ook een affectarm lachen.

Schaterlachen

Bij het schaterlachen is de lacher heel anders in zijn lichaam. Echt schateren ontspringt diep in de buik. Wie dat diepe punt negeert, kan dan ook niet echt schateren. De echt schaterende scheurt als het ware helemaal open vanuit zijn buik. Herhaald schokkend scheurt hij open. Het is voor hem een bevrijdend lachen. Maar bevrijd hoef je alleen te worden als je bekneld bent.

Tijdens de Tweede Wereldoorlog werd er veel bevrijdend geschaterd om mopjes over Hitler. En nog steeds wordt er veel geschaterd om mopjes over seks en huwelijk en schatert de jeugd nog vaak om een leraar aan wie ze de pest hebben. Op deze plaats zal men geen slecht woord vinden over het schateren, want het is bevrijdend en verkwikkend, precies zoals de humor. Het getuigt echter van een behoefte aan bevrijding waar het levende lichaam weet van heeft.

Die behoefte aan bevrijding kan velerlei oorzaken hebben. Neem het geval waarbij iemand schatert als hij per ongeluk op andermans hoed gaat zitten. Zijn schateren onthult dan zijn kwetsbare menselijkheid en bevrijdt hem van zijn eigen 'arrogantie'. Wie schatert om seksmopjes, onthult zijn kwetsbare menselijkheid en bevrijdt zich een moment van het leed omtrent beknellingen en/of teleurstellingen inzake eigen seksleven. Wie dit leed heeft onderkend en verwerkt, schatert niet meer om die mopjes. Maar wie dit leed niet heeft onderkend, schatert evenmin. Hij is echter qua gevoelsleven verder van huis dan de schaterende.

Het schaterlachen is vaak aanstekelijk. Het schateren heeft dan de ruimte gevuld met een bevrijdende warmte en de ritmische beweging van het geschater heeft dan een bevrijdend appèl gedaan.

Schater je vaak als je alleen bent? Ik meen van niet. Om te schateren heb je doorgaans, of misschien wel altijd, een bepaald gezelschap nodig. Een gezelschap dat een bepaalde warmte biedt waarmee het je de vrijheid geeft om zo diep open te gaan en te laten komen wat komt.

Het schaterlachen van de ander kan ook bedreigend overkomen. Dat gebeurt bij mensen die bang zijn voor de vrijheid die de schaterende etaleert.

Op de beeldbuis zag ik eens een politicus het schateren imiteren. Dat zag en voelde ik aan het feit dat hij zijn mond te ver opentrok, dat hij die open*trok* en niet open liet gaan, en dat het schaterend schokken pardoes ophield.

Het innige lachen

Heel anders dan het schateren lacht het innige lachen, een lachen waaraan je ervaart dat het van heel diep komt, uit een diepte die warm is maar ook helder; uit een diepte, uit een werkelijk gelukkig gemoed. Helaas kan ik die lach niet nader beschrijven. De woorden innig en helder moeten het vrijwel helemaal doen. Dit lachen toont met zijn helderheid een volledige vrijheid van de persoon in diens diepte en samen met de warmte toont het een echt welgevallen in de kleine-grote dingen van het leven.

Dit lachen hoort bij een ander intermenselijk contact dan het schateren. Bij een contact dat geen bevrijding meer nodig heeft, dat geen warmte meer hoeft te zoeken. Het hoort ook bij een contact dat niets negeert van de persoon van de ander. Het is een lachen dat getuigt van een volwaardig contact binnen een werkelijk ontmoeten. Op momenten van vertedering wordt niet geschaterd, maar wordt innig gelachen.

14.5   Wegen tot een dieper voelen wie je bent

Zelfreflectie

Een weg om tot zelfkennis te komen is het nadenken over je eigen gevoelsleven (we zouden misschien beter van 'navoelen' kunnen spreken). Meestal dringt zulk nadenken over je gevoelsleven zich pas op als er iets is misgelopen, als we pijnlijk geraakt zijn in ons gemoed. Menig bijdetijdse Nederlander komt pas tot nadenken over zichzelf als hij tot enig bedaren is gekomen na zijn hartinfarct, of wanneer zijn huwelijk op de klippen gelopen is of zijn zoon aan de drugs is geraakt.

Maar dat nadenken over zichzelf is niet altijd een nadenken over je gevoelens. Heel vaak wordt er dan nagedacht over het handelen. Na het hartinfarct ontdekt de patiënt dat hij minder moet eten en minder roken, op tijd zijn bloeddruk controleren, op tijd zijn medicijnen innemen, meer moet sporten, enzovoort. Dan gooit hij het op beheersbare dingen en toestanden.

Een andere weg om te ontsnappen aan het nadenken over je gevoelens is het scheppen van de zondebok: als mijn zoon nu maar eens wilde studeren; als mijn vrouw nu maar eens dit of dat achterwege liet; als mijn chef nu maar eens oog had voor de moeilijke omstandigheden op het werk. Ook hier vecht het stevige, al te stevige ik voor zichzelf.

Maar soms komen er na een crisis ook andere vragen boven: het leven gaat snel en waar ben ik toch mee bezig? Ben ik eigenlijk wel gelukkig? Loop ik niet vaak over mezelf heen? Loop ik niet vaak over anderen heen? Waarom is mijn zoon zo gesloten tegenover mij? Laat ik niet veel liggen wat me eigenlijk beroert? Waarom maak ik me altijd zo druk? Waarom erger ik mij zo? Zeker, er valt veel te ergeren, maar anderen gaan daaraan fluitend voorbij – waarom spreekt het ergerlijke dan juist mij zo sterk aan? Als er zo wordt gedacht, heeft het heersende ik gecapituleerd en erkend dat er machten in je huizen waarover je niet kunt heersen. Dan is er de zelfreflectie die we hier met dat woord bedoelen.

Als na het tot bedaren komen van de ontsteltenis rond het hartinfarct de vraag boven komt of je eigenlijk wel gelukkig bent, of het leven je wel bracht wat je ervan verwachtte, is die vraag uit zichzelf opgekomen. Dan is die vraag van een heel ander kaliber dan wanneer je hem leest in een brochure van de Hartstichting. Jouw vraag, jouw eigen vraag, wordt het alleen maar als die een lading heeft vanuit je innerlijk. Die lading komt niet op commando. Maar daarmee is het niet uitgesloten dat ook die gelezen vraag in de brochure plotseling door jou herkend wordt en de lading krijgt.

Als je wilt nadenken over je gevoelens, moet je maar afwachten welke gevoelens er boven komen. Wanneer je bijvoorbeeld wilt nadenken over jezelf naar aanleiding van het feit dat je zo vaak agressief wordt tegenover je zoon, moet je maar afwachten of je de grond daarvan ook te voelen krijgt. De verleiding is dan groot om te zoeken naar allerhande zaken waarvan je weet dat die een rol kunnen spelen. Raakt mijn zoon met zijn gedrag misschien een tere plek in mij? En ja hoor, je (denken) vindt tere plekken. Heb ik misschien overspannen verwachtingen inzake zijn maatschappelijke carrière? Ja hoor, je (denken) vindt overspannen verwachtingen. Heel anders is het als je werkelijk voelt wat er werkt in jouw agressiviteit naar je zoon. Dan kom je jezelf tegen als een ander mens. Dan *voel* je jezelf anders. Maar die ontmoeting met jezelf kun je niet afdwingen. Die komt of die komt niet.

Zelfreflectie heeft zijn voorwaarden en problemen en opent zeker niet altijd de weg naar dieper voelen. Je blinde vlekken zijn hardnekkig.

Via de ander

In hoofdstuk 11 werd geïllustreerd hoe je via de ander kunt komen tot een diepere ervaring van jezelf. Naar een van de gegeven voorbeelden verwijs ik hier even.

> Thuisgekomen zegt Vermegen tegen zijn vrouw dat hij een rotdag had en onmiddellijk daarna neemt hij de machohouding aan en zegt dat het hem toch niets kan schelen en dat ze het maar uitzoeken.
> Zij: 'Maar je bent er wel ongelukkig mee.' En ze kijkt hem zo aan, dat hij zijn blik moet afwenden, want alle rottigheid stijgt naar zijn traanklieren. Hij huilt als een kind. 'Toe,

huil maar', zegt zij. Na de grienpartij is er heel wat veranderd in hem. Hij voelt zich rustig en mild. 'Ik wist niet dat ik zoveel tranen in mij had', zegt hij. Er is een blinde vlek verdwenen. Zijn agressie is foetsie, de zondebok is verdampt.

Bevestiging, vooral bevestiging binnen een tedere bejegening, voert tot een dieper ervaren van jezelf, tot zelfkennis.

Nota bene: de haptotherapie

De haptotherapie zoekt haar kracht niet in woorden, maar laat de cliënt aan diens eigen lijf voelen wie hij is. Zij laat hem bijvoorbeeld voelen dat hij gespannen is. Dan neemt zij die gespannenheid weg, zodat de cliënt gaat voelen wat daaronder stak. Om misverstanden te voorkomen zeg ik erbij, dat het niet zo is dat de therapeut gericht is op het wegnemen van spanningen. Hij is gericht op de mens-cliënt en vanuit die gerichtheid raakt hij hem aan. En zijn aanraken is een beter aanraken naarmate hij alle bedoelingen vergeet. Maar het menselijk contact in het goed aanraken maakt het lichaam van de cliënt zachter, ook voor hemzelf, en doet spanningen verdwijnen. Je zou kunnen zeggen dat niet de therapeut de spanningen wegneemt, maar dat de therapie dat doet.

14.6   De gelaagdheid van het gevoelsleven

Monique lachte iedereen vriendelijk toe vanuit een zekere dwangmatigheid, maar had van die dwangmatigheid niets in de gaten. We zeggen dan dat zij zich niet bewust was van die dwangmatigheid. Als Monique zou ontdekken dat zij iedereen toelacht omdat zij er behoefte aan heeft om aardig gevonden te worden, is haar iets bewust geworden wat haar eerder onbewust was. Maar de herkomst van deze behoefte is haar daarmee nog niet bekend; die is haar onbewust. Misschien denkt zij wel dat zij nu eenmaal behoefte heeft om aardig gevonden te worden. Wanneer zij dan ontdekt dat zij aardig gevonden wil worden omdat zij zich altijd eenzaam voelt, is zij zich opnieuw bewust geworden van iets dat haar eerder onbewust was.
Als ik dan dit proces bij Monique overzie, heb ik de neiging om te spreken van een zekere gelaagdheid in ons gevoelsleven. Dan zie ik bovenaan de gevoelsmatige drijfveer waarvan Monique zich bewust was. Daaronder is er de meer eigenlijke drijfveer waarvan zij zich niet bewust was, maar waarvan zij zich wel bewust werd. Daar weer onder zit de drijfveer die haar onbewust bleef. Deze neiging om het gevoelsleven te zien in lagen is een product van mijn eigen denken en van mijn eigen behoefte aan een visuele voorstelling van de toedracht, maar zegt niets over de feitelijke toedracht. Of er werkelijk *lagen* bestaan in het gevoelsleven, weet ik niet.

De haptotherapeut wordt vaak geconfronteerd met het verschijnsel dat ik hier gelaagd-heid noem. Zo klaagde de cliënt van een haptotherapeut erover dat zij zich zo leeg voel-de en nergens meer plezier in had. Toen zij echter gedurende de behandeling haar agressie jegens haar moeder ging voelen en die had uitgeschreeuwd, kwam haar oor-spronkelijke vitaliteit weer boven en kreeg zij weer plezier in het leven. Die vitaliteit kwam weer boven, alsof zij ooit ergens onder had gezeten; onder die agressie. Het is slechts een wijze van spreken, het 'boven' en 'onder', maar wel een wijze van spreken die wordt uitgelokt door concrete ervaringen.

15

In je lichaam zijn

Je moet goed 'in je lichaam zijn' om alles te voelen wat er gevoeld kan worden. De hele haptonomie staat of valt met de juistheid van deze bewering. Ik teken voor de juistheid daarvan op grond van talloze ervaringen, maar ook op grond van directe waarneming. Het is zichtbaar, ervaarbaar, voelbaar, dat omvang, kwaliteit en genuanceerdheid van het voelen samenhangen met de mate waarin je je lichaam bewoont. Ik heb de indruk dat iedereen die goed voelt dit kan onderkennen. Dat wonen in je lichaam is nog geen garantie voor goed voelen, maar het is wel een voorwaarde.

De haptotherapie beoogt dan ook de cliënt beter in zijn lichaam te brengen, hem zijn lichaam aan te reiken. Dat gebeurt door aanraking. Op de plaats waar je lichaam wordt aangeraakt, voel je je lichaam. Dat is bij iedereen zo. En naarmate de aanraking meer kwaliteit heeft, voelt de cliënt zich dieper geraakt en komt hij dieper in zijn lichaam. (Aanraken, zoals de haptonomie dat bedoelt, wordt besproken in hoofdstuk 24.)

In het onderhavige hoofdstuk gaat het om het zijn in je lichaam. Het is een wat vreemde uitdrukking, 'zijn in je lichaam'. Is niet iedereen in zijn lichaam? In de ogen van haptonomen niet. Wat haptonomenogen in dit opzicht signaleren, beschrijf ik hier. Allereerst komt aan de orde wat er gezien wordt aan iemand die goed in zijn lichaam is.

15.1 Het lichaam dat in zijn totaliteit goed bewoond wordt

De jonge Arubaan die ik in hoofdstuk 2 beschreef, was perfect in zijn lichaam; hij bewoonde zijn lichaam tot in alle hoekjes. Daarmee stond hij vanuit zijn fundament voelend in de wereld. Hij was perfect haptisch in de ruimte, had een soepele motoriek, was vanuit zijn innerlijk warm betrokken op iedereen die hij tegenkwam, gaf een warme hand waarin hij vanuit zijn gemoed aanwezig was. Er werd in hem nooit iets van zijn gevoelens weggestopt. Bij iedereen kwam hij over als iemand die altijd volledig was zoals hij zich presenteerde. Met het grootste gemak legde hij zijn behoeftige ziel bloot. Elk woord dat hij sprak kwam recht en onverminkt uit zijn binnenste binnen. Vergeleken met de volmaaktheid waarmee hij in zijn lijf stak, leken de lichamen van de andere studenten en van mij leeg en onbewoond.

Hiermee is een aantal kwaliteiten opgesomd waaraan het goed-in-je-lichaam-zijn wordt ervaren: aan de perfecte haptische ruimte waardoor een soepele motoriek mogelijk is; aan de betrokkenheid op *buiten* vanuit het gemoed, een openheid van het gemoed; aan een levendige mimiek; aan het aanwezig zijn vanuit de hele persoon. Maar het zijn-in-het-lichaam behoef je niet uitsluitend af te lezen aan deze kwaliteiten. Je kunt het ook onmiddellijk herkennen. Je hoeft geen haptonoom te zijn om dat te ervaren. Wie goed in zijn lichaam is, loopt ook niet met hoge schouders en met een ingetrokken buikwand. Ook heeft hij geen sterke holle rug (tenzij deze holle rug een gevolg is van zijn anatomische lichaamsbouw). Zijn knieën zitten los, dat wil zeggen dat zijn knieschijf niet krampachtig wordt opgetrokken. Die knieschijf kun je bewegen. Hij spreekt niet met een geknepen keel.

15.2   Het niet goed bewoonde lichaam

Het lege lichaam

Toen ik leraar was op een kweekschool voor onderwijzers had ik eens een meisje in de klas dat opviel door haar afwezigheid. Zij was er altijd, maar viel nooit op. Rond haar zaten de andere meisjes met glunder, warmte, wantrouwen, spot, verveling, argwaan, interesse, ongeïnteresseerdheid, lol of afwachting. Maar zij was een lege vlek die nooit of te nimmer iets uitstraalde. Nooit vroeg zij wat of maakte zij een opmerking. Het was een mager, schriel meisje. Haar ogen waren leeg en haar gelaat was grijs. Als de les ten einde was, leek zij moeite te hebben met opstaan en zij was altijd de laatste die de klas verliet. Zij leek altijd moe. Zij liep werkelijk met slepende tred. Zij bewoog haar bovenbenen en de onderbenen werden dan als het ware meegetrokken. Haar hoofd liet zij wat hangen. Contact met klasgenoten was voor haar een probleem en anderzijds hadden de andere meisjes moeite om bij haar contact te vinden. Zij had in mijn oog een lichaam als een ding dat zij opzettelijk moest laten lopen. Haar lichaam was voor mij een leeg ding, een onbewoond ding. Een lichaam zonder gemoed.

Ik 'ontdekte' haar pas naar aanleiding van een schriftelijk overhoren. Wat zij inleverde, was veruit het beste van wat ik in handen kreeg. Ik complimenteerde haar daarmee en na de les volgde er een gesprek met haar, waarin zij ook zei dat zij zo'n moeite had met het staan-voor-de-klas, wat mij niet bevreemdde. Zij zei mij dat ze zo graag wilde zijn als de anderen; dat ze zich altijd *leeg* voelde en nergens plezier in had.

Deze beschrijving geeft een extreem leeg lichaam te zien. Een lichaam waarin niets van gemoed en gevoel te bespeuren viel. Dit meisje onderging een bekwame haptotherapeutische behandeling waarbij zij het aangeraakt-worden gretig in zich opzoog. Daarmee werd haar het lichaam aangereikt en ging zij voelen. Wat er met haar aan de hand geweest was, werd daarmee duidelijk. Het lichaam was haar nooit aangereikt door een tedere aanraking. 'Mijn moeder is wel vol zorg', zei zij, 'maar eigenlijk is zij kil.'

De leegte van het lichaam doet zich in allerhande gradaties voor. Soms ervaar je de betrekkelijke leegte van iemand in de hand die je van hem krijgt, een hand waarin niets van leven te bespeuren valt. Je krijgt een ding, waarmee je mag doen wat je wilt. Soms onderken je leegte aan een lege blik. Soms aan de afwezige indruk die je van iemand hebt. Je voelt dat zij/hij maar heel zwak in de ruimte is; dat mensen en dingen in deze ruimte haar/hem nauwelijks in zijn lichaam aanspreken. Soms onderken je het aan een vlakke, lege mimiek.

Het lichaam dat in de greep wordt gehouden

Vaak zie je dat mensen, bewust of onbewust daarvan, hun lichaam in de greep houden om op een bepaalde wijze over te komen. In de maat daarvan is hun gemoed naar buiten toe gesloten. Dit in de greep houden van het lichaam kan tijdelijk zijn, afhankelijk van omstandigheden, maar het kan ook een blijvende attitude zijn. In het laatste geval zie je dat er als het ware een pantser in het lichaam is opgebouwd, waarmee de persoon in kwestie zijn gemoed afdekt voor de ander. Het gepantserde lichaam is dus niet leeg. Dat pantser kan een dikte vertonen in allerhande gradaties.

Er zijn veel elementen waaraan je kunt zien en ervaren dat mensen hun lichaam in de greep houden.

- Je kunt het ervaren aan hun lichaamshouding. Steevast houden zij hun buikwand ingetrokken. (Tenzij zij corpulent zijn. De dikke vetlaag voor de buik kan een fysieke vorm zijn van het pantser.) Je kunt het ervaren aan een hoog liggende adembeweging, aan een adembeweging die hoog in de borstkas verloopt en als het ware de buik mijdt. Je kunt het ervaren aan hoog opgetrokken schouders. Je kunt de pantsering ervaren in hun lichaamshouding, bijvoorbeeld in een te rechtop staan; in een staan met achterwaarts gedrukte knieën.
- De wijze van staan kent duidelijke en subtiele verschillen. Je kunt een staan onderkennen waarbij de persoon in kwestie zich laat dragen door de bodem waarop hij staat (wat meestal gepaard gaat met een losgelaten buikwand en altijd met een beweegbare knieschijf) en een wijze van staan waarbij de persoon zijn benen in de greep houdt (wat gepaard gaat met een niet-beweegbare, vastzittende knieschijf).
- Je kunt het ervaren in de motoriek. Bijvoorbeeld in parmantig lopen: een stokkerig lopen waarbij de voet bij elke pas te ver naar voren wordt gebracht en er met ach-

terwaarts gedrukte knieën wordt gelopen. In hippend lopen, waarbij bij elke pas de hak van de voet na het raken van de grond te hoog wordt opgetrokken. In het macho-lopen, breed en imponerend. In het dribbelende lopen, waarbij eveneens de knieën achterwaarts worden gedrukt. In het deftige lopen, het schrijden, dat duidelijk demonstreert dat het omringende van geen waarde mag zijn en dat de schrijdende zich niet laat raken. Je ervaart het in-de-greep-houden van het lichaam in de hand die je krijgt. Die hand komt dan niet in een harmonische soepele beweging naar je toe en adapteert zich niet aan jouw hand. Meestal knijpt die te hard. Het hand geven komt over als een mechanisch gebaar.

- Je kunt het zien aan een gereserveerde blik, aan een afstandelijke blik. Maar ook aan een quasi-open blik, aan een getrokken *smile*. Je hoort het in een spreken met te hoog stemgeluid; in een kelig spreken met toegeknepen keel. Je hoort het aan opzettelijke minutieuze articulatie bij het spreken.
- De haptotherapeut kan het bovendien zien en voelen in een te hoge tonus van de spieren. Een diepgrijpende pantsering onderkent hij aan verklevingen van de rughuid met het onderliggende weefsel. Soms is de verkleving zo stevig en hard dat de rug een ijsbaan lijkt. De rug is het lichaamsdeel dat het meest reageert op een (ook onbewust) zich bedreigd voelen.

Het lichaam van de gepantserde zegt: ik geef het gemoed niet over aan de ander; ik wil het gemoed afschermen; er wordt geheerst over het gemoed. Wie zijn lichaam in de greep houdt is, in de maat daarvan, moeilijk aanraakbaar, terwijl hij die aanraking juist hard nodig heeft.

Het lichaam van degene die het in zijn greep houdt is niet leeg. Soms gaat er zelfs een rijk gemoed in schuil, rijk maar kwetsbaar. Angst voor het gekwetst worden is de diepere oorzaak van al het in-de-greep-houden.

Het verlaten lichaam

Een dame uit onze kennissenkring had haar kind verloren, een kleuter nog. Tot onze verbazing hoorden wij, dat zij niet bedroefd was en geen traan had gelaten. Zij bleek al geruime tijd bepaalde oefeningen van oosterse origine gedaan te hebben die haar bevrijd hadden van affectieve banden. Zij was nu daarvan zo bevrijd dat zij geen droefheid kende. Aan de leegte van haar handdruk voelde ik dat zij inderdaad in een andere wereld verkeerde dan ik. Ook miste ik de warmte in haar blik, de warmte van het bij mensen en dingen zijn, maar die blik was wel heel helder.

Veldman waarschuwde indertijd voor yoga. Yoga zou de ademhaling onder controle nemen, van haar spontaneïteit beroven en daarmee de vrijheid van het gemoed inperken. Jaren later verzocht een groep leraren in een bepaalde vorm van yoga mij om voor hen een voordracht te houden over haptonomie. Ik besprak met hen Veldmans waarschuwing, waarop zij mij verzekerden dat hun yoga het gemoed niet aan banden legde. Maar toen ik tijdens mijn voordracht sprak over aangeraakt worden, zag ik enkele toehoorders in ademnood komen en een enkele zag ik blauw worden in hals en gezicht. Ik stopte dus mijn uiteenzetting. Ik wist nu voorgoed dat ook deze vorm van yoga de spontane ademhaling onder controle neemt en daarmee lichaam en gemoed geweld aandoet. Ik had gezien dat reeds het praten over aangeraakt worden in hen een affectieve respons opriep die hun lichaam niet meer kon verwerken.

Bij het nagesprek over het een en ander bracht een van de leraressen naar voren dat zij er prat op ging, dat zij de ander niet nodig had, maar gelukkig was met het beschouwen van de kosmos. Daarmee illustreerde zij voor mij de kern van de zaak. De *affecten zijn banden met concrete mensen van vlees en bloed en banden met concrete zaken – een jou dierbare tafel, een jou dierbare symfonie, een jou dierbaar boek.* Voor de haptonomie behoort de affectieve uitgroei bij een harmonische ontwikkeling van de persoon, en daarmee heeft zij een ander levensbeschouwelijk standpunt dan de leraren in deze vorm van yoga.

16
Het gemoed

Van het voelen kunnen we niet meer zeggen dan dat het een ondergáán is. Over het voelen *sec* valt verder niet veel meer te zeggen, maar wel is het duidelijk dat het ene voelen niet het andere is. Een aantal woorden wijst ook daarop, zoals aanvoelen, invoelen, meevoelen, doorvoelen en je één voelen met iets. Ook hebben we de woorden medelijden, jaloezie, angst, pijn, dorst, honger, liefde, haat, woede, minderwaardigheidsgevoelen en hartstocht, die alle een bepaald soort voelen aanduiden. In dit en de volgende hoofdstukken besteden we aandacht aan soorten van gevoelens. Daarbij is het ondoenlijk om alles wat benoemd kan worden de revue te laten passeren. Bovendien gaat het in de haptonomie vooral om de gevoelens die hier, in dit boek, affecten worden genoemd.

In dit hoofdstuk vinden we de betekenis van datgene wat we verstaan onder het woord gemoed. Daarmee vinden we een eerste onderscheid binnen de gevoelens, want er zijn gevoelens die niet en gevoelens die wél in het gemoed zetelen. Tot die tweede categorie behoren ook de affecten, samen met de gevoelens die we stemmingen en emoties noemen.

16.1 Het gemoed

Als ik me leeg voel

Vanzelfsprekend is het voor mij dat mijn lichaam warm is. Ik bedoel niet de warmte die je meet met een thermometer, maar ik bedoel mijn innerlijke warmte. Die is zo vanzelfsprekend, dat ik haar pas ontdekt heb toen die ontbrak en ik van binnen *leeg* was. Ik weet niet hoe ik dat beter kan verwoorden dan met het woord leeg. Toen pas ontdekte ik dat ik me doorgaans *gevuld* voel.
Als ik leeg ben, mis ik pijnlijk mijn innerlijke warmte. Ook stijgt er dan geen vitaliteit in mij op. Dan heb ik nergens zin in, dan voel ik me verlaten, dan word ik door niets aangesproken en heb ik het idee dat ik er nauwelijks nog ben. Met de thermometer heeft die innerlijke kou niet veel te maken; wel iets, want wanneer ik me intens leeg voel, krijg ik ook koude handen en voeten.

De leegte blijkt ook bezit te nemen van mijn uiterlijk. Staande voor de spiegel zie ik dan een lege blik, een niet-vitaal gelaat en een droge, wat grijsachtige huid. Al mijn bewegingen zijn dan vertraagd, alsof ik moe ben.

De tafel die ik gisteren nog zo mooi vond is nu deze glans kwijt. En het gesprek van gisteren, dat ik toen weldadig vond, is nu nietszeggend geworden. Niets om mij heen, niets in mijn toekomst, niets uit het verleden heeft nog enige betekenis voor mij als ik leeg ben.

De omstandigheden waarbij leegte optrad

Ik voelde mij een poos lang heel leeg toen mijn moeder was overleden. De leegte overkwam mij ook na grote tegenvallers die het perspectief op mijn toekomst in diggelen gooiden, zoals na het verbreken van een relatie en na een mislukte sollicitatie naar een baan. Zij overkwam mij ook toen mijn plannen voor een veelbelovende vakantiereis in duigen vielen. Ook voelde ik mij leeg toen ik door iemand diep gekrenkt werd. Ik werd ook leeg van binnen toen ik uit onvermogen mij niet wist te gedragen binnen een bepaald gezelschap.

Soms onderkende ik ook fouten tegen mijzelf als oorzaak van de leegte. Soms was dat het miskennen van mijn eigen moraliteit. Bijvoorbeeld als ik onterecht was uitgevallen tegen iemand. Soms volgde de leegte na een op het eerste gezicht vrij argeloze mislukking. Dat was bijvoorbeeld het geval toen ik te gretig iets had aangeschaft, waardoor het aangeschafte mij niet die bevrediging bezorgde die ik ervan verwachtte.

De oorzaak van de leegte

Het heeft heel lang geduurd voor ik de oorzaak van dit mij-leeg-voelen in de gaten kreeg. Vroeger gaf ik altijd de schuld van de leegte aan uitwendige omstandigheden: aan het overlijden van mijn moeder, aan het verbreken van een relatie, aan het mislukken van de sollicitatie, aan het gekrenkt worden, aan het in duigen vallen van vakantieplannen enzovoort. Maar als ik nu, decennia later, terugkijk op alles wat ik aanwees als oorzaak van de leegte, zie ik diverse fouten in mijn beoordeling van weleer. Vroeger meende ik dat ik leeg werd door omstandigheden buiten mij, maar nu weet ik dat altijd fouten jegens mijzelf de oorzaak zijn. Toen ik me leeg voelde na het overlijden van mijn moeder, zag ik dit overlijden als de oorzaak, maar nu weet ik dat dit niet zo is. Ik werd leeg doordat iets in mij de droefheid niet toeliet. Een soort inwendige kramp verhinderde de droefheid te ondergaan. Dat gebeurde niet opzettelijk, maar overkwam mij door een innerlijk mechanisme, waarover ik niets te zeggen had. Ik voelde mij leeg toen ik door iemand diep gekrenkt werd. En die krenking wees ik aan als de oorzaak van de leegte. Maar nu weet ik dat ik leeg werd doordat ik de pijn van die krenking opzijzette en het leed daarvan niet wilde ondergaan. Ook dit gebeurde voor een deel door een innerlijk mechanisme, maar ook door een bewust en opzettelijk verzet dat verwoord wordt met de uitdrukking dat je je niet wilt laten kennen.

En zo is het altijd geweest bij het me-leeg-voelen. Dan werd pijn door mij niet toegelaten, hetzij door dat innerlijke mechanisme, hetzij door een opzettelijk verzet. Is het miskennen van leed misschien altijd de oorzaak van je leeg voelen? Zoals gezegd, dit ben ik pas jaren later te weten gekomen. Niet uit boeken, maar doordat ik dieper in mijn eigen lijf kwam te wonen binnen goede intieme relaties.

De innerlijke warmte kwam vanzelf terug nadat ik een tijd de leegte geleden had. Van belang blijkt daarbij, dat ik de pijn van die leegte accepteer en daar niet overheen fluit; dat ik de pijn accepteer als een rouwen over mijzelf. Maar ook is mij gebleken dat de ander als een tovenaar mijn innerlijke leegte kan vullen met warmte. Soms is daartoe een enkele blik al voldoende.

16.2 Enkele lessen van de leegte

De samenhang van binnen en buiten

De bezinning op de leegte heeft mij persoonlijk dus veel geleerd: dat ik mij doorgaans niet leeg voel, maar gevuld; niet innerlijk koud maar warm, en dat ik mij daarvan niet bewust ben als ik me warm voel; dat het miskennen en niet toelaten van leed de oorzaak was van mijn leegte; dat het ondergaan van leed, het toelaten van leed, voor mij problematisch was; dat ouder worden binnen goede intieme betrekkingen vanzelf een diepere acceptatie van mijzelf opleverde, een reiniging van storende mechanismen en een betere kennis van mijzelf.

Maar bovendien heeft de leegte ook mijn ogen geopend voor een merkwaardige toedracht, een bijna onontwarbare vice-versarelatie tussen de warmte van mijn lichaam enerzijds en de warmte van mensen en dingen om mij heen anderzijds. Voel ik mij warm, dan word ik warm aangesproken door de mensen en dingen om mij heen. Wanneer ik me leeg voel, is die relatie verdwenen. Zodat ik ontdekte dat mensen en dingen om mij heen als warm worden ervaren, hoewel ik daar volstrekt geen erg in had. Precies zoals ik er geen erg in had, dat er in mij doorgaans warmte was.

Daarbij blijft het nog onduidelijk wat het eerst is, de warmte van de mensen en dingen om mij heen, of mijn innerlijke warmte. Misschien, zo denk ik, is er helemaal geen eerst en is er louter sprake van een gelijktijdige samenhang. Dan zou de warmte van binnen samenvallen met de warmte van buiten, met de warmte die ik ervaar in de mooie tafel, in het gesprek van gisteren, in de aanwezigheid van mijn vrouw en van mijn kinderen, in het perspectief op mijn toekomst en in de herinnering aan mijn verleden. Ik neig er zelfs toe om te zeggen: *mijn innerlijke warmte is hetzelfde als de warmte die ik buiten mij ervaar.*

Als ik leeg ben, is die band met *buiten* ernstig verstoord. Ik voel mij dan een leeg ding. In het alledaagse leven, als ik mij gevuld voel, besef ik daar niets van. Vanuit de ervaring van de leegte weet ik dat nu.

Een tweedeling in onze gevoelens

Achteraf viel het mij op dat bepaalde gevoelens niet verdwijnen tijdens de leegte. Ook als ik me leeg voel, blijf ik eventuele hoofdpijn of maagpijn voelen, ook mijn honger, dorst, vermoeidheid en slaap. Ook kun je dan nog voelen dat het mes scherp is, de muur ruw en de vensterbank glad.

Dit voert tot een tweedeling binnen onze gevoelens. Aan de ene kant zijn er de gevoelens die wél verdwijnen tijdens het je-leeg-voelen en aan de andere kant zijn er de gevoelens die niet verdwijnen. Bij het formuleren van dit onderscheid viel mij te binnen dat wij voor de gevoelens die wel wegvallen een woord hebben, namelijk het woord *gemoed*.

16.3   Nogmaals het gemoed

Het woord gemoed behoort tot onze omgangstaal en iedereen heeft wel enige notie van wat eronder wordt verstaan. Het zegt iets van het innerlijk van de persoon, dat we soms warm en soms koud noemen. Iemands gemoed blijkt ook als iets relatief-blijvends ervaren te worden, want we zeggen immers van iemand dat hij goedmoedig is, hoewel hij ook wel eens narrig kan zijn. Maar, zo zeggen we dan, hij is nu niet zichzelf; als hij zichzelf is, is hij goedmoedig.

In zijn boek *Das Gemüt* analyseerde de filosoof Stephan Strasser wat we onder het gemoed verstaan. Hij ontdekte daarbij dat het een min of meer blijvende resultante is van een aantal factoren.

Lichamelijke factoren spelen een grote rol, zoals de bouw van je lichaam, de werking van hormonen, het al of niet pijn hebben, het honger hebben of je verzadigd voelen, smakelijk gegeten hebben, de alcohol in je lichaam, slecht of goed geslapen hebben.

De tweede factor die een rol speelt, is de wijze waarop je aandoeningen in het verleden hebt verwerkt, of je je tranen hebt geschreid of weggestopt, of je je erotische aandoening hebt genoten of weggestopt, of je de miskenning die je ondervond van anderen als leed hebt ondergaan of hebt weggestopt. Tot deze tweede factor behoort ook de wijze waarop er is omgegaan met schuldgevoelens.

De derde factor is onze redelijkheid. Wanneer ik blij ben omdat ik in de loterij de hoofdprijs heb gewonnen, ben ik blij op grond van een weten. En wanneer ik bedroefd word omdat ik vernam dat mijn vriend is overleden, ben ik eveneens bedroefd op grond van een weten.

Als vierde factor noemt Strasser de geestkracht. Al naargelang je geestkracht kijk je diep of minder diep in mensen, dingen en het hele bestaan. Wat het geestesoog dan ziet, speelt een grote rol in je doorsnee stemming, in de aard van de dingen die je aanspreken en in de diepte waarmee je wordt aangesproken.

Soms ligt mijn gemoed als het ware buiten mij

Als ik maagpijn heb, leg ik soms mijn hand koesterend op mijn buik, want daar in die buik voel ik de ellende. Heel anders ervaar ik de liefde voor mijn kleinkind. Al kijkend naar de peuter ga ik de peuter strelen en niet mijn hartstreek. De oma van de baby streelt evenmin haar hartstreek als zij de ukkepuk ziet. Dan is het alsof zij zichzelf helemaal vergeet. Haar blik is zozeer op het kind gericht, dat het lijkt alsof haar ogen naar buiten willen springen. Dáár immers is het kind, dáár ginds. Dáár is het verrukkelijke. Haar handen hebben voortdurend de neiging om naar daarginds te gaan, om het verrukkelijke aan te raken en te strelen. En als haar handen het verrukkelijke strelen, zijn haar handen vanzelf geheel geadapteerd aan de verrukkelijk-kwetsbare ukkepuk, alsof die het gedrag van oma tot in de finesses bepaalt. 'Ik ben helemaal *weg* van dat kind', zegt zij. Zij is inderdaad weg. Zij heeft haar denkend-willend ego helemaal verlaten. Alle gedachten over gisteren en over morgen zijn verdwenen; alle willen voor straks is foetsie. Zij is volstrekt opgegaan in datgene wat dáár is, de ukkepuk. Als oma thuis verlangt naar het weerzien met de ukkepuk, is zij op een merkwaardige wijze ginds, bij de ukkepuk. Het verlangen is een soort ginds-zijn waarbij het hier-en-nu in een bepaald opzicht wordt verlaten. Dat kun je dan zien aan haar oogopslag en haar gebaren. Haar blik is dan niet helemaal hier en haar gebaren zijn wat aarzelend en minder trefzeker dan anders. Haar hart, haar gemoed ligt dan als het ware buiten haar.

Zo is het niet alleen met de liefde voor kleinkinderen. Ik ben weg van Beethovens Zesde. Daarom zet ik vaak de cd met Beethovens Zesde op en dan hoor ik het verrukkelijke om mij heen. Niet in mij is het verrukkelijke, maar om mij heen. Geen moment streel ik daarbij mijn hartstreek. En de glorie van de magnolia zit niet in mijn ogen, maar is ginds, die zit in de magnolia. Zo is het zelfs bij het genieten van de borrel. Dan geniet ik niet van mijn tong, maar van het vocht dat daar overheen gaat. Ik geef toe dat de afstand tussen tong en borrel beduidend kleiner is dan die tussen mijn ogen en de ukkepuk van daarnet. Maar in elk geval is het zo, dat ik bij het genieten van de borrel niet een lekkere tong voel, maar een lekker jenevertje *op* mijn tong. En wanneer ik de afschuwelijke snijbonen op mijn tong krijg, zeg ik niet dat mijn tong verschrikkelijk is, maar dat snijbonen een gruwel zijn. Ik haat mijn buurman en daarbij ga ik niet mijzelf aframmelen. Niet mijn lijf is de brok ellende, maar hij, de buurman.

De gevoelens die ik de revue liet passeren, liefde, verlangen, genot, afkeer haat, noemen we *affecten*. Het zijn in een bepaald opzicht heel merkwaardige gevoelens, want enerzijds bieden zij aan ons gemoed de warmste plek, en anderzijds zijn het gevoelens waarbij dat gemoed als het ware buiten ons ligt.

Pas wanneer ik ga reflecteren op mijzelf en dus ten minste enigszins mijzelf onttrek aan het ondergaan, dan pas onderken ik dat er ook iets in mij huist, dat *in* mij iets van verrukking is of van afkeer of van angst. Als ik voorbeelden wil geven van affecten moet ik dus niet praten over de liefde voor vrouw, kinderen of tuin, maar dan moet ik als voorbeelden geven: vrouw en kinderen als lief ervaren en de tuin als mooi. Deze formulering doet veel meer recht aan het feit dat het lieve en mooie ginds is, buiten mij ligt.

Maar is dit hele verhaal niet in tegenspraak met wat in vorige hoofdstukken werd gezegd? Er werd immers beweerd dat het lichaam de gevoelens voortbracht. Inderdaad, het lichaam brengt de gevoelens voort, maar het levende lichaam richt ons op *buiten*, het sterkst in de affecten. Welnu, nooit zijn we meer buiten ons lichaam dan in de affecten, vooral bij de verrukking van de liefde. Dan functioneert het levende lichaam op zijn best. Dan trekt het vanzelf alle registers open. Dan is er ook een perfecte adaptatie aan het verrukkelijke. Dan zijn spijsvertering en bloeddruk uitstekend.

16.4   De affecten

De affecten vormen de warmste plek in ons gemoed en behoren derhalve als eerste besproken te worden als gevoelens die in ons gemoed zetelen.

Voorbeelden van affecten

Je houdt van je partner, van je kinderen, van je ouders, van je vrienden, van een mooi landschap, van een bepaald schilderij, van bepaalde muziek, van je huis, van je tuin, van je geboorteplaats, van je hond, van boeken van bepaalde auteurs, van de kast op je kamer, van een borrel, van je werk, van sport en spel, van je hobby en je vindt je rechterbuurman sympathiek. Je linkerbuurman daarentegen vind je onsympathiek, je hebt een afkeer van bepaalde muziek, je ergert je aan de graffitispuiterij, je haat de dictator, je verafschuwt de oorlog, je vindt erwtensoep niet te eten, je raakt geïrriteerd door het gehoest of geneurie van je collega, je ergert je aan bepaalde televisie-uitzendingen.

Dit zijn voorbeelden van affecten. Stuk voor stuk zijn het voorbeelden van *waarderende* gevoelens, *positief of negatief* waarderend. Dat positief waarderen zit in het ondergaan van lust, genot, welbehagen, sympathie of verrukking; dat negatief waarderen in het ondergaan van afkeer, ergernis, irritatie en haat.

Wat misschien niet opvalt is, dat alle voorbeelden betrekking hebben op de gevoelsmatige waardering van iets dat *buiten* is en dat het telkens om iets *individueels* gaat: om deze bepaalde mens, om die bloem, dit drankje, gindse boom, dit bepaalde boek, dit muziekstuk en niet dat andere.

Prioriteit van de positieve waardering

De tastzin oordeelt over datgene wat bij mij hoort en wat niet. Op primitief niveau wordt het passende ondergaan met lust, het niet passende met onlust. Via deze lust en onlust houdt het dier zich in stand. De onlusten behoeden het bij bedreiging en de lusten voeden het leven zelf. Daarmee krijgen de lusten een bepaalde logische prioriteit boven de onlusten. Gezonde mensen zoeken lust, genot, welgevallen, vrede en verrukking en geen onlust, afkeer, bedreiging of agressie. Ook bij hen voedt de positieve waardering het leven. Je zou kunnen zeggen dat het hele affectieve leven eigenlijk draait om de positieve waardering, om lust, genot, welbehagen, sympathie, liefde. Het positief waarderend gevoel wordt daarom het eerste affect genoemd.

De afgeleide of secundaire affecten

Wie bemint kan bij afwezigheid van de geliefde naar haar/hem *verlangen*. Verlangen kan hij ook naar zijn geliefde boek. Hij kan ernaar *streven* of zich inspannen om de geliefde weer te zien. Hij kan zich ook *inspannen* om de Alfa Romeo te verwerven waar hij al zo lang naar verlangt. Hij kan *hopen* dat de geliefde dit aardse nog lange tijd met hem zal delen en *wanhopen* als de omstandigheden doen vermoeden dat dit niet het geval zal zijn. Wanhopen kan hij ook als hij hoort dat de Alfa Romeo weer duurder geworden is. *Bang* zal hij zijn als de geliefde ernstig ziek is en *droefheid* zal er zijn als de geliefde hem ontvalt. *Woedend* kan hij zijn op degene die de geliefde krenkt of anderszins kwaad doet. En hij kan *verontwaardigd* zijn over ideeën en omstandigheden die het dierbare leven in zijn algemeenheid bedreigen of benadelen.

De liefde brengt deze gevoelens mee, al naargelang de omstandigheden: verlangen, streven, hoop, wanhoop, angst, droefheid, woede en verontwaardiging. Zou er geen liefde geweest zijn, dan viel er ook niets te verlangen, te hopen, te wanhopen of te vrezen. Dan was er ook niets om naar te streven of om kwaad of verontwaardigd over te worden. Zulke relaties zijn er ook met de negatieve waardering. Wie een afkeer heeft van zijn buurman, kan hopen dat hij gaat verhuizen, kan vrezen dat hij komt en kan ernaar streven om hem te ontlopen. Zonder die afkeer zou er evenmin hoop zijn, of angst of streven. Deze gevoelens, dit verlangen, streven, deze angst, droefheid enzovoort zijn voor hun bestaan afhankelijk van de positief of negatief waarderende gevoelens, van welgevallen of afkeer, van liefde of haat. Vanwege die afhankelijkheid worden zij de afgeleide of *secundaire* affecten genoemd. De gevoelens waarin we positief of negatief waarderen worden de *primaire* affecten genoemd.

Maar het is allemaal niet zo eenvoudig als het hier nu geschreven staat. Niet alle tranen schreien we om het gemis van iets buiten mij. Niet alle woede die in mij raast heeft te maken met die geliefde. Er is ook veel droefheid en woede om mijzelf. Ikzelf ben mijn eerste geliefde. En zonder deze zelfliefde ben ik niet eens in staat om de ander of iets anders te beminnen. Maar de zelfliefde is geen affect. Zij bemint immers niet iets wat buiten mij is.

Droefheid

Bij het woord droefheid moet ik even stilstaan. Dat woord doet namelijk denken aan het plengen van tranen, maar het ondergaan van leed brengt niet altijd tranen voort. Leed kan omschreven worden als het pijnlijk ervaren van het gemis van de geliefde. Het is een rouwen om haar/zijn afwezigheid. Het woord leed slaat niet op het plengen van tranen. Gemis wordt het meest intens ervaren in de stilte van het gemoed. Tranen hebben meer betrekking op een geschokt zijn, op een zekere *ontreddering*, waarbij niet puur geleden wordt. Puur lijden kent geen misbaar. Dat doe je in stilte en rust; puur beminnen en genieten ook. Zo'n ontreddering – maar dan een positieve – zie ik ook in het juichen als je de hoofdprijs hebt gewonnen. In paragraaf 16.7 worden deze ontredderingsgevoelens besproken. Zij heten daar emoties.

Het plengen van tranen kent diverse drijfveren en dus ook diverse verschijningsvormen. We hebben er ook diverse woorden voor, zoals huilen, janken, blèren, schreien en wenen. Wie werkelijk bij zijn leed is in de stilte van zijn gemoed blèrt niet, jankt niet, huilt niet, maar laat geluidloos tranen lopen. Dat noem ik schreien. Dat woord drukt volgens mijn oren respect uit voor het ondergaan van een authentiek leed. Jammer dat dit woord – in de Noordelijke Nederlanden – nauwelijks nog gebruikt wordt. Janken zegt iets heel anders. Janken doe je uit nijd of haat. Het is de uiting van leed vermengd met agressie. Blèren is luidruchtig en vraagt aandacht. Vaak is het blèren een zeuren om het een of ander. Het woord wenen benoemt het schreien met vertedering of romantiseert het schreien. Het woord huilen negeert de drijfveer achter het tranen plengen. Volledigheidshalve: er is nog een andere drijfveer tot tranen plengen, namelijk het pijnlijk besef van onvermogen.

De liefde is het kardinale affect

Affecten ontwikkelen zich vanuit onze vitale driften. Deze hebben een biologische oorsprong. Dat zijn de drift tot levensbehoud, tot voeding en tot voortplanting. Derivaten van de drift tot levensbehoud zijn de drift tot bescherming van het territorium en het verwerven en beschermen van bezit. Deze driften treden in ons op als gevoelens, als gevoelsmatige drijfveren. Soms is zo'n drijvend gevoel zo sterk, dat het zelfs een haarlok een geweldige betekenis kan geven. Dieren, zeggen deskundigen, hebben genoeg aan zoiets als een haarlok. De vrouwtjesmus kan helemaal opgewonden raken als zij een musje met zwarte veertjes op zijn kopje ziet. De hengst als hij een bepaald geurtje ruikt. Maar mensen willen meer. Dat hebben zij niet altijd in de gaten en ze kunnen soms ook vallen voor een haarlok of voor een bepaalde ronding. Maar deze val zal hen uiteindelijk niet bevredigen, kan zelfs uitlopen op een mislukking. De menselijke affectiviteit wil meer. Die is gericht op een integratie met ons hele wezen. Die is gericht op de heel bijzondere positieve waardering die we liefde noemen. Vooral op de liefde van en voor mensen, de wezens die het meest bij ons passen. Maar ook op liefde voor een tuin, voor een muziekstuk, voor een schilderij, voor een landschap. Bij zulke liefde komt de mens pas helemaal aan zijn trekken. Onrustig is het menselijke hart tot het liefde vindt. De liefde is ons kardinale affect. Hoofdstuk 17 is daaraan gewijd.

16.5 De stemmingen

Naast de affecten behoren ook de stemmingen tot het gemoed. Zij vormen er zelfs de basis van. Dit hoofdstuk gaat over de stemmingen. Ook de zogenaamde morele gevoelens worden hier besproken, omdat zij als stemming worden ervaren.

De aard van de stemming

Tot de stemmingen rekenen we gevoelens als blijdschap, opgewektheid, somberheid, leegte, landerigheid, verveling, melancholie. Ook spreken we van een lollige, prettige, en van een plezierige stemming. Het kenmerkende van stemmingen is dat zij ons gevoelsleven en ons hele bestaan *in hun totaliteit* kleuren. Als je blij bent, ziet alles er voor jou blij uit. De hele wereld straalt voor jou blijdschap uit, er komen vanzelf verblijdende herinneringen in je op en je ziet de toekomst blij tegemoet. Jij en de wereld zwemmen als het ware in eenzelfde sop; jij en de wereld zijn op elkaar afgestemd. In somberheid voel je je somber en ziet de wereld er somber uit. Als je je leeg voelt, is alles leeg.

We zijn altijd op een bepaalde wijze gestemd, ook al kunnen we de stemming waarin we verkeren geen naam geven. Voor de stemmingen kennen we maar een paar woorden, zoals blij, somber, droef, landerig, leeg, verveeld, droefgeestig. De meeste stemmingen zijn zelfs zo diffuus dat ze zich aan karakterisering en benoeming onttrekken. Dan zeggen we bijvoorbeeld dat we ons gewoon voelen, maar het ene gewoon-voelen is nooit identiek aan het andere.

De stemming neemt helemaal bezit van ons. Zij kleurt onze hele waarneming, onze ervaring van datgene wat buiten ons is en zij bepaalt mede en kleurt de gedachten die in ons opkomen. Zij werkt ook in ons lichaam. Als je blij bent, stralen je ogen, glanst de huid, verloopt de ademhaling diep, heb je een opgerichte lichaamshouding, heb je veel te gebaren en verlopen die gebaren soepel en gracieus. Je bent dan ook goed aanspreekbaar door dingen en door mensen. Zozeer bepaalt de stemming ons helemaal.

De basis van ons gemoed

De stemmingen vormen de basis van ons gemoed. De stemming waarin we verkeren bepaalt onze ontvankelijkheid voor andere gemoedsaandoeningen, hoe we worden aangedaan door mensen en dingen om ons heen, hoe we tegen onze toekomst aankijken en ons verleden beoordelen. Je zou de stemming daarom een gevoelsmatig 'vooroordeel' kunnen noemen. Anderzijds kan zij omslaan door bepaalde affecten, al naargelang de diepte van die affecten.

Hoewel stemmingen kunnen omslaan, zien we toch bij vrijwel iedereen het domineren van een bepaalde stemming: de een is meestal opgewekt, de ander narrig, de een blij en de ander somber, de een open en de ander gesloten. Juist dat domineren van een bepaalde stemming karakteriseert voor ons de aard van de ander, de aard van diens gemoed. Daaruit blijkt dat de stemming in zekere mate bepaald wordt door de aard van de persoon en zijn geschiedenis. Dominerende blijmoedigheid verraadt dat de persoon in kwestie zich au fond bemind voelt. Dominerende melancholie verraadt dat de persoon in kwestie een grote droom, een heimelijk verlangen naar het grootse heeft, maar die droom van meet af aan als onrealistisch herkent. Het is de hunkering naar een ideaal aan gene zijde van het ravijn van tekortkomingen, vermengd met leed omtrent het gemis.

Iemands dominerende stemming tekent op den duur zijn gelaat, vooral in zijn blik, maar ook in de rimpels. Zo zie je soms een dikke verticale rimpel boven de neus, de frons. Die laat zien dat het leven in belangrijke mate benauwend en beangstigend was en dat die angst met kracht opzij werd gezet.

De stemming en de affecten

De stemmingen zijn geen affecten. Zij hebben wel een relatie met mensen en dingen om mij heen, maar zij betreffen geen concrete *afzonderlijke* mensen en dingen, maar mijn totale wereld. Maar de stemming heeft wel een tweezijdige relatie met de affecten. Enerzijds speelt de stemming een rol bij de wijze waarop ik mensen en dingen die ik tegenkom waardeer, dus bij het ontstaan van affecten, anderzijds kan een affect mijn stemming mede bepalen.

16.6 De morele gevoelens

Ook morele gevoelens (schuldgevoel en gevoel van voldoening) zetelen in het gemoed.

Schuldgevoel

Bij schuldgevoel gaat het niet om financiële schuld, maar om morele schuld. Onder schuldgevoel verstaan we het gevoel dat ons overkomt als we ons niet gedragen hebben overeenkomstig de morele normen die in ons huizen. Het gaat daarbij om ons eigen geweten en niet om het oordeel dat anderen over ons hebben.
Schaamte is niet het schuldgevoel. Schaamte is een gevoel dat ons kan overkomen als we andermans oordeel voelen of menen te voelen, als we met andermans blik naar ons eigen handelen kijken of wanneer we reflecterend onze misstap bezien. Het schuldgevoel gaat dan vooraf aan de schaamte.
Het gewetensoordeel dat aan schuldgevoel ten grondslag ligt, hoeft niet een expliciet oordeel te zijn, maar kan opgesloten zitten in een besef van verkeerd te hebben gehandeld. Soms ook in een naar gevoel waarvan we de herkomst niet onderkennen. Daarbij hoeft het niet uitsluitend te gaan over duidelijk verkeerde zaken als leugen, diefstal en moord. Evenmin hoeft het uitsluitend te gaan over kwaad dat we anderen bezorgden, want ook onze eigen persoon en haar eisen vallen onder onze moraal.
Zo kan ik mij moreel miserabel voelen als ik ergens te uitbundig heb gedaan, als ik te lief heb gedaan, als ik onoprecht ben geweest jegens mezelf, als ik te spontaan iets gekocht heb wat me eigenlijk niet bevalt, als ik me heb laten paaien door de winkelbediende of door wie dan ook, als ik me lichamelijk verwaarloosd heb, als ik kleren draag waarin mijn wezen zich niet thuis voelt, als ik gekeken heb naar een televisie-uitzending die ik eigenlijk verfoei, als ik mijn diepere belangstelling heb verwaarloosd, als ik ontdek dat ik me bij mijn opvattingen heb laten leiden door conventie en mode en niet trouw ben gebleven aan mijn wezen.
Schuldgevoel kleurt de wereld die we ervaren donker. Blijdschap bijvoorbeeld, echte blijdschap, zal dan niet in je opkomen. Echte vrede en echte bevrediging evenmin. Verdrongen schuldgevoel en het ontbreken van bevrediging leiden vaak tot gretigheid in allerhande oppervlakkige geneugten.
Bovendien knaagt het schuldgevoel aan de waardering die ik heb voor mijn eigen persoon. Beladen met schuldgevoel voel ik mij een minkukel. Wanneer ik dit niet onderken, niet voel als een gevolg van eigen falen, kan gemakkelijk een op buiten gerichte agressie ontstaan. Naar mijn persoonlijke overtuiging komt heel veel agressie vandaag de dag voort uit het feit, dat schuldgevoel over eerder gedrag niet als zodanig wordt onderkend. Onze cultuur spreekt zelden over schuldgevoel. De agressie wordt onder invloed van een heersende ideologie bij voorkeur gezien als een gevolg van kansarm zijn. De befaamde psycholoog C.F. Jung heeft zich indertijd gespecialiseerd in deze ver-

dringing van het schuldgevoel en ontdekte dat ook het verdringen van schuldgevoel neurotiserend kan zijn, de affectieve openheid kan blokkeren.

Schuldgevoel verdwijnt alleen als we al naargelang de mate van immoraliteit rouwen over ons ik. Ook over dat rouwen hoor je zelden wat.

Het schuldgevoel beïnvloedt onze stemming zo sterk en kleurt de wereld die we ervaren zo donker, dat we het schuldgevoel een stemming kunnen noemen en beter van schuld-stemming kunnen spreken dan van schuldgevoel.

Het gevoel van morele voldoening

Het tegenovergestelde van het schuldgevoel is het gevoel van morele voldoening, dat je deel is als je moreel goed gehandeld hebt. Ook dat betreft niet alleen de ander. Je kunt heel verkwikt zijn als je iets terugbrengt naar de winkel, wanneer je na de koop ontdekt dat het eigenlijk niet de keuze van jouw wezen is. Evenzo kun je verkwikt zijn als je de televisie afzet als de uitzending niet bij jou past.

Ook dit gevoel van voldoening heeft een grote invloed op onze stemming. Het bezorgt ons innerlijke vrede en stemt ons blij. Daarmee staan we open voor ons eigen wezen en zijn we ontvankelijk voor datgene wat je werkelijk beroert.

Maar hoe diep schuldgevoel en gevoel van morele voldoening ook werkzaam zijn, zij behoren niet tot de gevoelens die we affecten noemen, want in wezen betreffen ze mijn ik en niet de mensen en dingen buiten mij.

16.7   De emoties

De woorden emotie en emotioneel hebben in onze taal verschillende betekenissen. Soms heten alle gevoelens die het gemoed bewegen emoties. Wat hier affect, stemming en schuldgevoel werd genoemd, heet dan ook emotie. Soms worden met het woord emotie buitensporige exclamaties van gevoelens bedoeld, zoals al te luid jammeren naar de maatstaven die in onze cultuur gelden. Soms hoor je het woord emotioneel als aan-duiding van een gedrag dat niet past in een bepaalde situatie. Als tijdens een vergade-ring van bestuurders geconfereerd wordt over de verkoop van het concern, is een huilbui van een van de bestuursleden over de verkoop een bijzonder onzakelijk, sto-rend, emotioneel gedrag. Zijn tranen moet hij maar voor thuis bewaren. Soms wordt het woord gebruikt voor gevoelsmatige aandoeningen die een bepaald gedrag in bewe-ging zetten. Dan wordt het woord emotie verstaan vanuit zijn oorspronkelijke wortels: emotie is wat 'emoveert', wat tot bewegen aanzet.

Wat hier onder emotie wordt verstaan

Aan de hand van twee voorbeelden wil ik laten zien wat ik onder de woorden emotie en emotioneel versta.

Henk was tijdens de oorlog opgepakt door de Gestapo en zijn ouders hadden sedertdien niets meer van en over hem gehoord. Maanden later, twaalf dagen na de Duitse capitulatie, stond hij plotseling voor hun ogen. Je zou dan verwachten dat Henk en zijn ouders uitbundig zouden juichen, maar zij schreiden tranen met tuiten. Zij reageerden zeer emotioneel, zeggen we dan.

Waarom werd er geschreid bij het plotselinge weerzien? Was dit niet, omdat Henk en zijn ouders de immense impact van dit zo plotselinge weerzien niet konden verwerken? Was het niet door de grote schok in hun leef- en verwachtingspatroon, zo'n grote schok dat zij ontreddderd waren? Het leedvolle *verleden* zat hen in de weg. Na enkele dagen veranderden de gevoelens zowel bij Henk als bij zijn ouders. Toen konden zij bijeen zitten in een gelukkig samenzijn. Toen ondergingen zij elkaars aanwezigheid als een weldaad. Toen was er een weldadig contact met de ander. Een contact zonder opwinding, zonder tranen, maar met innige vreugde en diepe rust.

Het schreien van Henk en zijn ouders laat een ontreddering zien die teweeg werd gebracht door het verleden en daardoor was er op dit moment geen ondergaan van elkaars aanwezigheid met vreugde. Het affectieve *contact* met de aanwezige Henk kreeg geen kans.

Daar moet ik dan onmiddellijk bij zeggen dat deze emotie wel voortkwam uit de diepe, innige band tussen Henk en zijn ouders. Zou immers niet hun zoon Henk, maar de melkman uit het concentratiekamp gekomen zijn, dan was zijn verschijning immers lang niet zo emotioneel geweest.

Een tweede voorbeeld. Jan vernam dat zijn beste vriend was overleden. Hij was ontreddderd en kon zijn tranen niet bedwingen. Pas toen deze *emotie* geweken was, ging hij het pure leed voelen van het gemis van zijn vriend. Toen pas was er ruimte om het *affect* leed te ondergaan.

Helmuth Plessner heeft in zijn boek *Lachen und weinen* zowel het lachen als het schreien ontleed als een gedrag waarin we het antwoord op een situatie overlaten aan het lichaam. Iemand lacht of schreit als hij zich geen raad meer weet met de gebeurtenis. Schreien is een uiting van ontreddering. Schaterlachen is duidelijk een reactie van geen raad meer weten. Bij glimlachen is dat geen-raad-weten misschien moeilijk te vinden. Maar is het toch niet een subtiel reageren dat uitdrukt dat de rijkdom van de situatie niet anders is weer te geven?

Nog enkele voorbeelden van emoties

De man van buurvrouw Dohmen is overleden en we gaan haar condoleren. We verwachten een heel bedroefde vrouw aan te treffen, want de Dohmens waren een goed span. Maar het blijkt anders te zijn. Mevrouw Dohmen laat geen traan. Ze heeft rode vlekken in de hals en ziet er gespannen uit. Ze praat honderduit: over de dokter die ze zo vaak gezegd heeft dat...; over haar man die ze zo vaak heeft aangeraden om een andere dokter te zoeken; over het ziekenhuis waar ze zo vaak heeft opgemerkt dat... Aan één stuk wordt er zo doorgepraat. Wij houden onze mond maar dicht, want er is niet tussen te komen. We hebben ook de indruk dat ze niet zou horen wat we zouden zeggen. Ziet ze ons wel? Nu en dan knikken we even op haar mededelingen, hoewel we vinden dat die niet goed te rijmen zijn met de toestand. Na een poos komt haar moeder binnen, die helemaal in tranen is. Zij valt haar dochter om de hals en zegt: 'Och kind wat vreselijk toch!' En dan, na enkele schokkende zuchten, barst ook de buurvrouw in tranen uit. Dat duurt zo minutenlang. Ten slotte komen er nog een reeks snikken. Dan kijkt ze ons aan met een blik die van lijden getuigt en zegt: 'Willen jullie geen thee?' Ze is weer bij ons.

Van de buurvrouw verwachtten we droefheid, maar zij was niet bedroefd maar geagiteerd. Zij praatte honderduit en haar ogen stonden angstig gespannen. Zij was niet bij haar leed. Het leed van het overlijden van haar man was te groot om het toe te laten in zichzelf. Zonder dat ze zich daarvan bewust was, kwam er een kracht die haar van dat leed vandaan hield. Een kracht die haar isoleerde van haar eigen gemoed, van het leed, maar ook van de mensen die om haar heen zaten. Die kracht zagen we in de angstige gespannenheid in haar blik, in de rode vlekken en in de agitatie. Pas toen haar schreiende moeder haar bevestigend troostte, brak die spanning. Toen was zij bij haar leed en was ze bovendien bij ons. In de emotie had zij geen contact met haar leed en evenmin contact met ons.

Cornelissen is veertig jaar in dienst van de firma en wordt toegesproken door de directeur. Uiteraard komen er lovende woorden over trouw en plichtsbetrachting. Je zou verwachten dat Cornelissen glundert bij die woorden, maar Cornelissen bijt krachtig zijn kaken op elkaar en verliest desondanks een traan. Hij wordt emotioneel, zeggen de collega's dan.

Waarom kwam de traan? Kwam die traan doordat hij plotseling voelde dat hij zo lang geleden had onder gebrek aan erkenning? Zo ja, dan was dat een traan die al lang in hem huisde. Of kwam die traan door ontreddering, doordat het accepteren en ondergaan van erkenning niet tot zijn normale gedragspatroon hoorde? In beide gevallen was het een traan uit het verleden; een verleden dat hem nu parten speelde en waardoor hij nu ontreddderd was en de lovende woorden niet kon genieten. De emotie belemmerde het contact met deze heuglijke situatie en het contact met zijn affecten.

In de betekenis die ik geef aan het woord emotioneel heeft ook verliefdheid vaak een emotioneel karakter. Namelijk in al die gevallen waarin de verliefde ontredderd is, weliswaar heerlijk ontreddderd, maar helemaal in beslag genomen door zijn verliefdheid die hem gedeeltelijk verblindt. Dan kun je meemaken dat hij grootse beloften doet, grootse uitgaven doet en voor anderen niet meer herkenbaar is. Pas als hij vertrouwd is geraakt met de relatie met de geliefde en de verliefdheid niet meer zo dominant is, krijgen werkelijke affecten hun kans. Dan valt verblinding weg en gaat hij de geliefde waarderen zoals deze is. Dan raakt de relatie ingebed in degene die ook hij werkelijk is. Dan groeit er een band.

Tot zover mijn verhandeling over datgene wat ik onder emotie versta. Iedereen mag de gevoelens die ik hier beschreef een andere naam geven. Het gaat mij ook niet om die naam. Ik wilde laten zien dat er gevoelens van ontreddering bestaan die ons belemmeren in onze affectieve openheid en ontvankelijkheid voor datgene wat nu aanwezig is. Machten die ons belemmeren om de weldaad en/of het leed te ondergaan, te voelen, dat de feitelijke situatie ons bezorgt.

Hoe meer geschiedenis we achter ons hebben, hoe meer materiaal er aanwezig kan zijn om ons daarin vast te houden en ons te sluiten voor de actuele situatie. Baby's hebben nog geen verleden en zijn volledig in het hier-en-nu. Zij zijn wel eens geëmotioneerd als zij schrikken, bijvoorbeeld van harde geluiden. Dan duurt het een poosje voor zij weer in staat zijn om de glimlach van de moeder te ondergaan. Zodra er vertrouwdheid met de omgeving is gegroeid, kunnen zij ontredderd zijn in voor hen vreemde situaties. Voor grote mensen, die allen een verleden hebben, is het vaak moeilijk om volledig in het hier-en-nu te zijn. Heel veel psychotherapie bestaat dan ook uit een verlossen van de cliënt van dat verleden. Moeten er niet veel verborgen tranen en angsten komen voor de cliënt zich bevrijd voelt? Dan wordt hij bevrijd van beknellende lagen en krijgt hij vrijheid voor zijn affectiviteit, voor het ondergaan van de concrete ander en van concrete situaties als aangenaam of als onaangenaam. Dan pas is hij aanwezig bij de ander.

16.8 Gevoelens die niet zetelen in het gemoed

Lichaamsgevoelens

Onder lichaamsgevoelens verstaan we hier gevoelens als pijn, misselijkheid, slaap, honger, dorst, het plezier in bewegingen (zoals bij sporten). Ik noem deze gevoelens lichaamsgevoelens, omdat zij iets te kennen geven van ons (ding-)lichaam. Toch ligt in honger reeds een verwijzing naar buiten, want wie honger heeft, gaat vanzelf op zoek naar iets eetbaars, wie dorst heeft naar iets drinkbaars, wie slaap voelt naar een bed. Deze gevoelens vallen buiten het gemoed, maar kunnen de gemoedstoestand wel beïnvloeden. Als je een langere tijd hoofdpijn hebt, kun je flink chagrijnig worden, bij misselijkheid ben je een en al misselijkheid.

Handelingsgevoelens

Mijn auto rijd ik in belangrijke mate op mijn gevoel. Heel duidelijk gebeurt dat bij het sturen. Onmogelijk kan ik dan denkend bepalen hoeveel ik mijn stuur moet draaien om de auto in de juiste richting te sturen, maar desondanks gaat het doorgaans gelukkig goed. Dan rijd ik op mijn ruggenmerg, zeg ik, en daarmee geef ik aan dat niet mijn denken stuurt, maar dat ik gestuurd word. Ik onderga daarbij een bepaalde impuls, ergens vanuit mijn lichaam, om het stuur precies zoveel te draaien en niet meer of minder. De geroutineerde chauffeur leeft in de ruimte die hij voor zich ziet. Binnen die ruimte verstaat het levende lichaam de bochten en weet het hoe het moet reageren. Die ruimte noemden we de haptische ruimte, waarbinnen het lichaam zich adapteert aan de weg op grond van een verstaan door mijn tasten, zonder dit te beseffen. Maar we zeggen niet dat we dan tasten hoe we moeten sturen, maar dat we dat voelen. Een goede chauffeur heeft gevoel voor het autorijden. Zo ervaren we het ook: de chauffeur voelt hoever hij het stuur moet draaien aan een soort kriebels in zijn lijf. Dit gevoel is louter gericht op een juist gebruik van stuur en rempedalen en is heel iets anders dan het beminnen van stuur en rempedalen. Het gevoel waarmee ik perfect het stuur van de auto draai, bemint noch het stuur, noch de auto, noch de weg. Deze gevoelens zijn gericht op het goed omgaan met de dingen om ons heen. We noemen het handelingsgevoelens. Zo'n zelfde verhaal zouden we kunnen ophangen over het oppakken van een theekopje, het springen over een hek, het gaan zitten op een stoel, enzovoort.

Deze handelingsgevoelens verdwijnen niet als ik me leeg voel, maar ze blijken wel aangetast te worden, zodat het raadzaam is om geen auto te rijden als je je erg leeg voelt.

Kengevoelens

Ik betast de stof om te weten en mijn vingertoppen melden mij iets omtrent de structuur van de stof. Dit betasten is louter een vorm van kennen en valt buiten het gemoed. Ook als de betastende hand je meedeelt dat het voorwerp rond of rechthoekig is, grof of glad en de huid dik of dun, glad of korrelig, is er alleen sprake van een kennen. Zodra dit louter kennen bij het betasten wordt overstegen, zodra de fijne stof je iets doet, is het meer dan louter kennen en raakt het even je gemoed.

Een andere categorie van kengevoelens is het *aanvoelen* van aard en gesteldheid van mensen en intermenselijke toestanden: het aanvoelen dat Jan het achter de ellebogen heeft, dat Piet verlegen is en Klaas zijn onzekerheid verbergt achter machogedrag, maar ook het aanvoelen van sfeer of klimaat binnen een gesprek of binnen een relatie tussen mensen. Al dit voelen is nog maar een louter constateren van iets buiten mij. Het waardeert niet en brengt geen warmte. Maar zodra ik mij begaan voel met de verlegen Piet of met andermans relaties, is er ook warmte.

Een scherp diagnosticus, iemand dus die haarfijn onderkent wat er met mij aan de hand is, hoeft nog helemaal geen warm mens te zijn bij wie het goed toeven is. Louter door zijn scherpe diagnose is hij beslist nog geen goede mensentherapeut.

Ook het *invoelen*, bijvoorbeeld het invoelen wat het betekent als je je baan verliest of de hoofdprijs hebt gewonnen, is een kengevoel; ook al kan het je gemoedstoestand wel beïnvloeden.

17
De liefde

Met het woord liefde wordt in onze cultuur wat merkwaardig omgesprongen. Meestal wordt er tegenwoordig erotische of seksuele liefde mee bedoeld. Je komt het ook wel tegen in samenstellingen, zoals in de woorden ouderliefde, kinderliefde en naastenliefde. Dan heeft het woord iets verhevens. In naastenliefde heeft het ook een morele geur. In de alledaagse omgang met elkaar, thuis, op de werkvloer of op school, hoor je het woord liefde maar zelden. Daar wordt het vervangen door de uitdrukking houden van. En ook daarmee springen we merkwaardig en zuinig om. Zo zullen we wel zeggen dat we van een borrel houden, maar als we onze buurman graag mogen, zeggen we niet dat we van hem houden, maar dat we hem sympathiek vinden. Je mag weer wel zeggen dat je buurvrouw veel liefde heeft voor haar tuin. Het lijkt erop dat we het woord liefde en de uitdrukking houden van schuwen als het om intermenselijke betrekkingen gaat.

Voor het onderhavige hoofdstuk kies ik een wat minder problematische liefde, namelijk de liefde voor een tuin. Deze liefde zullen we analyseren om zicht te krijgen op de aard van dit affect.

17.1 De liefde voor een tuin

In een boekje van de Duitse filosoof Josef Pieper las ik ooit twee zinnetjes die mij sedertdien zijn bijgebleven. Die zinnetjes luidden: 'De rijke heer zei mijn tuin. Zijn tuinman glimlachte.' Met deze enkele woorden laat Pieper je als het ware ondervinden, dat je met het louter aanschaffen van de tuin nog niet van de tuin kunt genieten. Niet de rijke heer, de eigenaar, verstaat de kunst van het genieten, maar wel de tuinman.

Hebben

Waarom precies glimlacht de tuinman als de rijke heer zegt *mijn* tuin? Meent de tuinman dat niet zijn baas, maar dat hijzelf de tuin heeft? Daar is wel iets voor te zeggen, want de rijke heer mag dan wel de eigenaar zijn van de tuin en naar willekeur over de tuin beschikken, maar zijn glorie, zijn hart, schenkt de tuin alleen maar aan de tuinman. In die zin meent de tuinman terecht dat *hij* de tuin heeft. Een bepaald *zien* wordt hier hebben genoemd; een zien dat een geschonken krijgen is van zichtbare en voelbare weelde. Wie heeft zo het prachtige schilderstuk? De gefortuneerde die als geldbelegging schilderijen verzamelt, of de kunstgevoelige bezoeker? Wie heeft zo de vrouw? De verveelde echtgenoot of de buurman die haar charme ziet?

Zien en zien is twee

Hebben tuinman, bezoeker en buurman andere ogen dan respectievelijk de rijke heer, de verzamelaar en de echtgenoot? Moeten deze laatsten misschien naar de oogarts? Heeft de tuinman misschien een hoger IQ? Is hij misschien langer naar school gegaan? Maar de rijke heer ging véél langer naar school dan de tuinman.

De rijke heer zag zeer goed dat de narcissen geel waren, maar de tuinman zag meer. Dit is snel gezegd: 'De tuinman ziet meer dan de rijke heer.' Dat woordje *meer* zou kunnen klinken alsof de tuinman een kleurtje extra ziet. Maar het gaat niet om een kleurtje extra. Het gaat om geen enkel extra detail. Het gaat om de totaliteit van de tuin die voor het oog van de tuinman een dimensie heeft die door de rijke heer niet wordt gezien.

Zag de tuinman een dimensie? Het is een sjiek woord, dat woord dimensie, maar zegt niets inhoudelijks. Het zegt eigenlijk alleen maar dat de tuinman een ruimte zag. Maar wat zag hij in die ruimte? Wat zie je precies als je schoonheid ziet? Kunnen we daarvan iets verwoorden?

In mijn verbeelding zag ik dat de rijke heer zijn tuinman aansprak. Hij vroeg hem met wat voor ogen hij naar de tuin keek. De tuinman werd daaronder wat verlegen en na een poos geweifeld te hebben, antwoordde hij, dat hij keek met zijn hart. Daarop moest de rijke heer onbedaarlijk lachen. 'Kijken met je hart!' riep de rijke heer uit. 'Man, het hart is een pomp!' Waarop de tuinman weer glimlachte. Inderdaad, de rijke heer was lang naar school gegaan.

Vanuit pure fantasie

Bij mij kwam ook een beeld op van de tuinman. Ik zag zijn blik, hoorde zijn stemgeluid, zag zijn wijze van gebaren en zag hoe hij met de tuin omging. Ik zag zorg, maar geen door zorg belast aangezicht; geen diepe verticale rimpel boven de neus en geen vermoeide blik. Zijn zorg was een gelukkige zorg. Dat zag ik ook aan de rust in zijn optreden. Ik zag het aan de wijze waarop hij de plantjes aanpakte. In zijn hand was elk plantje een stukje weelde dat gekoesterd werd. Een prater zag ik niet in hem. Althans niet een man met een vlotte babbel die overal een antwoord op heeft, tot eigen genoegdoening. Zijn woorden waren werkelijk *zijn* woorden.

Ik vroeg mij af in wat voor gezin de tuinman had kunnen groeien tot degene die hij was. Van één zaak was ik vrij zeker: hij was niet verwend geworden. En als hij wel verwend was, had hij de ellende daarvan onderkend en geleden, tot reiniging van zichzelf. Moesten zijn ouders geen mensen zijn geweest die het zicht bewaard hadden op datgene wat van wezenlijk belang is voor menselijk leven? Allemaal fantasie dus.

17.2 De structuur van dit affect

Een nieuwe functie: een integratie van zien en voelen

Het was gauw gezegd dat de tuinman meer zag dan de rijke heer. Dat woordje *meer* sloeg niet op het zien van een kleurtje extra. Het ging om geen enkel detail extra, maar om een totaliteit die voor het oog van de tuinman een dimensie had die door de rijke heer niet werd gezien. De tuinman zag weelde die geen einde en geen bodem had.

De wijze waarop de tuinman de tuin zag, toont een integratie van voelen en zien, een wederzijds elkaar doordringen. Zijn kijken is voelen en zijn voelen is kijken. Onontwarbaar is wat hierbij vooropgaat, het voelen of het kijken. Ziet de tuinman eerst de tuin en volgt daarna het gevoel, of voelt hij eerst en volgt daarna het zien? Ziet hij de rijkdom van de tuin dankzij het voelen, of voelt hij die rijkdom dankzij het zien? Zie of voel ik dat Charlotte een schat van een meid is? Zie of voel ik dat de kast mooi is?

Leggen zien en voelen samen, elkaar doordringend, niet veel meer werkelijkheid open dan die functies afzonderlijk? Het aan zichzelf overgelaten oog neemt immers alleen maar licht, kleur en vorm waar. En de aan zichzelf overgelaten tastzin produceert lust en onlust. Maar elkaar doordringend zie ik de verrukkelijke weelde van de tuin en dan zie ik dat Charlotte een schat van een meid is. Van die integratie begrijp ik niet veel. Ik kan alleen maar constateren dat zij er is.

Een zien met het geestesoog

Terecht kan een lezer opmerken dat de blinde, die niets ziet, toch ook schoonheid kent. Daarmee wijst deze lezer dan aan, dat het woord zien in deze context niet slaat op het louter zien met de materiële ogen, maar op een zien met het geestesoog. In die zin ziet ook de blinde. Zijn geestesoog ziet door zijn tast-, hoor- en reukervaring heen. De rijkdom van de tuin zal hem ontgaan maar hij kent wel de schoonheid van muziek, van taal, van woordmelodie, van de lach. Het verhaal over de tuinman is toegesneden op het zien van de zienden.

De tastzin

De wortel van het affect liefde is het oordelend vermogen van de tastzin: deze oordeelt over wat bij mij hoort en wat niet. Dan gaat het om tastervaringen aan tastbare, concrete mensen, planten, dieren en dingen. Het gaat om een concreet contact met iets wat buiten mij is en wat ik waarderend onderga. Dat herkennen gaat gepaard met gevoelens. Het herkennen van het passende gaat op dit primitieve niveau gepaard met lustgevoel, het herkennen van het niet-passende met onlust.

Anders dan het geval is bij de dieren kan het menselijke tasten integreren met ons geestesoog en daarmee de tuin laten ervaren als een verrukkelijke rijkdom. Dan waarderen we niet meer op primitief niveau. Dan is de aard van de lust veranderd. De woorden lust en wellust reserveren we doorgaans voor een primitieve vorm van genieten, voor een genieten op biologisch-vitaal niveau. Als het gaat om het genieten van de zichtbare weelde spreken we eerder van vreugde of van geluk. Desalniettemin is het genieten op biologisch-vitaal niveau het eerste en fundamentele genieten. *Wie zo nooit genoten heeft, zal ook geen vreugde kennen die werkelijk hartverwarmend is.*

Het genieten van de zichtbare weelde is een bij uitstek menselijk gevoel. Een geit, hoe verzot ze ook is op de tuin, zal nooit haar weelde zien. Evenmin zal de bok ooit de glorie van de geit zien. Geen enkel dier ziet de rijkdom van wat dan ook. Het dier mist redelijkheid.

Vaak worden afkeer en haat beschouwd als het tegenovergestelde van welgevallen en liefde. In zekere zin is dat terecht, want haat wijst af en liefde omhelst. Maar in een andere zin horen liefde en haat bij elkaar. Beide ontspringen aan een beoordeling van datgene wat bij mij past, en wie het oordelend vermogen zijn gang laat gaan, kan zowel het niet-passende als het passende tegenkomen. Ergo: wie het niet-passende niet wil onderkennen, zal ook het passende niet onderkennen; wie niet negatief wil waarderen, zal ook nooit positief waarderen; wie geen afkeer wil ervaren, zal ook geen toewending ervaren; wie niet wil afwijzen, zal ook niet kunnen omhelzen; *wie niet wil haten, zal ook niet kunnen beminnen.*

Het zal duidelijk zijn dat deze vondst een belangrijke impact heeft. In onze cultuur immers wordt vaak verwacht dat we *positief* overkomen en wordt haat negatief beoordeeld. In dit verband moet dan worden opgemerkt, dat het hier gaat om gevoelens en niet over daden. Gevoelens van afkeer, weerzin en haat moeten we omwille van een gezond gevoelsleven laten bestaan.

Een tweede integratie

Er is een groot verschil tussen het ene affect liefde en het andere. Het lekker vinden van een ijsje is immers heel iets anders dan het genieten van een landschap. En het plezier dat ik heb met mijn buurman op de camping is heel iets anders dan de weldadige vrede die ik in mijn binnenste ervaar als ik bij vrouw en kinderen ben. De ene liefde is de andere niet.

Toen ik op de camping veel plezier had met Hermsen, die naast mij stond met zijn caravan, hebben we afgesproken dat we, thuisgekomen, met elkaar contact zouden houden. We zouden foto's uitwisselen en zo. Maar toen ik drie dagen thuis was, had ik helemaal geen behoefte meer om Hermsen te zien. En hij van zijn kant heeft ook nooit meer pogingen gedaan om contact met mij te krijgen. Zo is het ook gegaan met allerhande verliefdheden. Tientallen keren werd ik verliefd. Ook op Leni. Als ik nu daaraan terugdenk, vraag ik me af hoe dat mogelijk was. De hemel ben ik dankbaar dat het niets geworden is.

Deze ervaringen zijn leerzaam. Ik leer daaruit dat spontane opwellingen slechts spontane opwellingen zijn die niet altijd beklijven. Er blijkt in mij een soort reiniging plaats te vinden waarbij wordt geschift wat blijvend is en wat verdwijnt. Ook wat blijft. Want tijdens een excursie, nu veertig jaar geleden, liep ik iemand tegen het lijf met wie ik nu nog bevriend ben.

Opwellingen zijn opwellingen en het blijkt een fout te zijn om daar onmiddellijk al te grote consequenties aan te verbinden. Wat strijdig is met de geest van deze tijd: alles kopen wat je op het eerste gezicht bevalt of wordt aangeprezen, seks hebben met wie je op het eerste gezicht bevalt.

Wat in mij verricht die selecterende reiniging? Waarom niet Hermsen van de camping en wel de man die ik tijdens de excursie ontmoette? Is dat niet omdat mijn wezen, wat dat ook zijn mag, met de man van de excursie een fundamentelere band smeedde dan met Hermsen? Herkende mijn wezen niet dat de excursie-man méér bij mij hoorde dan Hermsen?

Is het zo ook niet gegaan met het ijsje? Als kind was ik dol op ijsjes en speelgoedtreintjes. Ik stelde me toen voor dat ik later, als ik groot was, een groot deel van mijn salaris zou besteden aan ijsjes en aan speelgoedtreintjes. Maar het is er nooit van gekomen. Zo is het ook gegaan met mijn waardering voor muziek. Ooit was ik helemaal weg van de muziek van Johann Strauss.

De ene liefde is de andere niet. De optimale affectieve relaties zijn die relaties waarin mijn wezen zich herkent, die helemaal bij mij horen, bij mijn fundamenten. Het zijn de affectieve relaties waarin ik vrede vind en geluk. En kennelijk zijn niet alle affectieve opwellingen voorboden van zulke blijvende en diepe affecten. Daarom is het goed om niet te snel grote consequenties te verbinden aan opwellingen. De levenskunst kent geduld. Snel toehappen frustreert je wezen. Als je daarvoor niet oppast, smoor je de herkenning van jezelf en verval je tot oppervlakkigheid.

17.3 Complicaties

Is het waar dat alle welgevallen, alle genieten, alle liefde en alle droefheid wortelt in het tasten?

Ik sprong een gat in de lucht toen ik las dat op het door mij gekochte lot van de staatsloterij de hoofdprijs was gevallen. Wat viel daarbij te tasten? Te tasten viel er niets anders dan het loterijbriefje tussen mijn vingers, en die tastervaring zou dezelfde zijn geweest wanneer het briefje niet de hoofdprijs, maar een 'niet' had vertegenwoordigd. Lag aan dit juichen dan wel een tastervaring ten grondslag?

Ik juichte vanuit een weten en niet vanuit een tasten. Ik juichte omdat ik begreep dat ik nu de felbegeerde Alfa Romeo kon kopen. Dit weten mobiliseerde mijn verlangen; het liep vooruit op het bezit van de auto en verwees daarmee naar genieten.

Het juichen was geen uiting van genieten. Het was een uiting van een schok in mijn verwachtingspatroon, in dit geval van een gelukkige schok, van een positieve ontreddering. Genieten doe je in de stilte van het gemoed.

Maar was het wel waar dat de tastervaring van het papiertje met het winnende nummer dezelfde is als de tastervaring van de 'niet'? Heb ik dat papiertje van de hoofdprijs niet gestreeld en gekoesterd als een dierbaar kleinood? Heeft mijn *weten* omtrent de hoofdprijs niet ook mijn tastervaring gekleurd? Ons gevoelsleven is een gecompliceerde zaak.

De brief die mij het overlijden meldt van een goede vriend maakt mij bedroefd. Dat is evenmin een gevolg van een tastend contact met het briefpapier, maar puur het gevolg van een weten omtrent het tragische verlies. Mijn tranen zijn tranen van ontreddering, van een schok in mijn leef- en verwachtingspatroon. Lijden doe je in de stilte van het gemoed; hooguit met stille tranen in de ogen. Ons weten kan naar een affectief contact verwijzen. Onze redelijkheid staat niet los van onze affectiviteit.

Ik las met genoegen een roman. Ook bij dit lezen was mijn enige tastervaring die van het papier tussen mijn vingers. Zo bezien kun je het genoegen bij het lezen geen affect noemen. Maar ik dankte het genoegen aan de neerslag van talloze positief en negatief waarderende gevoelens, die ik in deze roman verwoord zag.

Een heel andere complicatie: Nol meende dat hij smoorverliefd was op Monica. Hij droomde dag en nacht van haar, maar als hij haar tegenkwam, klapte hij helemaal dicht. Dan keek hij met een benauwde blik de andere kant uit en deed hij alsof hij haar niet zag. Ten slotte schreef hij haar een brief waarin hij zijn hart uitstortte. Maar Monica snapte er niet veel van. Eerst moest zij lachen en daarna kreeg zij medelijden met hem. Dat jongetje is niet rijp, dacht zij. Hij is verliefd op een idool, maar niet op mij. Hij is verliefd op het idee dat hij van mij ronddraagt; op zijn eigen idee, maar niet op mij. Hij heeft nog nooit enig contact met mij gehad.

Contact met Monica was er niet geweest. Wel contact met een idool. Zo'n idool is een merkwaardig iets. Het was er ineens toen Nol Monica voorbij zag fietsen. De val van een haarlok, een enkele trek in haar gelaat en het wapperen van haar kleding in de wind hadden Nol in vuur en vlam gezet. Je zou kunnen zeggen dat deze waarneming bij Nol een symboolfunctie had; iets opriep wat veel meer inhoud had dan je nuchter aan een haarlok kunt toekennen. Zijn hunkering naar erotiek had aan de haarlok die betekenis gegeven. Niet zijn contact met Monica.

Was die quasi-verliefdheid van Nol contactloos? Zo ja, dan was het geen affect. Maar er is in de quasi-verliefdheid van Nol wel een bepaald contact aan te wijzen, namelijk zijn contact met de haarlok die een primitieve drift opriep. De complicatie gaat schuil achter de vergissing van Nol. Hij meende op een menswaardige wijze verliefd te zijn, maar had zich primitief op sleeptouw laten nemen door een drift.

Weer een andere complicatie. Ik houd van Beethovens Zesde. Wat valt er te tasten aan het geluid dat wordt geproduceerd door een cd met deze symfonie? Tussen mijn vingertoppen niets. Maar wel in de ruimte om mij heen die door mijn hele lijf tastend wordt ervaren. De muziek kleurt en verwarmt de ruimte en biedt mij haar eigen stemming om te ondergaan.

En waar is dan het *zien* met het geestesoog gebleven dat eigen zou zijn aan het ervaren van schoonheid? Dat is vrijwel nergens. Een beetje zien komt er wel eens, als de muziek beelden oproept, maar ik geniet ook zonder beelden. Muziek biedt een stemming die aan het zien van beelden voorafgaat; een stemming die mijn wereld en mijzelf kleurt.

17.4 Ubi amor ibi oculus

In hoofdstuk 10 is erop gewezen dat het voelen voor ons de concrete werkelijkheid opent, zodat we al voelend van concrete mensen en dingen meer ervaren dan het verstand over mensen en dingen weet te melden. De liefde, dat merkwaardige affect, biedt ons wel het optimum van het ervaren van de concrete werkelijkheid. *Ubi amor ibi oculus*, zeiden de Romeinen: waar de liefde is, daar is het oog. Waar liefde is, ziet het oog de onpeilbare werkelijkheid, de weelde van een tuin, maar ook de weelde van een concreet mens. Het hart ziet meer dan het verstand weet en peilt. De liefhebbende ouder ziet meer aan zijn kind dan de buurvrouw. Mensen 'bekijk' je met je gevoel, en als je nog meer wilt zien met je hart. Kijk je louter met je brute ogen, dan zie je slechts een ding.

17.5 Over een band en zijn veelzijdige uitwerking

Liefde is meer dan een 'contact-gevoel'

Houd je alleen van de tuin als je zijn weelde ter plekke ondergaat, of ook als je de tuin niet ziet? Houd ik alleen van mijn vrouw als zij bij mij is, of ook als zij boodschappen doet? Zou er alleen van een affect sprake zijn als je de weelde van de tuin ondergaat, respectievelijk wanneer je de aanwezigheid van je vrouw als aangenaam ondergaat? Dat zou impliceren dat als je vrouw even in een ander vertrek zou zijn, het met de liefde gedaan zou zijn. Wat mij honds lijkt. Inderdaad, dierlijk. Paarden kennen alleen welgevallen in concrete aanwezigheid van de soortgenoot of van de haver. Bij mensen ligt het anders.

Hoewel ik van mijn vrouw en kinderen houd, denk ik niet elke seconde van de dag aan hen. Evenmin is het elke seconde koek en ei met deze relaties. Toch zeg ik dat ik van hen houd. Zo zeg ik ook dat ik houd van de tuin en van Beethovens Zesde op momenten dat ik de tuin niet zie en de symfonie niet hoor. Zo spreek ik ook over de borrel. Zodat het affect liefde voor mij meer inhoudt dan het welgevallen bij concrete aanwezigheid van de of het geliefde. Het legt een band met een zekere duurzaamheid. Een band met verschillende diktes. Als de dokter mij de borrel zou verbieden, zou ik dat niet leuk vinden. Maar als vrouw en kinderen mij zouden ontvallen, zou mijn hele wereld ineenstorten. De banden hebben niet alleen een verschillende dikte, maar de ene is ook dieper verankerd in mijn persoon dan de andere.

Liefde is meer dan een contactgevoel, zij is ook een duurzame band. Die band getuigt van *integratie in mijn persoon*. Toch is er een reden om alle liefde een contactgevoel te noemen. Liefde is namelijk ontstaan uit een concreet contact en bovendien kan ik elk moment van de dag innerlijk contact zoeken met de band die in mij huist.

Liefde voor vrouw, kinderen, tuin en muziek is nog meer dan een band. Zij is een deel van mijn persoon. Zonder deze liefde was ik immers een ander mens. Zodra zij mij ontvalt, voel ik mij geamputeerd en verandert mijn wereld in een fundamenteel opzicht.

De band kan ook andere gevoelens teweegbrengen dan vreugde

Mijn band met de tuin kan mij pijn bezorgen, bijvoorbeeld als ik zie dat de konijnen verwoestingen hebben aangericht. De verwoesting doet mij pijn, juist omdat ik van de tuin houd. Dieper is de pijn die mijn band met vrouw en kinderen mij kan bezorgen. Is mijn kind mijn vijand geworden als het wat misdaan heeft? Als het mij krenkt? De krenking zal veel pijn doen, juist omdat ik een diepe band met hem heb. Je kunt lijden aan de liefde. Is mijn vrouw mijn vijandin geworden als zij de bokkenpruik op heeft? Is de liefde die mij leed bezorgt dan nog wel liefde?

Nu, na deze overwegingen, zal ik zeggen dat het affect liefde weliswaar uit waarderende gevoelens *ontstaat* binnen een concreet contact, maar blijft bestaan ook buiten het contact, in een band die mij zowel vreugde als droefheid kan bezorgen.

De band kan nog veel meer gevoelens teweegbrengen. Omdat ik met vrouw en kinderen een mij dierbare band heb, kan ik naar hen verlangen; kan ik ernaar streven om weer bij hen te zijn; kan ik hopen dat zij het aardse bestaan met mij blijven delen en wanhopen als de omstandigheden doen vermoeden dat dit niet het geval is; kan ik bang zijn als iemand van hen ernstig ziek is en ben ik bedroefd als een van hen mij ontvalt. Woedend kan ik zijn op degene die een van hen krenkt of anderszins kwaad doet.

17.6 Over de zorg

De band van de liefde kan zorg voortbrengen, maar is zelf geen zorg. Bij de tuinman zagen we een zorg voor de tuin, maar geen door zorg getekend aangezicht, geen diepe frons en geen vermoeide blik. Zijn zorg was een gelukkige zorg, een zorg die doortrokken was van liefde voor de tuin. In de hand van de tuinman was elk plantje een stukje weelde, dat hij met welgevallen verzorgde. Een liefhebbende moeder kan blij zijn in haar zorg. Maar dan is het de liefde onder de zorg die haar blij maakt.

Vaak zie je een verzelfstandigde zorg, een puur streven, waaronder niets meer te bespeuren valt van het ondergaan van iets aangenaams. Vaak wordt daarbij gepretendeerd dat de zorg uit liefde voortkomt. Ouders kunnen dan overlopen van zorg voor hun kinderen: neem je boterhammen mee voor straks, kleed je goed aan want het is koud buiten, drink straks niet te veel, spaar voor je toekomst, maak je huiswerk, ga niet met dat of dat meisje om. Het ondergaan van zulke pure zorg kan benauwend zijn, waardoor de kinderen ervan balen. De ouders klagen ondertussen dat de kinderen hun liefde afwijzen. De balende kinderen op hun beurt kunnen zich zorgen maken over hun 'liefdeloze' reactie en komen er vaak niet uit, 'want moeder bedoelt het toch zo goed'. Beide partijen komen er niet uit omdat ze het onderscheid tussen zorg en liefde niet beseffen.

En dan is er de liefdadigheid. Een prachtig woord, dat woord liefdadigheid. Maar helaas verhult het al te vaak een dadigheid zonder liefde. Dan is het een dadigheid uit goede bedoelingen, dan is het zorg, streven. Ook zorg uit de beste bedoelingen en edelste motieven blijft zorg en is geen liefde.

Zorg kun je organiseren. Liefde niet. Tot zorg kun je bevelen. Tot liefde niet. Desondanks was er een gebod tot naastenliefde, waarmee de westerse cultuur tweeduizend jaren is gekneed. Was dit grote gebod werkelijk een bevel, een commando? Ik meen van niet. Maar het is wel vaak zo geïnterpreteerd. Als het grote gebod als bevel wordt verstaan, drijft het tot altijd aardig doen en is het een gebod tot imiteren van gevoelens, waarmee het begrip liefde wordt verkracht. Het grote gebod, verstaan als imperatief, dreef tot caritas, tot zorg.

Op bevel kun je caritas bedrijven: aalmoezen geven, ziekenhuizen bouwen, weduwen en wezen beschermen en sociale wetgeving inrichten, maar op bevel kun je niet beminnen. Daarmee wil ik niets afdoen aan de betekenis van caritas en zorg. Caritas en zorg moeten mijns inziens onderkend worden als dwingende zaken van gerechtigheid en rechtvaardigheid, maar niet als vormen van liefde. Mijn oog zag heel veel caritas, maar slechts heel zelden liefde. Vaak juist niet bij diegenen die de liefde preekten. Zij liepen over van goedbedoelde activiteit, maar hun gemoed was vaak zo verschraald en hun lichaam zo dor. Uiterst zelden kwam ik een prediker tegen die een goede hand gaf. Vandaag de dag is dit legioen geslonken. Hun vaandel lijkt nu overgenomen door de ideologisch bevlogenen, die even dor van lichaam en ziel al weldoende rondgaan. Ik zie bevlogen politici die geen hand kunnen geven en bij wie je nooit een innige glimlach ziet.

17.7   Zelfliefde

Niet alle tranen schreien we om het gemis van de geliefde. Evenmin draait alle angst en woede die we voelen om de geliefde. Er is ook veel angst, droefheid en woede om mijzelf. Ikzelf ben zelfs mijn eerste 'geliefde'. Wat moeten we verstaan onder zelfliefde? Vaak hoor je zeggen dat degene die niet van zichzelf houdt, ook niet van een ander kan houden. Dat klinkt misschien wel logisch, maar je kunt er ook een tegenstrijdigheid in horen. Is zelfliefde niet juist egocentrisch of zelfs egoïstisch?

Zelfliefde is kennelijk een moeilijk begrip. Dat bleek me onder andere toen een hele klas vierdejaars HBO-studenten daaromtrent geen zinnige gedachte naar voren wist te brengen. Het woord zelfliefde riep bij hen uitsluitend negatief gewaardeerde gedragingen op: 'Is het vrijen met jezelf? Is het masturberen? Is het je eigen hand zoenen? Leed die man daar niet aan – hoe heet die ook weer? – die verliefd werd op zijn eigen spiegelbeeld? Is zelfliefde niet hetzelfde als egocentrisme? Is het een overdreven hebzucht? Lijdt de man die voortdurend op de voorgrond wil treden niet aan zelfliefde? Is zelfliefde niet de grote kwaal van deze tijd, van onze hele cultuur? Is het kolonialisme niet daaruit ontstaan? Is het racisme geen prachtig voorbeeld van zelfliefde?'

Wat mij een zinnige betekenis lijkt te zijn van het woord zelfliefde, wil ik illustreren met een voorbeeldje. Als ik trek heb in een borreltje, kan ik die trek negeren. Maar ik kan ook zeggen: kom, ik gun mij dat borreltje. Dat getuigt dan voor mij van een stukje zelfliefde: jezelf gunnen wat je als aangenaam ervaart. Het kan ook betekenen: van jezelf gedogen dat je ergens een hekel aan hebt. Zelfliefde is dan een vanzelfsprekende acceptatie, een koesterende acceptatie, van datgene wat zich aandient vanuit je binnenste; het toelaten van alle gevoelens die opkomen. Hoe groter de zelfliefde, hoe meer er wordt toegelaten en hoe dieper de oorsprong van datgene wat wordt toegelaten. De zelfliefde laat de verliefdheid toe die je overkomt, ook de waardering van het mooie weer en van de borrel, maar ook het eventuele heimwee, de droefheid en je tranen, ook de eventuele jaloezie, de eventuele haat en de eventuele woede. Zelfliefde is dan een ander woord voor zelfacceptatie, de vrucht van bevestigd zijn.

17.8   Een problematische liefde

De mens is het wezen dat het meest bij ons past en dat van alle schepselen de grootste weelde in zich heeft. Je zou dus kunnen denken dat de mens vanzelfsprekend degene is die het meest wordt bemind. Inderdaad, de liefde die we koesteren voor een ander is ons grootste geluk. Maar die liefde blijkt geen vanzelfsprekendheid te zijn. De mens is degene die het meest bij ons past, maar desondanks is hij ook degene die de meeste afkeer en haat oproept. Oorlogen werden gevoerd tegen mensen en niet tegen koolmezen of boterbloemen.

Geen enkele tuinliefhebber gaat ooit naar de therapeut vanwege problemen binnen deze liefdesrelatie, evenmin als de liefhebber van muziek. Naar de therapeut ga je vanwege onvrede met jezelf, hetgeen dan blijkt samen te hangen met problemen met je vader, je moeder, je partner of je kind. Dieren gaan nooit naar een therapeut. Zij voeren ook geen oorlogen met hun soortgenoten. Problemen met de liefde zijn er alleen tussen mensen. Kom je vaak liefde tussen mensen tegen zonder problemen?

Waarin verschillen tuin en muziek van de medemens, zodat tuin en muziek gemakkelijk ons hart verwarmen en de liefde tot de medemens zo problematisch is? Ik heb daarop een antwoord dat mijns inziens de kern van de zaak weergeeft. Dat antwoord luidt: tuin en muziek kijken ons niet aan. Kijkend naar de tuin voel je vanuit die tuin geen blik op jou gericht die jou bekijkt of aankijkt en voorwaarden stelt. Genietend van je zeer geliefde muziek voel je vanuit die muziek evenmin een blik op jou. Tuin en muziek wijzen nooit iets af. Zij zeggen nooit dat je nu maar eens moet ophouden met je *och hoe mooi*. Nooit laten tuin en muziek je weten dat zij jou niet mogen. Je gevoel kan zich heerlijk onbedreigd aan hen overgeven.

Zijn het misschien de levende wezens die mij het beminnen moeilijk maken? Nee, want is onze hond thuis niet vaak de lieveling van allen? De tuin en de hond geven je de vrijheid om te zien wat je ziet en mooi te vinden wat je mooi vindt.

Zijn er dan geen mensen die gemakkelijk ons hart veroveren? Jawel: baby's en peuters. Waarom is dat zo? Antwoord: dat is zo omdat het kijken door baby's en peuters, precies zoals bij de hond, een kijken is met een volmaakte overgave aan datgene wat ziende door hen wordt aangetroffen. In de blik van hond, baby en peuter zie je geen ik dat beperkingen stelt aan die overgave. Hun blik is daarmee niet bedreigend. Maar met het rijpen van peuter tot kleuter ontwikkelt zich in het kind een ik. De kleuter stelt zijn grenzen en laat zich niet meer altijd oppakken en knuffelen. Dan is de beminnelijke totale overgave in kinderblik en kindergedrag verdwenen. Menig ouder hoor je dan zeggen dat de kleuter helaas niet meer zo lief is. Zij waardeerden die overgave van het kind boven alles en voelen zich pijnlijk afgewezen als het ik in het kind gaat groeien. Dan taant de vreugdevolle liefde en maakt deze liefde vaak plaats – ten dele, maar soms ook helemaal – voor pure zorg die dan liefde wordt genoemd.

Zijn er dan geen volwassen mensen die gemakkelijk ons gemoed raken? Jawel, de mensen die vertoond worden op het witte doek of op de beeldbuis en de mensen die we beschreven vinden in een boek. De lijdende mensen die we zien op het beeldscherm kunnen kijkers tot tranen roeren en grif geeft het toekijkend publiek miljoenen. Maar de lijdende dakloze die op straat ligt, wordt massaal voorbijgelopen. Van mensen uit de eerste categorie wordt niet ervaren dat zij naar ons kijken. Zij zijn ook niet tastbaar aanwezig en doen op mijn levende lichaam geen dwingend appèl.

Is er dan geen enkele probleemloze liefdesrelatie tussen mensen? Men zegt dat (echte) vriendschappen probleemloos zijn, maar iemand wees mij erop dat zo'n vriendschap

toch alleen maar standhoudt als je elkaar niet te vaak ziet. Had hij gelijk of niet?
Tuin en muziek kijken ons niet aan en stellen geen eisen. En nu mag duidelijk zijn geworden wat er achter dat aankijken steekt. In het aankijken ervaar ik de ander als persoon die zijn grenzen stelt en dezelfde menselijke behoeften heeft als ik. Tuin, muziek,
hond, baby en peuter leveren zich aan ons over. De andere mens verlangt dat we ons aan
hem overleveren.

Huwelijken, partnerschappen en in mindere mate vriendschappen kunnen sleets worden. De band die ooit een bron van vreugde was, is nu meer een band die louter verplichtingen oproept en pure zorg en verdraagzaamheid. Hetgeen irritaties aan elkaar
kan voortbrengen. Voor dit uitdrogen van de band zijn diverse oorzaken op te noemen,
waarbij geen rekening wordt gehouden met het persoon zijn van de ander. In de hoofdstukken 26 en 27 worden enkele van deze problemen besproken.

18
Verzelfstandigde affecten die ons narigheid bezorgen

18.1 Over de tol die we betalen voor het zien van rijkdom en voor innerlijke vrijheid

Dieren in de natuur eten nooit te veel. Dat doen alleen de mensen en de huisdieren die onder regie van mensen moeten leven. Het verlangen van de dieren in de natuur blijkt dus mooi aangepast te zijn aan hun vitale behoeften. Dit verlangen lijkt bij mensen in dit opzicht nu en dan het spoor bijster te zijn.

Een toeval gaf me daarvoor een aardige illustratie. In NRC-Handelsblad (28-9-1999) las ik een artikel over gedachten van de Amerikaanse econoom Robert H. Frank. Deze econoom ziet de economie in de Verenigde Staten vastlopen door de intense consumptie-drift. Hij maakt zich met name zorgen over het grote verlangen bij Amerikanen naar luxeartikelen. En vrij argeloos klinkt daarbij zijn opmerking, dat de kopers meestal niet eens van die luxe genieten. Het gaat volgens hem ook niet om het genieten. Als illustratie noemde hij ouders die meenden dat hun dochtertje van vier jaar op haar kamer een bureautje moest hebben van 19.000 dollar, omdat het kind van de buren ook zoiets had. Het zit in de menselijke natuur, zegt de econoom daarop, om je te spiegelen aan wat je om je heen ziet, aan wat je buurman heeft.

Mijn commentaar: dat zit niet in onze natuur, maar in onze cultuur. In onze menselijke aard zit de fundamentele, maar vaak verscholen behoefte om te zijn wie je bent. Wie goed in zijn basis zit zal, zich spiegelend aan de ander, vaak ervaren: zo ben ik niet, dat hoort niet bij mij, daarvan zal ik niet kunnen genieten, maar dat zal mij juist belasten en het zal mijn wereld bevuilen en verdoezelen, zodat ik mijzelf in die wereld niet meer herken.

Menselijk verlangen is, in tegenstelling tot het dierlijke verlangen, vaak niet zo gaaf af-gestemd op onze werkelijke behoeften. Dieren zullen nooit blasé worden; nooit onder-gaan in leegte en verveling; nooit gefrustreerd raken door miskopen of door onwaarachtigheid in relaties. Mensen kennen dat allemaal wel. Dieren kennen geen hoop en geen wanhoop – hoop en wanhoop veronderstellen immers een voorstellings-vermogen waarover dieren niet beschikken. De dieren kennen ook geen toorn of verontwaardiging over ideeën en toestanden, want zij missen de redelijkheid. Menselijk verlangen is vaak niet zo gaaf afgestemd op de werkelijke behoeften. Menselijk streven en menselijke angst evenmin.

Daarover gaat dit hoofdstuk; over het onzuiver afgestemd zijn van menselijk verlangen, menselijke angst en menselijk streven.

Wij zijn geen dieren. De redelijkheid en haar vrijheid zitten ons even diep ingebakken als onze driften. Dankzij die redelijkheid kunnen wij genieten van een tuin, van muziek en van de ander zoals hij is. Hetgeen een enorme verrijking is. Maar anderzijds betalen we daarvoor de tol. Drie van onze secundaire affecten – verlangen, angst en streven – zijn enigszins losgeraakt van de puur vitale bodem, wat bij dieren niet het geval is. Soms treden ze zelfs verzelfstandigd op en is hun activiteit onttrokken aan ons bewustzijn. Dieren kunnen hun seksualiteit niet verdringen. Mensen kunnen dat wel.

18.2   Over het verlangen

De aard van het verlangen

Ik zit op een vergadering en verlang naar thuis. Ik zie daarbij nauwelijks beelden van thuis, maar ik heb er een soort voorstelling van hoe het voelt 'thuis te zijn'. In die zin ben ik dan reeds thuis. Maar tegelijk weet en voel ik dat ik niet thuis ben. Mijn concrete situatie is niet dat thuis zijn. Twee elementen tezamen maken het verlangen: het aangename gevoelsbeeld thuis, en tegelijk het voelen van het gemis daarvan.

Menselijk verlangen bevat vaak een redelijk element

Ergens in mijn brein ligt opgeslagen dat twee keer twee vier is, dat koorts een signaal is van een kwalijke toestand, dat balpennen er zijn om te schrijven en nog veel meer. Dat pakhuis boven in mij zit vol met weten. Heeft dat weten iets met gevoel te maken? Jazeker, want ik draag in mijn weten talloze herinneringen aan aangename en onaangename gebeurtenissen mee. Dat aangename of onaangename zit dan opgesloten in de gebeurtenis die ik mij herinner. Het weten kan zo, op grond van ervaring, ook gevoelens oproepen. Als ik weet dat mijn zoon komend weekend op bezoek komt, brengt dit weten al blijdschap mee en als ik hoor dat het morgen weer eens de hele dag zal regenen, komt er een sluier in mijn gemoed.

Maar het weten treedt in het gevoelsleven soms ook anders op. In een etalage zie ik een heel fraaie, dunne balpen. Bekoord door dat mooie balpennetje ga ik de winkel in, neem zo'n balpen en voel dan dat hij van een zacht aanvoelend materiaal is, lekker in de hand ligt en een fijn dun lijntje trekt. Het verlangen om zo'n ding te bezitten komt op en ik koop de balpen.

Maar zo reageer ik niet altijd. Zittend aan de waterkant zag ik een zeiljacht voorbijgaan van oogverblindende schoonheid. Ik keek het na zo lang ik kon. Maar anders dan bij de balpen heb ik geen aankoop overwogen. Er kwam niet eens een verlangen in mij op om zo'n zeiljacht te bezitten. Ik heb het zeiljacht bewonderd, maar *verlangen* en hunkering waren er niet. Maar als mijn vader miljardair was geweest, zou dit verlangen zeker in mij ontstaan zijn.

Hieruit kan ik een les trekken. Zie ik nu niet, dat louter mijn *weten* omtrent mijn financiële positie keurig géén verlangen liet ontstaan naar het bezit van een peperduur zeiljacht? Daarmee sta ik voor een stukje integratie van redelijkheid met gevoelsleven. Een element van mijn redelijke inboedel speelt mee in het ontstaan van verlangen.

Verlangen vraagt rijping

Met het verschijnsel rijping maakten we kennis in het vorige hoofdstuk. Daar werd de geschiedenis verteld van Hermsen, die naast mij stond op de camping. We maakten een afspraak om elkaar nog eens te ontmoeten. Maar thuisgekomen had ik daaraan na drie dagen geen behoefte meer en Hermsen had die behoefte kennelijk evenmin. Het verlangen om Hermsen nog eens te zien was verdwenen. Mijn eigen wezen had de opwelling daartoe 'uitgegumd'. Dat uitgummen vanuit mijn eigen wezen krijgt hier een naam: rijping. Deze rijping is een integratieproces waarbij mijn wezen wegzuivert wat niet bij mij hoort en laat bestaan wat wel bij mij hoort.

Die rijping gumt dus niet alleen uit, kuist niet alleen mijn gemoed van opwellingen die niet bij mij horen, maar kan, integendeel, ook verlangens laten bestaan en zelfs versterken. Dan herkent mijn wezen dat het verlangen bij mij hoort. Daar heeft het vaak tijd voor nodig. Soms gaat dit proces zelfs gepaard met schade en schande. Heel wat zaken die ik in het verleden heb aangeschaft getuigen daarvan. Gelukkig had ik als kind geen geld. Had ik dat wel gehad, dan stond mijn huis nu vol speelgoedtreintjes. Toen ik later wel geld had, gebeurde het dat ik al te gretig allerhande dingen aanschafte die deels verdwenen naar de storthoop, deels mij blijven aankijken als miskopen.

Het verlangen vraagt rijping om te kunnen leiden tot werkelijke bevrediging van de persoon die ik ben, tot werkelijk genieten en werkelijke liefde. Wie dat geduld niet heeft, lijdt aan gretigheid. Die gretigheid is een losgeslagen verlangen, een verzelfstandigd verlangen, losgeslagen van een zekere diepte in mij.

Ook daarover schreef Terruwe. Zij merkte daarbij op, dat het volgen van onrijpe opwellingen tot frustraties leidt. Het maakt je mat en blasé. Het vernielt je vermogen tot werkelijk genieten. Hetgeen op zijn beurt leidt tot ontevredenheid en agressie. Dat gebeurt in alle gevallen waarin een onrijp volgen van opwelling of verlangen niet als zodanig herkend wordt. Als je het herkent, kun je jezelf de schuld geven. Als je het niet herkent, geeft je gemoed anderen de schuld.

18.3 Over de angst

Soms wordt er gezegd dat haat het tegenovergestelde is van liefde. Daar valt wel iets voor te zeggen, want in liefde geniet je en in haat verafschuw je. Maar toch is niet de haat de vijand van de liefde. De grote vijand van de liefde is de angst, op de voet gevolgd door een losgeslagen streven. De haat is als vorm van afkeer het broertje van alle positieve waardering, dus ook van haar grote zus de liefde. Wie afkeer en haat wegstopt, beschadigt ook zijn vermogen tot beminnen. Zonder haat geen liefde.

In hoofdstuk 17 stond een voorbeeld van het optreden van angst. Daar werd geschreven dat de angst optreedt als een geliefde je dreigt te ontvallen. Dat was slechts een voorbeeld om te laten zien dat de secundaire affecten – waaronder de angst – afhankelijk zijn van het bestaan van de primaire affecten. Nu ga ik de angst op zichzelf bekijken. Eerst zoek ik het wezen van alle angst. Daarna beschrijf ik de angst als gevoel. Tot slot beschrijf ik datgene wat de angst herkenbaar uitwerkt.

Het wezen van de angst

Wat is angst? Is het een ervaren van verlatenheid? Van leegte? Het ervaren van verlatenheid en leegte spelen bij angst soms een grote rol, maar zijn zij de angst zelf, of zijn zij gevolgen van (een grote) angst?

Angst heb je als iets wat je waardeert je dreigt te ontvallen. En de angst is groter naarmate je dat meer waardeert. Je zou kunnen zeggen dat angst een je-bedreigd-voelen is, een voelen naderen van iets wat je naar vindt. Bang ben je dat de dokter zal zeggen dat je geen borrel meer mag drinken. Grote angst heb je als een dierbare je dreigt te ontvallen. Grote angst is er voor het verlies van je eigen leven.

Is het ervaren van eenzaamheid en leegte een gevolg van de angst, of is het de angst zelf? Het antwoord zoeken we in volgende paragrafen.

De angst isoleert je

Om tijdig op Schiphol te zijn, moet ik de trein van vijf over tien halen. Rustig rijd ik naar het station – ik heb tijd genoeg. Maar op een gegeven moment merk ik dat het klokje in de auto stilstaat. Op mijn horloge zie ik dan dat het de allerhoogste tijd is. Op hetzelfde moment klapt mijn wereld dicht tot slechts een klein spleetje overblijft. De muziek van mijn cd hoor ik niet meer. De zonneschijn zie ik niet meer. De pracht van de bomen langs de route die ik rijd ontgaat me. Ik denk alleen maar aan dat éne: de trein halen. De mooie route is voor mij versmald tot louter een gebruiksartikel. Totaal geobsedeerd ben ik door *snel snel*. In angst ben je alleen maar angst.

De angst ontneemt je de ruimte, de wereld waarin ginds je liefde ligt, waar prachtige muziek is, waar de mooie bomen zijn, waar het heerlijke zonnetje is. Je bent maar op één ding betrokken en dat ook nog maar in één opzicht: het beangstigende tenietdoen door het te ontwijken of te overwinnen. De ruimte is voor de angstige een beklemmende ruimte en allesbehalve een verblijdende.

Aan zijn lichaamshouding kun je ook zien dat de angstige zich uit de ruimte terugtrekt, dat hij weinig ruimte wil en kan bewonen. Hij versmalt zichzelf. Hij staat smal; vaak ook ineengedoken. Royale, vrijmoedige gebaren maakt hij niet. Gracieuze gebaren die veel gevoel van vrijheid vragen zijn dan helemaal onmogelijk. De gebaren zijn dan houterig. De ruimte is dan zo beklemmend dat het haptisch vermogen is aangetast: je struikelt, je grijpt mis. Je soepele adaptatie aan de dingen om je heen is verdwenen. Omdat de haptische ruimte versmald is, maakt de angstige chauffeur ook meer ongelukken dan de niet-angstige.

Angst fixeert je op het beangstigende

In angst ben je gefixeerd op datgene wat je beangstigt (Terruwe). Bang als ik was om de trein niet te halen, was er voor mij alleen dat halen van de trein. Wie bang is voor muizen, ziet overal muizen. Wie bang is voor inbrekers, hoort elke avond een inbreker. Wie bang is voor seks, ziet overal seks. Maar dan ziet hij seks die ontdaan is van alle humaniserende betekenissen. Dan blijft van de seks de pure drift over. Voor menselijke waarden binnen seksuele gedragingen is dan geen ruimte.

Ook de angst voor mensen en hun bejegening fixeert. Dan wordt angstvallig gespeurd naar de aard van hun bejegening en wordt ook de oprecht positieve bejegening niet of nauwelijks vertrouwd.

Angst beknelt het gemoed. In angst ben je alleen maar angst – je bent geïsoleerd van mensen en dingen als waarde. Alle positieve waardering verdwijnt waar angst is. Je wordt dan niet meer aangesproken door een eventuele waarde van mensen en dingen voor jou als mens. Enerzijds is het isolement dat de angst je bezorgt hiervan de oorzaak, anderzijds de fixatie op het beangstigende. In een milieu waar angst domineert, is de menselijke liefde zoek.

Ik meen dat deze twee paragrafen laten zien dat angst je ruimtebeleving aantast; dat grote angst je in een leegte plaatst. Het ervaren van eenzaamheid en leegte zijn dan gevolgen van de angst; niet de angst zelf.

Om de angst op te heffen wordt vaak identificatie met de macht gezocht

Erich Fromm wees erop in zijn boek *Angst voor de vrijheid* (1969): wie geplaagd wordt door diepe angsten die het bestaan in de mensenwereld betreffen, gaat zich vaak identificeren met de macht. Dan zoek je een baan bij een machtig en algemeen gerespecteerd instituut, bijvoorbeeld bij de spoorwegen of bij Philips. Dan ga je praten van 'wij bij de spoorwegen' respectievelijk van 'wij bij Philips', of van 'wij op de afdeling chirurgie', 'wij op Binnenlandse Zaken', 'wij op de universiteit' of 'wij van Greenpeace'. Heerlijk, omdat dan macht en glorie van die instanties zich over jou uitstrekken en je (het oppervlakkige deel van) je angst ontnemen. Toen de kerken in onze samenleving een groot aanzien genoten, kon je dat aanzien over jou afroepen door een functie te nemen binnen die kerk. Juist heel wat diep angstige jongelui zag ik een toog aantrekken. Of je ging praten van 'wij rooms-katholieken'. Toen in de jaren dertig van de twintigste eeuw het nationaal-socialisme aanzien kreeg, zagen we heel wat diep angstigen zich verlossen van hun angst en frustratie door het bruine overhemd en de laarzen aan te trekken. Hoe luider de Führer schreeuwde, hoe machtiger en agressiever hij werd, hoe meer zij zich verlost voelden en glorieerden.

Maar er zijn ook talloze andere vormen waarin we ons identificeren met de macht, zoals het vereren van de machtige chef, van de algemeen geadoreerde leraar. Ook de identificatie met een algemeen vereerde *televisiepersoonlijkheid* is daarvan een voorbeeld. Je bent al wat als je loopt in een T-shirt met de afbeelding van Michael Jackson.

Onbewuste angst

Er is veel angst waarvan we ons niet bewust zijn. Als haptotherapeut kom je die haast dagelijks tegen. Dan voelt de cliënt aanvankelijk geen angst, maar na een goede behandeling voelt hij wat een angstloos bestaan is en dat er in hem heel wat angst schuilging. Sommigen, bijvoorbeeld Merleau-Ponty, zijn van mening dat je bij onbewuste angst niet van angst kunt spreken. In zekere zin hebben zij gelijk. Angst is immers een gevoel, en als angst niet gevoeld wordt, kun je dus niet van angst spreken. Maar ik zou niet weten hoe je dat gevoel dan moet noemen, waarvan de cliënt zich verlost voelt als hij zegt dat hij nu pas beseft hoeveel angst er vóór de therapie in hem huisde. De ontdekking van je eigen angst is een zegen. Zij het ook een koude zegen, want met die ontdekking ben je er nog niet vanaf.

Er is heel veel onbewuste angst voor mensen. Heel veel effectief gedrag komt voort uit die angst, zoals de pogingen om erbij te horen door middel van prettig gedrag, zakelijk gedrag, managersgedrag, *cool* gedag, machogedrag of intelligent gedrag; of door middel van modieuze kleding, bijdetijdse taal of bijdetijdse bezigheden.

18.4   Een verzelfstandigd streven

Na de vergadering spoed ik mij naar mijn auto, zoek op de wegenkaart de kortste weg naar huis, doe mijn best om files te vermijden; kortom, ik span mij in om thuis te komen en wel zo snel mogelijk. Die inspanning weegt me niet zwaar, want bij elke handeling die ik verricht, voel ik me een beetje dichter bij thuis. Die inspanning heb ik er graag voor over. Van dat naar-huis-rijden zal ik nooit overspannen worden.

Die inspanning of dit streven is géén verlangen. Streven op zich is inspanning; en inspanning zelf is niet fijn. Verlangen echter heeft ook iets fijns, want je hebt daarbij het 'gevoelsbeeld' van het aangename waar je naar verlangt. Zolang het verlangen aanwezig is, zolang je het fijne voelt van het gevoelsbeeld en je je op weg voelt naar het bereiken van dat fijne, is het streven zeker draagbaar en wellicht voel je het niet eens als een last. Maar wanneer onder het streven het verlangen niet meer gevoeld wordt, gaat dat louter streven zwaar wegen; dat gaat steeds zwaarder wegen, want het is dan puur inspanning. En daarvan raak je overspannen.

Als Jansen overuren maakt om een Alfa-Romeo GTI te kunnen kopen, kan dat gezond en ongezond gebeuren. Zolang het verlangen gedurende zijn overuren blijft bestaan, kan hij fluitend zijn overuren maken. Elk moment voelt hij zich dichter bij het verlangde. Maar als dat verlangen wegebt, zullen de overuren zwaar worden. Die zullen ook zwaar worden als hij de Alfa-Romeo GTI niet werkelijk bemint, maar zo'n ding alleen maar wil hebben omdat de buurman er ook een heeft. Dan is er geen liefde en ook geen verlangen. Dan staat zijn streven niet in dienst van een verlangen, maar in dienst van een ander streven, namelijk van het streven om zijn buurman te evenaren (of te overtreffen). Dan is behoefte aan erkenning in het geding. Het verlangen kan ook wegebben als het streven al te zwaar wordt en niet in verhouding staat tot het verlangen.

Kortom: overspannenheid is het gevolg van een onharmonisch streven, van een streven waaronder het verlangen ontbreekt, door welke oorzaak dan ook. Of dat verlangen ontbreekt, voel je beter naarmate je jezelf meer bemint.

Er zijn mensen in wie (vrijwel) altijd het streven domineert. Er zijn zelfs mensen die louter leven op hun streven, zodat zij nergens meer van kunnen genieten. Terruwe noemde hen 'energie-neurotisch'; ikzelf zou hen 'streef-neurotisch' willen noemen.

De effectiviteit, besproken in hoofdstuk 14, kan ik nu omschrijven als een misplaatst functioneren van het streven. Ook de zorg, beschreven in het vorige hoofdstuk, komt vaak voort uit een losgeslagen verzelfstandigd streven.

18.5 Beheersen en verdringen

Niemand is moreel verantwoordelijk voor gevoelens die in hem opkomen. Moreel verantwoordelijk ben je alleen voor datgene wat je in vrijheid hebt gekozen. Maar moeten we dan niet al onze gevoelens uiten? Is het niet in hoge mate ongezond als de verliefde Karel zijn verliefdheid op de buurvrouw niet uit? Is hij, omwille van zijn gezondheid, niet genoodzaakt om afspraakjes met haar te maken? Wordt hij anders niet neurotisch? Moet je ook de haat tegen je chef niet laten zien? Moet je niet spontaan zijn?

Beheersen

Met deze opwerping staan we voor een belangrijk, maar subtiel (en dus moeilijk) thema, namelijk het verschil tussen beheersen en verdringen. We zullen het kort en bondig uitleggen, in de hoop dat de lezer het onderkent. Daartoe neem ik een moeilijke, maar wel duidelijke situatie als voorbeeld.

Als Karel verliefd is op zijn buurvrouw, kan en moet omwille van zijn gezondheid het *gevoel van verliefdheid* blijven bestaan in hem. Dat gevoel moet hij niet wegstoppen. Maar daden kan hij wellicht achterwege laten. Dat noemen we beheersen. Hij beheerst niet het gevoel, maar de daden. Gevoel valt niet te beheersen, alleen te verdringen. Daden kun je beheersen, ook al doet dat vaak pijn – in geval van de verliefdheid zelfs grote pijn. Beheersen doe je vanuit morele redelijkheid, die evenzeer in je zit ingebakken als je aandriften. Daarmee past een keuze tot beheersen bij diepere lagen in je persoon. Als Karel er vanuit deze diepere laag voor kiest om daden achterwege te laten, zal op de (lange) duur het gevoel van verliefdheid vanzelf slinken. Misschien vindt hij zichzelf daarmee wel terug met een grotere rijpheid en met diepere innerlijke vrede.

Ook het negeren van onze morele redelijke aard werkt frustrerend. Ook dit maakt diepe bevrediging onmogelijk, maakt blasé en agressief.

In de praktijk is het beheersen niet altijd gemakkelijk. Soms ga je daarmee door een hel. Soms kan het goed zijn om dan even de teugels te vieren. Eventueel om te ontdekken dat je verliefdheid op je buurvrouw een vergissing is. Het kan ook anders uitvallen, wanneer blijkt dat je bij haar fundamenteel meer jezelf bent. Maar ook dan kan de band met je kinderen je van een wijziging in de situatie afhouden; ook die band is een gevoel dat weegt.

Verdringen

Verdringen is een onbewust proces, een proces waarvan we dus niets in de gaten hebben en waarop we geen greep hebben. Verdringen is dus geen keuze. Niet je redelijkheid is de verdringende instantie, maar een *onbewuste angst of een onbewust streven of deze beide samen*. Als je verdringt, blijft het verdrongene wroeten. Verdringing maakt je mat, krampachtig en leeg.

In de vorige paragraaf was er sprake van een onbewuste angst. Hoe raakt angst onbewust? Terruwe houdt het erop dat de onbewuste angst een verdrongen angst is; verdrongen door het streven. Dan streef je er bijvoorbeeld naar om toch aan de buitenkant een flinke kerel te zijn, om te beantwoorden aan normen, om toch de prestatie te leveren die van je verwacht wordt in je werk, in je gezin, in je intieme relaties. Heimelijk, zo schreef Terruwe, is er heel veel angst voor de seksualiteit, maar menigeen zet zich daar overheen. Dan echter zal de daad nooit de diepe bevrediging geven; geen vrede brengen in je gemoed.

Ervaringen in de haptotherapie lijken Terruwe hierin gelijk te geven. Altijd moet bij de cliënt eerst de strevende gespannenheid worden opgeheven voordat de angst ervaren wordt. Die ervaringen leren ook dat bij een intens verdringen van de angst het lichaam zich heeft gepantserd.

Maar de praktische betekenis van het inzicht in verdringen is bijna nul, want het verdringen is een mechanisch proces waar je eigenmachtig niets aan verandert. Je kunt hooguit constateren dat er blijkbaar het een en ander in je wordt verdrongen, bijvoorbeeld als je ontdekt dat blinde vlekken en zondebokken een rol spelen in je gevoelsleven, maar veranderen doe je daar zelf niets aan. Je kunt daartoe dan wel de hulp van anderen inroepen, bijvoorbeeld van een bekwaam haptotherapeut.

19

Over het omgaan met pijn en leed

Omgaan met pijn en leed blijkt in onze cultuur een probleem te zijn. Vaak worden pijn en leed genegeerd en ontvlucht. Ik bedoel hier niet de vlucht naar het pijnstillende medicijn of de vlucht naar de dokter, maar de innerlijke vlucht van pijn en leed. Er wordt ook vaak aanbevolen om het leed innerlijk te negeren. Het wegdrukken van leed wordt ook vaak positief gewaardeerd. Daarvan getuigt het respect dat je geniet wanneer je bij een groot leed niets van je lijden laat merken.

Onze cultuur maakt ons bang voor leed. Voor elk pijntje hebben we pillen in ons toiletkastje staan. Wordt onze grote en dure gezondheidszorg niet gedragen door een even grote angst voor pijn en leed? Bovendien wordt de norm voor gezondheid geweldig opgeschroefd. Wie geen marathon kan lopen, meent al dat hij ziek is. Met dit alles wil ik natuurlijk niet zeggen dat pijn en leed leuke dingen zijn. Pijn en leed zijn per definitie naar.

Wij leren vluchten voor pijn en leed en we duwen het soms krachtig weg. Tranen kunnen jarenlang opgespaard blijven. Met dit wegduwen van leed sluiten we onszelf; dan bouwen we in onszelf een pantser. Dat pantser werkt zowel naar binnen als naar buiten. Al naargelang de dikte van het pantser beknelt het ons innerlijk en sluit het ons af voor werkelijke affectieve contacten. Naar binnen en naar buiten werkt het in gelijke mate.

In dit hoofdstuk worden twee wijzen van omgaan met pijn en leed beschreven. Daarbij worden twee aspecten zichtbaar die van deze beschouwing een typisch haptonomische beschouwing maken. Want zichtbaar wordt dat zowel het negeren van leed als het ondergaan van leed onze hele persoon betreft, tot en met het lichamelijk functioneren. Ook wordt zichtbaar dat voelen verweven is met onze lichamelijkheid, met de wijze waarop we in ons lichaam steken. Dat is het ene aspect. Bovendien wordt de betekenis van de ander zichtbaar bij het verwerken van pijn en leed. Dat is het tweede aspect.

19.1   De aanleiding

Met je vinger beklemd raken tussen de deur en de deurpost doet verschrikkelijk pijn. Mij leek het zo vanzelfsprekend dat iemand dan gilt, dat het mij verbaasde toen er eens in die omstandigheden niet gegild werd. Een kind raakte met zijn vinger beklemd tussen deur en deurpost, maar het gilde niet. Het rende met opeengeklemde lippen naar zijn grootmoeder, die het op haar schoot nam en krachtig omhelsde en wiegde. Daar, in grootmoeders omhelzing, kreunde het zacht en liet het zijn tranen lopen.

Deze gebeurtenis is mij dus bijgebleven. Ook omdat ik plotseling gefrappeerd werd door het merkwaardige verschil tussen gillen en kreunen. Plotseling hoorde, zag en voelde ik dat de kreunende heel anders omgaat met zijn pijn dan de gillende; dat de kreunende bij de pijn blijft en dat de gillende daar zover mogelijk van wegvlucht. Ik kreeg zelfs de neiging om te zeggen dat de kreunende zijn pijn bejegende als iets wat hemzelf helemaal toebehoort, in volmaakte tegenstelling tot de gillende. Ondanks alle hevigheid leek de pijn draaglijk voor de kreunende. Voor de gillende daarentegen leek de pijn ondraaglijk. Evenzo was ik gefrappeerd door het omhelzen en wiegen. Als je zo ontvangen wordt, dan gil je inderdaad niet, dacht ik, dan is pijn draaglijk. Waren dit slechts persoonlijke indrukken?

19.2   Op zoek naar verantwoording

Was het slechts een subjectieve interpretatie waardoor ik kreunen en gillen verstond als uitingen van twee verschillende wijzen van het omgaan met pijn? Een antwoord op die vraag zoek ik in een beschrijving van waarneembare verschijnselen.

Het geluid van de gillende en van de kreunende

Het opvallendste wat je als toeschouwer waarneemt, is de aard van het geproduceerde geluid. Gillen gaat gepaard met een heel hoog en indringend geluid, kreunen met een zacht en laag geluid.

Over de werking van hoge geluiden weten we al het een ander. Behrend liet ons zien (paragraaf 4.8) dat hoge geluiden een wekkend, appellerend en gidsend karakter hebben. Niemand is gidsender dan de coloratuursopraan. Zij verheft zich in eenzaamheid boven allen uit en reikt met haar stem naar onbewoonde verten. De waanzin-aria in de opera *Lucia di Lammermoor* moest dan ook een coloratuur-aria zijn. Schitterend maar ongenaakbaar. Respect dwingt de coloratuursopraan af, verering zelfs, maar geen vertedering. Zij heeft haar aardsheid opgegeven en is niet meer in de wereld van lichamelijke mensen en dingen, maar vertoeft in de ijlte. Zij heeft een lichaam dat puur gidsend is, een puur gidsende keel en een puur gidsend hoofd.

Lage en zachte geluiden hebben een heel ander ervaringskarakter. In het orkest begeleiden de lage geluiden de melodie; zij hebben daar een dienende rol. Lage geluiden zijn
goedmoedige geluiden. Zij gidsen niet en missen alle agressiviteit.

Ook de lage menselijke stem wordt als goedmoedig ervaren; ook als vertrouwenwek-
kend. De reclame-industrie beseft dat heel goed. Mannen met lage stemmen mogen
bijvoorbeeld het vertrouwen komen wekken in een bepaald medicijn. Hoe lager de
stem, hoe groter vertrouwen zij wekt. De lage stem is niet gidsend, niet agressief, maar
aanvaardend.

Lage stemmen zijn aards. Het geluid van de diepe bas schijnt voor ons uit zijn voeten te
komen; soms zelfs vanuit de aarde onder zijn en onze voeten. Hier ervaren we dus allesbehalve een vlucht uit het lichaam naar boven, zoals bij zeer hoge geluiden, maar een
tocht door het lichaam naar beneden. De lage stem bewoont het lichaam en hoe lager
de stem is, hoe intenser het lichaam wordt bewoond. De vibratie van de diepe bas kan
ons lichaam mee laten vibreren, zodat het onduidelijk kan worden of we nu horen of
voelen.

Gillen is een zeer hoog geluid maken dat een zeer indringend appèl geeft. Hoog als dat
van de coloratuursopraan. Ervaren we gillen ook niet als een appèl vanuit een verlaten
lichaam?

Het kreunend geluid daarentegen is laag en zacht en wekt de indruk dat de kreunende
zijn lichaam niet heeft verlaten. Het klinkt vaak als een wat dierlijk geluid waarvoor in
de menselijke rationele wereld geen plaats is. Het kreunen komt zoals het komt en ook
dit maakt de overgave van de kreunende aan zijn lichaam ervaarbaar voor de toehoorder. We kreunen niet alleen bij pijn; er is immers ook een kreunen van genot. En in beide gevallen laat het kreunen de volstrekte overgave aan het lichaam horen.

Er wordt niet alleen gegild bij pijn, maar ook bij angst, ontzetting, woede en agressie.
Als toehoorder schrik je van de gillende en krijg je de impuls om terug te deinzen. Maar
het goedmoedige, lage, zachte kreunen brengt de toehoorder naderbij. Het kreunen
kreunt kwetsbaarheid en nodigt daarmee uit tot koestering en omhulling. Het lage geluid van het kreunen brengt inderdaad verbondenheid.

Het ademen

Ademt de gillende nog? Zeker, de gillende gilt op een lange uitstoot van de lucht, om
daarna snel opnieuw lucht binnen te zuigen voor een nieuwe gilstoot. Maar ervaren we
dit nog als ademen? Staan het uitstoten en innemen van lucht hier niet volledig in
dienst van het gillen? Bij kreunen echter blijft de ademhaling dicht bij haar normale
verloop. Het ervaren van de pijn kan het ademritme verhogen en de tijd van uitademen
verlengen. Maar hier staat het lucht inzuigen niet in dienst van het kreunen, aangezien
de kreunende de ademhaling haar autonomie toestaat; hij aanvaardt de ademhaling zo-

als die komt. Elke spontane uitademing brengt dan het kreungeluid mee. Het kreunen lijkt daardoor op een hoorbaar spontaan ademen. In het gillen echter ervaren we geen ademen.

Ook zonder het te weten en te beseffen meldt de ademloze gillende ons dat hij in verstarring afziet van ademend leven; dat hij hartgrondig neen zegt. De kreunende echter blijft ademen en elke uitademing verraadt dat hij leeft bij zijn pijn.

De expressie

De gillende en de kreunende hebben ook verschillende lichaamshoudingen. De gillende is geneigd zijn lichaam te strekken, terwijl de kreunende zichzelf enigszins ineenvouwt. Wie staande kreunt, staat lichtelijk voorovergebogen en wanneer de kreunende ligt, ligt hij eveneens vaak in een buiging. Waarom buigt de kreunende zich? En waarover buigt hij zich? Sluit hij zich met die buiging niet enigszins af, teneinde met zijn leed alleen te zijn? Buigt hij zich niet om zijn pijnlijke innerlijk heen?

De gelaatsexpressie van de gillende verschilt aanmerkelijk van die van de kreunende. Gillen geschiedt met wijdopengesperde ogen en, uiteraard, met een wijdgeopende mond. Ook daarin kun je verstaan dat de gillende intens gericht is op ginds, op een verlaten van zijn pijnlijke lichaam.

Maar de ogen van de kreunende zijn enigszins geloken; soms ook geheel gesloten. Hij is niet gericht op ginds, maar hij is bij zijn binnenste.

Deze tocht langs de waarneembare gedragingen van de gillende en de kreunende persoon bevestigt voor mij de juistheid van mijn spontane indruk: de gillende vlucht ver weg van de pijn in zijn lichaam; de kreunende blijft daarentegen bij zijn pijn als zijn intiem bezit.

De gillende verzet zich en de kreunende aanvaardt. Maar de vraag is blijven liggen waarom de gillende en de kreunende personen op de pijn reageren zoals zij reageren? Waar haalt de kreunende de kracht vandaan om zijn pijn te accepteren?

19.3   De troost

Er wordt je ook vaak aangeraden om de pijn te negeren. Daarvoor hebben we uitdrukkingen als 'kop op kerel, laat je niet kennen'. Als dit gezien wordt als een vorm van troosten, zit men er goed naast.

Wat hier onder troosten wordt verstaan

Wat is dat, troosten? Een van je dierbaren is een groot leed overkomen. Je gaat naar hem toe en je treft hem aan zonder tranen. In zijn hals zijn rode vlekken zichtbaar. Zijn voorhoofd vertoont een diepe frons. Het oogwit is minder wit dan anders en zijn oog is omgeven door een donkere vlek. Zijn adembeweging is kort en nu en dan moet hij diep zuchten. Er is een verhoogde transpiratie. Hij zegt dat hij niet heeft kunnen slapen. Kortom: je ziet hem in een zeer gespannen toestand.

Dan leg je je arm om zijn hals en je drukt hem innig tegen je aan. Je zegt een paar woorden recht vanuit je hart. Misschien slechts 'oh, jongen toch'. En zie: plotseling breken bij hem de tranen door; hij schreit en blijft schreien.

Dat is troosten. Hier wordt het leed niet miskend, maar juist aangereikt. Het mysterieuze troostende gebaar heeft het innerlijke verzet tegen het leed opgeheven en het heeft de lijdende bij zijn leed gebracht. De gespannenheid is verdwenen. Vannacht zal hij kunnen slapen. Na de tranenvloed zien we dat hij weer *aanwezig* is bij mensen en dingen die hem omringen; hij is nu affectief weer in het hier-en-nu. Zien we na de tranen niet vaak weer een glimlach? Het troostende gebaar nodigt de lijdende uit om af te dalen vanuit het-verzet-plegende-hoofd naar de plaats van het leed en de pijn. Tot bevrijding. Tot opheffing van de spanning van het verzet tegen het leed.

De filosoof Cornelis Verhoeven schreef, dat troosten het tegenovergestelde is van het miskennen van leed. De troostende onderkent niet alleen het leed van de ander, maar neemt het ook serieus als een onvervreemdbaar iets in diens bestaan, iets wat in het hele bestaan van de lijdende een plaats moet krijgen. De troostende ervaart de authenticiteit van het leed; hij wuift het niet weg, maar *hij mobiliseert het leed*. De troostende reikt de lijdende diens leed aan als iets wat tot diens authenticiteit behoort. Echte troost jaagt het leed niet weg, maar laat je voelen dat het jouw leed is. Wie eigen leed miskent, liegt tegen zichzelf. Wie andermans leed miskent, miskent veel in de ander.

De troostende ervaart de authenticiteit van het leed als iets wat onvervreemdbaar aan de lijdende zelf toebehoort. Dat zagen we gebeuren op grootmoeders schoot. Want het kind schreide langdurig, maar grootmoeder zelf schreide niet. Misschien lijkt het wat vanzelfsprekend dat grootmoeder zelf niet schreide, want, zo denken we dan, haar eigen vinger deed immers geen pijn. Deze vanzelfsprekendheid moeten we ter discussie stellen, want vaak zien we dat mensen die intiem en vitaal betrokken zijn op de lijdende, zelf ook gaan schreien. Menigeen gaat met tranen in de ogen naar een lijdende om hem te troosten en we zien daarin vaak een grote maat van deelname. Als je zo denkt, bevreemdt het dat grootmoeder zelf niet schreide. Was grootmoeder niet begaan met het kind? Zeker wel, maar op een andere wijze. Grootmoeder ervoer het lijden van het kind niet als haar eigen lijden. Voor haar was het louter het lijden van het kind. Voor haar was er het leed *in* het kind dat zij tussen haar omhelzende armen hield en niet het leed in haar eigen lichaam. Zij onderkende niet alleen het lijden van het kind, maar ze onderkende tevens dat dit lijden aan het kind toebehoorde als zijn onvervreemdbaar bezit. 'Het is jouw lijden, manneke', zei het lichaam van grootmoeder tegen het lichaam van het kind, 'en ervaar dat lijden grondig; vlucht er niet vandaan; daartoe blijf ik heel dicht bij jou en laat ik jou voelen dat je mij dierbaar bent.' Inderdaad, troosten veronderstelt het onderkennen van de authenticiteit van het leed.

Wie de lijdende benadert met tranen in zijn ogen heeft weliswaar het leed onderkend en niet genegeerd, maar heeft ontkend dat dit lijden het onvervreemdbare bezit van de lijdende is. Je zou kunnen zeggen dat hij de lijdende berooft van diens drijfveer tot schreien en die voor zichzelf gebruikt. Hoe vreemd dit ook moge klinken, het feit ligt er. Welke tranen zijn het die in het donker van de bioscoop worden weggepinkt bij het zien van leed en tragiek? Zijn dat tranen om het leed dat de film vertoont, of zijn het de eigen verborgen tranen die nog niet geschreid zijn? Wanneer tranen worden weggedrukt, blijkt onze psychofysiek gelegenheden aan te grijpen om ons te herinneren aan die verborgen tranen. Maar de tranen die dan lopen zijn niet de tranen vanuit het eigen leed en deze tranen dempen de bron van het schreien niet. Dat gebeurt pas als we ons eigen leed onomwonden zijn pijn en tranen laten produceren. Tot het zover is, zullen we op alle begrafenissen tranen wegpinken.

Het lijkt navrant om te vragen van welke oorsprong de tranen zijn die ouders schreien als hun kind een groot leed overkomt. Erkennen zij dan het leed als het leed in hun kind? Of lijden zij dan het leed in eigen lichaam en ziel dat hun bezorgd wordt door de vitale band met hun lijdende kind, door het-lijdende-kind-in-hen-zelf? Onmiddellijk voeg ik hieraan toe dat ook deze tranen authentiek zijn; maar het zijn niet deze tranen die troosten.

Zolang ons eigen verborgen leed ons parten speelt bij de benadering van de lijdende kunnen we hem niet troosten. Daarmee is niet gezegd dat de werkelijk troostende zijn eigen leed miskent. Integendeel, hij heeft zijn tranen geschreid en het leed een plaats gegeven in zijn eigen bestaan. Verdund heeft hij zo het leed als een vast bestanddeel in zijn ziel opgenomen. De verwerking van het leed, dat is het toelaten en lijden daarvan, heeft hem verzoening gebracht met het menselijke bestaan waarin leed onvermijdelijk is en heeft daarmee een stuk authenticiteit gebracht. Voortaan herkent hij waarachtigheid in deze regionen.

De gillende is ver uit zijn lichaam en is met zijn harde en hoge geluid in de ruimte op zoek naar ververwijderde of onbereikbare troost. Gillen hoort bij verlatenheid.

Maar wie de ander en zijn troost nabij weet en troost in zich toelaat, gilt niet maar kreunt. Als je weet dat grootmoeder klaar zit om je te troosten, dan gil je niet. En wanneer het levende lichaam in zijn diepte zich verzekerd weet van beschikbare troost in de wereld, dan ben je niet zo gillerig en is pijn draaglijker.

19.4   Ondraaglijke en draaglijke pijn

Toen de vriend van daarnet een troostend gebaar onderging, werd door hem het verzet tegen het leed opgegeven. Het troostende gebaar nodigt de lijdende uit om af te dalen vanuit het-verzet-plegende-hoofd naar de plaats van het leed en de pijn. Tot bevrijding. Dan is hij weer aanwezig en kan soms zelfs weer glimlachen. Waar is dan de pijn van het leed gebleven? Die pijn is er nog, maar niet meer als iets ondraaglijks.

Onder de druk van het innerlijke verzet tegen de pijn is de pijn ondraaglijk. Zodra de pijn wordt geaccepteerd en we voelend naar de pijn gaan, verliest die pijn haar scherpste kanten. Het is alsof bij aanvaarding de pijn zich verdunnend uitsmeert over je hele bestaan.

Dit verschijnsel behoort tot de dagelijkse ervaringen van een haptotherapeut. Die therapeut heeft een zintuig voor verzet plegende spanning waarmee de cliënt bepaalde gevoelens in zichzelf wegdrukt. Die spanning is voor hem zichtbaar. Om die spanning op te heffen drukt hij op plekjes in het lichaam waar die spanning fysiek zetelt. Dat is pijnlijk voor de cliënt, soms zeer pijnlijk. Maar die pijn wordt onmiddellijk draaglijk en verdwijnt vaak helemaal als de cliënt *bij die pijn blijft*, die pijn accepteert en toelaat. Dan wordt niet alleen die pijn draaglijk, maar tegelijk verdwijnt ook de spanning, lichamelijk en psychisch.

Hierbij moet ook vermeld worden dat de haptotherapeut als mens bij de cliënt is en dat zijn hand er dan weet van heeft dat hij op een mens drukt en niet op een tafel. Dat geeft die hand een niet te beschrijven, maar duidelijk ervaarbare andere wijze van aanraken en drukken. Je zou kunnen zeggen dat het lichaam van de cliënt verstaat dat er menselijke nabijheid is in die drukkende hand en daarmee bij de pijn die deze veroorzaakt.

19.5   Het troostende gebaar

Hoe vanzelfsprekend voor ons het omhelzen als troostend gebaar ook is, het blijft een mysterieus iets. Waarom maken we juist dát gebaar en waarom gaan we, om een enigszins dwaas voorbeeld te geven, niet de oorlel masseren of de neus kneden? Waarom juist dat omhelzen? Waarom die arm om de hals en niet om de lendenen? Soms tillen we iemand op bij zijn middel, bijvoorbeeld uit pure vreugde omdat we de hoofdprijs hebben gewonnen. Maar bij een condoleance laten we dat gebaar uit ons hoofd. Vanzelfsprekend, zeggen we dan. Maar op basis waarvan is dat voor ons zo vanzelfsprekend? En waarom dat aanraken? Waarom *kijken* we niet louter naar de hals van de lijdende, maar leggen we er onze arm omheen? Hebben die gebaren hun geëigende betekenis uit conventie? Uit traditie en cultuur? Of kennen we die vanuit een vóór-bewust verstaan van de lichamelijkheid, waarbij we andermans hals anders ervaren dan oorlel, neus en lendenen en de aanraking verstaan als een trefzeker middel?

219

Het wiegen is misschien wel de meest raadselachtige van alle troostende gedragingen vanwege dat ondoorzichtige heen en weer. Het babybedje wordt tegenwoordig nog vaak wieg genoemd, maar de mogelijkheid om het heen en weer te bewegen rond de lengteas ontbreekt meestal. De betekenis van het woord wieg lijkt daarmee versleten te zijn. En hoe is het gesteld met het wiegen en meer speciaal met het wiegen op schoot? Wordt er vaak gewiegd op schoot? Ik weet het niet, maar het zou een vrij zeldzaam gebeuren kunnen zijn. Die zeldzaamheid lijkt me dan niet uitsluitend het gevolg van het verdwijnen van de grootmoeders naar het bejaardenhuis of van het vertrek van de werkende moeders naar de werkplek. Die zeldzaamheid lijkt me veel meer een gevolg van de rationele instelling in onze cultuur waarbij het lichaam met zijn rijke impulsen onvoldoende wordt bewoond. De primitieve impuls tot wiegen wordt niet onderkend, omdat we te weinig in ons lichaam leven. Zou die impuls wel onderkend worden, dan stuit zij gemakkelijk op verzet van de niet begrijpende ratio. Zou echter de krant morgen melden dat gewiegd worden op schoot in het latere leven stressbestendig maakt omdat je in dat merkwaardige wieggebeuren steviger in je lichamelijk-psychische basis thuiskomt, dan zou er wellicht kranig gewiegd worden. Maar het wiegen is niet kranig en het valt niet te leren. Kan een cursus je je eigen lichaam en je hart aanreiken? Maar alle eskimomoeders, papoeamoeders en indianenmoeders wiegen hun kind op schoot dat het een lieve lust is.

De grootmoeder die ik gadesloeg had nog de goddelijke primitiviteit waarmee ze de impuls van haar lichaam, van haar hart, onderkende en onbelemmerd volgde. Onbekend met welke theorie dan ook wist zij vanuit haar lichaam wat er te doen stond. En het kind schreide en kreunde uitvoerig op haar schoot. Dat mocht toen nog uren duren. Maar zelf schreide zij niet.

20
De ontwikkeling van de affectiviteit

De menselijke affecten groeien niet vanuit een natuurlijke noodzaak zoals de haren op je hoofd en ze integreren niet vanzelf met de redelijkheid. Over de ontwikkeling van de affectiviteit zijn bibliotheken volgeschreven. Dit hoofdstuk heeft dus zijn grote beperkingen. De eerste paragraaf bespreekt het wezenlijke van de affectieve ontwikkeling. In de tweede paragraaf worden enkele omstandigheden genoemd waarbij deze ontwikkeling gebaat is. In de derde paragraaf wordt iets gezegd over volwassenheid.

Het verwennen van kinderen werkt averechts voor hun affectieve ontwikkeling en dit thema zou een plaats verdienen in dit hoofdstuk. Maar het wordt behandeld in hoofdstuk 26, omdat het inzichten veronderstelt die daar aan de orde komen.

20.1 De grote lijnen

Het wezen van de affectieve ontwikkeling

De affectieve ontwikkeling kent twee aspecten: enerzijds het opkomen van vitale gevoelens, anderzijds de integratie van deze gevoelens met de redelijkheid. Aan die integratie dankt de affectiviteit haar menselijkheid, haar rijkdom en nuancering; de kwaliteiten waardoor het menselijke gevoelsleven zich onderscheidt van dat van de dieren. De redelijkheid is een component van de menselijke affecten. Als je iets mooi vindt of lelijk, goed of slecht, aardig of onaardig, dan is redelijkheid daarin verdisconteerd.

De fundamentele voorwaarde: leven onder mensen

Menselijkheid ontstaat en groeit niet als een natuurlijk gegeven, maar moet door mensen in mensen gewekt worden. De filosoof Strasser noemde op grond van dit gegeven alle opvoeding *wekken van menselijkheid* (hij gaf met dat woord wekken ook aan dat er inzake opvoeding niets te dwingen valt). Menselijkheid ontwikkelt zich niet als een natuurlijk gegeven, zoals bij de dieren. De pedagoog Langeveld (1955) onderbouwde deze gedachte indertijd met de volgende ervaring.

Bij een jong katje dat opgroeit buiten de aanwezigheid van andere katten zien we toch de ontwikkeling tot een kat. Het gaat miauwen en muizen vangen, zij het dan wat later dan zijn soortgenoten die wel bij moeder kat opgroeien. Maar aan een mens die buiten de mensengemeenschap opgroeit, ontwikkelt zich niets specifiek menselijks. Daarvan zijn historische voorbeelden. Nog in de jaren veertig werden in India twee kinderen gevonden die waren opgegroeid onder wolven. Aan hen viel niets specifiek menselijks te ontdekken. Zelfs de rechtopgaande houding hadden zij niet 'ontdekt'; ze liepen op handen en voeten. Taal was er tussen hen niet ontwikkeld, zelfs geen gebarentaal. Zij lachten niet en zij schreiden niet. Menselijk denken was in hen niet ontwikkeld, zelfs geen menselijk waarnemen. Nooit bekeken zij iets om te zien wat het is. Nooit zagen zij het mooie van iets. Evenmin was er menselijke smaak ontwikkeld voor datgene wat zij aten en dronken. Hun naaktheid deerde hen niet. Het menselijk lichaam is on-af, schreef Langeveld. Het heeft opvoeding nodig. De mens is een *animal educandum*, een dier dat opgevoed moet worden.

Alle menselijkheid veronderstelt medemenselijkheid, en de uitdrukking selfmade man is daarom in wezen een misbaksel dat ons op het verkeerde been kan zetten. Dat verkeerde been is vandaag de dag helaas erg *in*. Marcuse poneerde in de jaren zestig de gedachte dat alle opvoeding voortkwam uit de zucht van grote mensen om te heersen over kinderen en jeugdigen. Geef kinderen en jeugdigen de middelen en zij zullen zichzelf ontwikkelen, zei hij. Geef hun de informatie waarover de leraar beschikt en zij hebben geen leraar meer nodig. Zijn gedachten sloegen in als een bom, vooral onder studenten. Geschokt en vooral beangstigd door de revolte van de studenten, zetten toen ook beleidsmakers hun verstand op nul. Het woord opvoeden mocht niet meer gebruikt worden. Op de opleiding voor onderwijzers werd pedagogiek vervangen door onderwijskunde, waarin het woord opvoeden niet meer voorkwam.
Vandaag de dag heet het, dat je vrijwel verzekerd bent van een goede ontwikkeling van kind en jeugdige als hij kansen krijgt voor zijn (maatschappelijke) toekomst. Dan zal hij zichzelf ontwikkelen. Vrijheid, emancipatie en jezelf ontwikkelen, daar gaat het om. Het klinkt bijna als een vloek als je vandaag de dag zegt dat menselijkheid gewekt moet worden en dat kinderen voor menselijke ontwikkeling op de eerste plaats afhankelijk zijn van de menselijkheid van ouders en leraren, van anderen dus.

De affectieve ontwikkeling vraagt bevestiging

Ik trap een open deur in als ik nog eens wijs op de noodzaak tot bevestiging voor de affectieve ontwikkeling. De affectieve ontwikkeling begint wanneer je als baby vertederd wordt aangeraakt. Vanuit zijn genen herkent het kind die aanraking als een aanraking door een mens. Woordeloos verstaat dan zijn lijfje dat het thuis is. Woordeloos verstaat zijn lijfje dan dat het een heerlijk wezentje is dat mag zijn zoals het is. Dankzij de bevestiging ontstaat er zelfliefde en openheid naar buiten. Uitvoerig is dit besproken in hoofdstuk 12. Bevestigd worden betekent dat je mag zijn wie je bent, maar ook dat je mag *worden wie je bent* en dat je mag *groeien in jouw tempo en op jouw momenten.*

Vooral onder aandrang van ons maatschappelijke klimaat en de opvattingen in de samenleving wordt de ontwikkeling van kinderen in een heel bepaalde richting gedirigeerd, een richting die weinig ruimte laat om te worden wie je bent. Daarvan een illustratie.

De ontwikkeling van de grondintelligentie is gebaat bij het opdoen van veel en genuanceerde tastervaringen. Elk jong kind is tuk op tastervaringen. Maar de grondintelligentie wordt niet onderkend; evenmin als de betekenis van de tastervaring of de betekenis van tekenen, muziek en dansen. Het gaat in onze samenleving en in het onderwijs vooral om de ontwikkeling van de rationele intelligentie en het daarbij behorende verwoorden. Ouders zijn doorgaans enthousiast als hun kind gaat spreken, maar ze zijn dit slechts zelden wanneer ze het zien genieten van tastervaringen. Reeds de basisschool moet computers herbergen, maar het verdwijnen van het zingen en van het tekenen vindt plaats in stilte.

Samenleving en maatschappij dringen ons een bepaald model van ontwikkeling op dat in feite geen aangepaste aandacht heeft voor de affectieve ontwikkeling, hoezeer die ook met de mond beleden wordt. Het moet ook allemaal snel gebeuren, langs voorgeprogrammeerde lijnen. Hoe sneller hoe beter. Afwachten is taboe.

Er was een jongetje in Amsterdam dat, om welke duistere redenen dan ook, op een gegeven moment niet meer wilde spreken. Rijen van psychologen, orthopedagogen en logopedisten kwamen eraan te pas; zonder succes. De school wist zich geen raad met dit jongetje en de onderwijsautoriteiten zochten naar een plaats waar zij hem konden onderbrengen. Dat werd de kleuterschool De Bosanemoon. Dat schooltje was naar het oordeel van het onderwijsestablishment een plaats waar niets geleerd werd. Daar werd alleen gespeeld en daarbij hoefde je niet te spreken. Inderdaad, daar werd alleen gespeeld. Daar was een verkleedhoek met een heel assortiment oude kleren en pruiken en een toilettafel met spullen om je te schminken en een levensgrote spiegel. Daar kon een kind zelfs spiernaakt spartelen in een badje en zich door een ander kind laten afdrogen. En er heerste een verrukkelijk klimaat onder de ogen van een leidster die genoot van het spelen van de kinderen en ondertussen vaak op haar gitaar speelde. Na drie weken verblijf op dit schooltje ging het zwijgzame jongetje weer spontaan spreken. Het schooltje is verdwenen, want, zo meenden de autoriteiten, op dat schooltje leren de kinderen niets.

Opvoeden is wekken van menselijkheid

Strasser (1963) noemde opvoeding een wekken, geen dwingen maar wekken. Dat wekken zie je bij de moeder die, ondoordacht, haar baby vertederd streelt en hem door hem toe te lachen tot kraaien brengt; die hem uitnodigt om zijn eerste woordje te zeggen. Dat wekken zit ook in het voorbeeld dat de ouders niet opzettelijk geven, maar *zijn* voor het kind en in het menselijk klimaat dat zij scheppen rondom het kind. Het zit ook in een bepaald confronteren van het kind met zichzelf en met zijn eigen gedrag. Dat kan bestaan in de vraag van de ouders of het kind iets nu werkelijk zo fijn vindt als het te kennen geeft; of het een bepaald iets in de grond van zijn ziel niet naar vindt. Dat kan bestaan in het wijzen op zijn gemoedstoestand: ik meen dat je bedroefd bent, dat je bang bent, dat je spijt hebt.

Deze vragen en opmerkingen snijden hout in de mate dat zij spontaan bij de ouder opkomen binnen een goed contact met het kind en ze verliezen hun kracht als zij bij het kind overkomen als bedenksels of voortkomend uit louter goede bedoelingen. Dat wekken zit ook in vermaningen en straffen, mits deze het kind tegelijk laten voelen dat het de opvoeder dierbaar is. Vermaningen en straffen zijn dan vormen van wekken van menselijkheid omdat zij het kind confronteren met zijn eigen grenzen; met het feit dat het op een gegeven moment niet zichzelf was; met het negeren van de grens van redelijkheid en redelijke verantwoordelijkheid.

20.2   Omstandigheden waarbij de affectieve ontwikkeling is gebaat

Gebaat bij een rijkdom aan tastervaringen

Het eerste zintuig waarmee de baby de wereld verkent, is de tastzin. Hij zwaait met zijn armpjes tot deze toevallig wat pakbaars raken. Vastpakken van wat dan ook is zijn eerste bezigheid. Niet om te weten, maar om te ondergaan. Met tastervaringen voedt het zijn thuiskomen en thuis zijn in de wereld. De kwaliteiten van mensen en dingen die het zo tastend ervaart zijn het materiaal voor de affectieve band met de wereld. Hoe meer de tastzin zich ontwikkelt, hoe meer het ook vanzelfsprekend wordt om tastend in de wereld te staan. Die ontwikkeling heeft ook nog een andere kant: hoe meer de tastzin zich ontwikkelt, hoe genuanceerder het 'tastervaren' wordt. Daarom is het belangrijk dat een kind lange tijd kan omgaan met concrete dingen die veel te tasten geven. Hout biedt meer tastnuancering dan plastic. Zand en vooral water bieden mysterieuze tastervaring.

Tastervaringen zijn niet of nauwelijks te verwoorden. Zeg maar eens hoe ijzer aanvoelt ten opzichte van hout of steen; hoe het voelt als je met blote voeten over gras loopt, of met je hand door water gaat of door zand. Tastervaringen vragen ook geen woorden, maar willen ondergaan worden. Beelden vragen wel woorden, beelden op foto's, plaatjes en op de televisie. Te tasten geven ze niets dan eventueel het papier en het televisiescherm. In het proces van verwoorden verlaten we het pure ondergaan. Beeldcultuur maakt rijp voor een verwoordend bestaan en ondermijnt daarmee het tastend bestaan. De beeldcultuur van vandaag doet tastontwikkeling dan ook geen goed.

Waarom nemen we geen genoegen met het bekijken van plaatjes van Venetië, maar willen we het met 'eigen ogen zien'? Zien we de plaatjes dan ook niet met eigen ogen? Wat zijn die 'eigen ogen'? Dat zijn ogen die kijken binnen de context van concreetheid, van tastervaringen. Daarbij wordt je lichaam (op afstand reeds) aangesproken in zijn totaliteit. Dus *voelt* het heel anders als je in Venetië de San Marco ziet, dan wanneer je die thuis op plaatjes bekijkt. Wie meent via plaatjes de wereld te kennen, vergist zich deerlijk.

Gebaat bij een affectief klimaat

Van groot belang is de sfeer, het klimaat waarbinnen het kind opgroeit. Dat klimaat wordt gevormd door datgene wat in een gezin vanzelfsprekend is.

In een goed klimaat voor de affectieve ontwikkeling mogen alle gevoelens er zijn die in kind (en ouders) hun kopje opsteken. Niemand hoeft wat te verheimelijken. Geen enkele gemoedsbeweging hoeft weggestopt te worden omdat de ouders die zullen afkeuren. Ook woede en angst mogen er zijn; ook begerigheid en hartstocht (het gaat over gevoelens, niet over daden). Van groot belang is het dat in het gezin de primaire affecten bespeurbaar zijn en de boventoon vieren; dat je er, al naargelang de omstandigheden, genot, vreugde, blijdschap en droefheid tegenkomt.

In een gezond klimaat zijn ook de secundaire affecten aanwezig, maar wel in een ordening tot de primaire affecten. Geen effectiviteit dus. Geen workaholic als vader. Geen losgeslagen promotiedrift. Geen statusjacht. Geen weggestopte tranen. Ook moet het kind erotiek kunnen bespeuren in de relatie tussen de ouders. Wat het dan precies bespeurt, kan het wellicht pas later onderkennen als erotisch. Dit is de wezenlijke 'voorlichting'.

Gebaat bij een milieu dat veiligheid biedt

De groei van de affecten veronderstelt een vanzelfsprekend zelfvertrouwen. Alleen daarbij kunnen alle gevoelens opkomen die zich aandienen. De veiligheid die het kind nodig heeft is de veiligheid die de ouders bieden door de bevestiging, de affectieve acceptatie van de kinderen en daarnaast door het bieden van duidelijkheid. Een kind dat moet zwemmen in een oeverloos bad, voelt zich onzeker. Grenzen moeten zichtbaar en voelbaar zijn. Het kind moet weten wat beslist niet mag en het geeft onduidelijkheid als de ouders daar de hand niet aan houden. Gegeven regels – zo weinig mogelijk – moeten met vanzelfsprekendheid gehandhaafd blijven.

Veiligheid wordt ook geboden door een zekere ordening van de tijd, met vaste tijden voor maaltijden, het slapengaan, het thuiskomen van moeder en vader. Vooral jonge kinderen hebben ook behoefte aan een vaste volgorde bij weerkerende handelingen. Iedere gemeenschap dankt haar coherentie mede aan tradities. Een wat vaste dagorde en vieringen van terugkerende gedenkwaardige gebeurtenissen structureren de tijd tot gemeenschapstijd en voeden het gevoel van saamhorigheid.

Onduidelijkheid ontstaat als er gevoelens worden verheimelijkt. Als een kind ziet dat moeder of vader bezorgd is of narrig of bedroefd, en het kind dan vraagt wat er aan de hand is, dan moet het niet als antwoord krijgen dat er *niets* aan de hand is. Met dat antwoord wordt zijn vertrouwen in zijn voelen ondermijnd en wordt afstand geschapen tussen hem en de ouder.

Gebaat bij affectieve participatie

Aristoteles schreef dat de opvoeding in gevoelens totstandkomt *ou mathein alla pathein* – niet door instructie, niet door informatie en niet door een bevel, maar door gevoelens die je ondergaat. Je brengt het kind geen schoonheidservaring, geen morele gevoelens en geen liefdegevoelens bij door erover te praten, maar door als volwassene die gevoelens binnen een goede menselijke relatie tot het kind uit te stralen zodat het kind die kan ondergaan. Daarbij wordt niet gedwongen, want er valt inzake het gevoelsleven niets te dwingen, maar daarmee kan alleen maar wat worden gewekt in het kind. Als vader naar een schilderij kijkt, kan zijn blik de affectieve waardering weergeven die hij voor dat schilderij heeft. Dan kan het zo zijn, dat zijn kind voelt hoe vader dat schilderij ervaart. Wanneer het dan via die waardering door vader de waarde van dat schilderij zelf voelt (in zekere mate of in gelijke mate), spreken we van affectieve participatie. Zo'n participatie kan plaatsvinden bij alle waardering, negatieve en positieve.

Die participatie komt niet alleen voor bij kinderen. Wanneer je als volwassene aangesproken wordt door een persoon die verschijnt op het televisiescherm of door een persoon die beschreven wordt in een boek en je daarbij participerend zijn waardebeleving deelt, is dit ook een participatieproces.

Maar het proces van participatie is hiermee nog niet volledig weergegeven. Wat je participerend met de ander ervaart kan een opwelling zijn en het kan beklijven. In het eerste geval heeft je wezen het na een poosje afgeschud als iets wat niet bij jou past. In het tweede geval heeft je wezen het opgenomen als iets wat bij jou past. Dat afschudden kan soms vrij snel gebeuren, soms pas na jaren van persoonlijke rijping.

Alle participatie veronderstelt dat je openstaat voor de ander, dat je hem positief affectief waardeert. Kinderen participeren vooral met iemand die hen bevestigt. Vanzelfsprekend is de participatie met degene die hen vertederd bejegent. Deze participatie draagt in hoge mate bij aan de affectieve ontwikkeling; aan de verdieping en aan de verbreding van zijn waarderend voelen.

Heel wat generatiegenoten heb ik horen zeggen dat hun belangstelling voor een of ander studievak niet is gewekt door boeken, niet door informatie, maar door de mens-leraar; of het nu Nederlands betrof, geschiedenis, natuurkunde, wiskunde, tekenen of muziek. Dan hadden zij het over een leraar die hun liet ervaren wat het vak voor hem betekende. Over een leraar bij wie het vanzelf muisstil was in de klas als hij gedichten opzei of voorlas uit een roman of vertelde over wat dan ook. Belangstelling werd dus gewekt door participatie waarbinnen de lesinhoud een ander gezicht kreeg, boeiend werd. Achteraf ontdek je daarbij dat de leraar zijn eigen gemoed liet zien en jij als leerling kennelijk de moeite waard was om daaraan deel te nemen. De aard van de verwoording laat dan zien dat die geadapteerd was aan jou. Vanzelf gebeurde dat, doordat hij betrokken was op zijn toehoorders.

Helaas krijgen vandaag de dag de leraren zo'n kans nauwelijks nog. In het onderwijs domineert het verstrekken van informatie die de leerling zich zoveel mogelijk zelfstandig eigen moet maken vanaf papier of via de computer. Echte belangstelling en intellectueel genoegen zijn dan ook ver te zoeken. Ook doordat de leraar vaak zelf geen belangstelling meer heeft voor datgene wat hij doceert. Tijdens het uurtje dat voor muziekonderwijs is uitgetrokken mag op menige basisschool de leerling zelf bepalen wat hij horen wil. Dat is dan vrijwel altijd de hit van de dag. Terwijl ik me herinner dat ik als kind soms zeer getroffen werd door het aanbod van de leraar en daarmee affectief verrijkt werd.

Nota bene: er wordt wel beweerd dat de jeugd van vandaag de dag niet meer ontvankelijk zou zijn voor het verhaal. Het tegenovergestelde echter is bewezen door het succes dat een goede verteller oogstte toen hij als gast lessen gaf op diverse scholen.

Gebaat bij aangepaste vermaningen

Moeder in gesprek met Kees

Moeder: 'Vind je niet dat je onaardig deed tegen Jan?'

Kees: 'Jawel, maar ik mag toch onaardig zijn als ik hem onaardig vind!'

Moeder: 'Je mag hem onaardig vinden, maar moet je je daarom ook zo laten gaan? Vind je dat fijn achteraf?'

Kees: 'Hij kliert mij ook altijd.'

Moeder: 'Ja, dan is het wel moeilijk om je te beheersen. Maar misschien lukt dat toch wel ooit.'

Vader in gesprek met Hans

Vader: 'Hoe kom jij aan dat zakmes?'

Hans: 'Dat heb ik ergens gevonden.'

Vader voelt nattigheid en vraagt door.

Vader: 'Weet je dat zeker? Ik heb het gevoel dat het niet zo is.'

Hans krijgt een kleur.

Vader: 'Zeg het maar. Ik vind het heel fijn als je eerlijk bent.'

Hans: 'Het is van Jeroen. Maar hij heeft mijn bal weggeschopt en die kon ik niet meer terugvinden.'

Vader: 'Fijn dat je dat zegt. Maar vind jij het ook fijn dat je dat mes hebt meegenomen? Geef het maar terug.'

Hans: 'Dat durf ik niet.'

Vader: 'Jullie hebben op school toch ieder een eigen lessenaar? Leg het daar maar in.'

Hans: (Opgelucht) 'Och ja, dat kan ik doen.'

De volgende dag:

Vader: 'Hoe is het gegaan?'

Hans: (Opgewekt) 'Ik heb het in zijn lessenaar gelegd.'

Vader: 'Dan krijg jij van mij een nieuwe bal.'

Was het goed dat door vader en moeder gevoelens werden afgekeurd, zoals de behoefte van Kees om Jan een hak te zetten? Deze vraag leidt naar het wezen van de (goede) vermaning. Vermaning heeft een gunstig effect op de affectieve ontwikkeling als daarmee het kind wordt teruggebracht naar een diepere laag in zijn persoon, naar een diepere integratie. Die zagen we toen Hans opgewekt was toen hij het zakmes had teruggelegd.

20.3   Volwassenheid

Vanuit de ontwikkeling van de affecten bezien is iemand volwassen wanneer gevoel en redelijkheid zo stevig geïntegreerd zijn, dat je op eigen benen die integratie in stand kunt houden en je je leven kunt verrijken in verdere ontmoetingen en confrontaties met menselijke waarden en onwaarden. Die zelfstandigheid houdt dan ook het vermogen in om het mislukken van eventuele verdere integratie te onderkennen en aangepast te corrigeren, eventueel met hulp van anderen.

Deel D
Het hart van de haptonomie

Ter inleiding op deel D

Sinterklaas anno 1999

Toen ik in de trein stapte, ging er een moeder met haar dochtertje van pakweg drie jaar voor mij uit. Moeder was helemaal up-to-date. Glimmend zwart, kortgeknipt haar. Zwart gelipstickt. Ringetje door haar rechteroor en ringetje door haar linkerwenkbrauw. Glimmend zwart jasje en zwarte schoenen met een handbreed dikke bodem. Moeder en kind gingen op de voorlaatste bank van de coupé zitten; ik nam achter hen plaats op de enige nog vrije bank. Ik installeerde mij in het hoekje tegen het raam. Vóór mij werd het meisje neergezet. Zij klom onmiddellijk op de bank en ging het raampje opendraaien. 'Afblijven', zei moeder, 'afblijven en gaan zitten.' Maar het kind ging niet zitten. Moeder pakte haar op en zette haar neer. Drie seconden later stond het kind weer op. Moeder stak een sigaret op en las in een tijdschrift. Het kind keek eens rond, wipte wat op en neer, kroop van de bank af en liep het gangpad in. Moeder pakte haar bij een arm, trok haar naar de zitplaats en zette haar opnieuw naast zich. 'Melina, blijf zitten zei ik', zei moeder. Tien seconden later liep het kind weer de corridor in, vond ergens een verdwaald tijdschrift en bracht dat naar een man op de bank aan de overzijde van de corridor. 'Lezen', zei het kind tegen de man. Moeder griste toen het kind weer naar zich toe en zette het opnieuw naast zich neer. 'En nou blijf je hier, want anders krijg je geen...' (Ik verstond niet wat het kind niet zou krijgen.) Het kind ging op de bank staan, draaide weer aan het raampje, werd weer door moeder neergezet, klom weer op de bank en ontdekte mij. 'Zij is hyperactief', zei moeder tegen mij, waarna ze weer ging lezen. Ik knipoogde tegen het kind en het meisje kneep daarop beide ogen even dicht. Knipogen met één oog was zij kennelijk nog niet machtig. Ik liet haar het puntje van mijn tong zien en zij liet haar tongpuntje zien. Ik bewoog mijn tong heen en weer en het kind bewoog haar tong heen en weer. Ik blies mijn wangen bol en zij blies haar wangen bol. Ik trok een gek gezicht en zij trok een gek gezicht. Toen keek ze wat verwonderd naar mijn pijp. Ik blies even in de pijp, waardoor die rookte als een schoorsteen. Het meisje wilde de rook pakken. Ik blies kringetjes. 'Wat is dat?' vroeg zij, wijzend op mijn pijp. 'Dat is een pijp', zei ik. Zij reageerde met kijken en kijken. 'Ik heet Melina', zei ze. 'Ja, dat heb ik gehoord', zei ik. 'Hoe heet jij?'

vroeg ze. 'Ik heet Dorus', zei ik. Zij bleef kijken naar pijp en rook. Nu en dan een knipoogje van mij. 'Bij oma komt Sinterklaas', zei ze, 'als ik niet stout ben.' 'Jij bent niet
stout', wilde ik zeggen, maar ik slikte dat in om voor mij tot nu toe onduidelijke redenen. Nu heb ik spijt van dat inslikken. Zij bleef naar mij kijken tot we de trein verlieten.
Ondertussen had moeder geen enkele keer naar het kind gekeken. Op het perron liepen zij vóór mij. Moeder liep gehaast en sleurde het dribbelende kind mee aan haar
hand. Het kind keek nog even om naar mij.

Sinterklaas anno 1999 leverde mij zo'n gebeurtenis die een heldere, zij het ook tragische
entree biedt tot het hart van de haptonomie. Een verhaal van eenzaamheid versus contact. Een verhaal over een kind dat geen *Anschlusz* krijgt met een in zichzelf gestolde
moeder. Het kind is onwetend daaromtrent, maar haar lichaam is op zoek naar iets en
blijft zoeken. Hyperactief werd dat genoemd en daarmee was de kous af. Kreten hebben
we tegenwoordig genoeg. Het euvel zat niet in datgene wat moeder deed en evenmin in
datgene wat zij naliet. Het zat niet in haar daden, maar in iets diepers. Dat diepere is
moeilijk te verwoorden en die verwoording heeft alleen maar zin tegenover iemand die
het ook voelt. Ik miste vanuit moeder een bepaalde *stroom* naar het kind. Een stroom
die niet zichtbaar is, maar alleen voelbaar. Een warme stroom, als het ware een uitbreiding van haar eigen warme lichaam. Was die stroom er wel geweest, dan had moeder
vanzelf gekeken met een andere blik; dan had zij vanzelf gesproken met een andere melodie; dan waren haar gebaren naar het kind anders geweest, omzichtig. Dan had moeder wellicht gekeuveld met haar kind en haar gewezen op datgene wat er buiten te zien
was. Die stroom zou haar hele gedrag hebben verwarmd en gekleurd.

Wat zal er van het kind terechtkomen? Zal het meisje ooit in haar basis geraken en voelen wie zij is, ooit de rust vinden bij mensen en dingen die haar aanspreken? Zal zij niet
van hot naar haar gedreven blijven, van het ene speeltje naar het andere, van de ene stu-
dierichting naar de andere, van de ene baan naar de andere, van de ene geliefde naar de
andere? En terwijl ik dit neerschrijf, realiseer ik me pas dat het kind geen knuffel bij zich
had, geen aaibaar speeltje of lapje; dat het helemaal niets bij zich had.

Een warme stroom

Ik miste bij de moeder van daarnet een warme stroom, als het ware een uitbreiding van
haar warme lichaam. Zo schreef ik het. Nu kom ik daarop terug. Nu wil ik dat 'als het
ware' uitgummen. De uitbreiding van het lichaam is geen metafoor, geen wijze van
spreken, maar een voelbare realiteit. Het naakte oog ziet dat niet, maar het voelende
oog wel. Het naakte oog ziet alleen een ding met zijn grenzen en ziet een lichaam als
ding dat zo en zo breed is en ophoudt bij de huid. Het voelende oog ziet daarentegen

dat iemands lichaam een hele kamer kan vullen tot in alle uithoeken.

'Maar', zei mijn opponent, 'is dat niet verschrikkelijk, als andermans warmte zo over je heen hangt? Kun je dan zelf nog wel ademen? Word je dan niet verpletterd? Zie jij dan niet dat al die warme moeders en vaders hun kind verpletteren omdat zij geen ruimte geven aan de eigenheid van het kind?'

'Dat ligt er maar aan hoe de ander met zijn warmte in de ruimte is', zei ik. 'De warmte kan inderdaad *over* de ander heen hangen en hem verpletteren, maar ze kan ook *om* de ander heen zijn, voelend wie de ander is, ruimte gevend aan diens eigenheid. De haptonomie zal dan zeggen dat de warmte *aan* de grenzen van de ander is, dat ze de ander aanraakt.' (Bij Anneke (hoofdstuk 3) werd niemand verpletterd. Integendeel, elk kind kwam er tot bloei, omdat het bij haar voelde dat het mocht zijn wie het was.)

'Is die haptonomie van jou geen spel van mooie woorden?' vroeg mijn opponent toen.

'Voor wie objectiverend kijkt wel', antwoordde ik, 'en dat kijken neemt in onze cultuur hand over hand toe. Daarmee worden we steeds eenzamer.'

De inhoud van dit deel

Dit deel is vooral gewijd aan het intermenselijk contact. Dat contact zou je het thema kunnen noemen waar de hele haptonomie om draait. Helemaal correct is dat dan niet. De haptonomie heeft zoveel aandacht voor dat contact, omdat dit contact van doorslaggevende betekenis is voor de harmonische ontwikkeling van de mens, zoals de haptonomie die ziet. Het gaat in de haptonomie dus eigenlijk om die ontwikkeling. In het laatste hoofdstuk van dit deel probeer ik de bestaanswijze te beschrijven van iemand die volgens de haptonomie harmonisch is uitgegroeid.

Dit deel bevat de volgende hoofdstukken.

Hoofdstuk 21 handelt over het elkaar aankijken; doorgaans de eerste vorm van intermenselijk contact.

Hoofdstuk 22 gaat over het elkaar een hand geven.

Hoofdstuk 23 bespreekt drie vormen van samenzijn. Het gaat over een mager samenzijn in de wachtkamer bij de dokter, over het zoeken van gezelligheid en over de ontmoeting.

Hoofdstuk 24 biedt een verhandeling over aanraken en aangeraakt worden.

Hoofdstuk 25 laat zien waarin we nu precies de nabijheid van de ander ervaren in het intermenselijk contact.

Hoofdstuk 26 bespreekt het intermenselijk contact als een ontvangen en geven. Daarbij worden allerhande omstandigheden zichtbaar die het contact verstoren.

Hoofdstuk 27 laat zien waardoor de liefde tussen mensen zo problematisch is.

Hoofdstuk 28 gaat over een bepaalde vorm van denken, namelijk over het denken aan iets of iemand. Ook dat is een vorm van contact.
Hoofdstuk 29 beschrijft de bestaanswijze van iemand die volgens de visie van de haptonomie harmonisch is uitgegroeid.

21
Elkaar aankijken

Het aankijken is (bij zienden) doorgaans het eerste intermenselijke contact. Dat zou een reden kunnen zijn om dit deel met dit onderwerp te beginnen. Maar de werkelijke reden is voor mij gelegen in het feit dat de beschouwing van het elkaar aankijken zo'n verrassend inzicht biedt in aard en problematiek van werkelijk intermenselijk contact. We gaan in dit hoofdstuk eerst op zoek naar de aard van het aankijken, onder andere door aankijken te vergelijken met bekijken. Daarna bespreken we het elkaar aankijken.

21.1 Bekijken en aankijken

Bekijken is een ander kijken dan aankijken. Wellicht zijn we ons daarvan niet bewust, maar ik durf te wedden dat menigeen het verschil onmiddellijk in de gaten heeft nu de beide woorden hier zo naast elkaar staan. Iedereen herkent die twee wijzen van kijken. Als je met iemand vis-à-vis in gesprek bent en daarbij *elkaar* aankijkt, voel je het onmiddellijk als de ander je even niet aankijkt maar bekijkt; even je wenkbrauwen bekijkt of de kleur van je ogen, je kapsel of het puistje op je wang. Ook al gebeurt dat maar een fractie van een seconde, het ontgaat je niet, zo nauw luistert het verschil tussen aangekeken en bekeken worden, zo alert zijn we op het bekeken worden. En wanneer de ander naar je ogen kijkt, voel je exact of hij je werkelijk aankijkt, of dat hij slechts kijkt naar de kleur van je iris. Als hij je in de ogen kijkt, voel je of hij door je blik heen tracht te kijken om je wezen te monsteren, of dat hij je echt aankijkt. Als we ons zo bekeken voelen, is er even een onaangename hapering in het contact. Sommigen slaan dan de ogen neer; sommigen blozen zelfs. Maar niet altijd blijkt het bekeken worden onaangenaam te zijn. Bodybuilders en miss-Europakandidaten genieten van de hen bekijkende aandacht. Ook de flanerende laat zich graag bekijken. De waardering voor het bekeken worden is dus gecompliceerder dan je op het eerste gezicht zou denken.

21.2   Het bekijken

De dominantie van het bekijken

We bekijken veel vaker dan dat we aankijken. Het bekijken is zelfs zo dominerend, dat we bij het horen van het woord kijken bijna uitsluitend aan bekijken denken en het aankijken vergeten. Erg vreemd is dat niet, want bij alle handelingen die we met dingen verrichten, worden die bekeken en niet aangekeken. Als we 's morgens ontwaken, bekijken we de wekker; die kijken we niet aan. Wassen, scheren, aankleden en ontbijt klaarmaken vraagt allemaal een bekijken en geen aankijken. Met de auto op weg naar het werk bedienen we al bekijkend verschillende knoppen, pedalen en stuur. Achter de computer gezeten bekijk je het een en ander. Alle technische apparaten die ons omringen worden bediend via bekijken. Zodra de vierjarige op school komt, leert hij bekijken. Lezen en rekenen, de twee basisfuncties voor de westerse ontwikkeling van het kind, zijn gefundeerd op bekijken. Aan een leren aankijken heeft nog nooit iemand gedacht. Dat zou overigens ook vrij zinloos zijn, want via schoolse processen krijg je dat niet onder de knie. Alle wetenschappelijk onderzoek berust op bekijken. Voor de wetenschap bestaat het aankijken niet eens, net zomin als de wereld die we aankijkend ondergaan. Zelfs oogarts en opticien, kijkdeskundigen toch, hebben geen aandacht voor het aankijken. Hun remedie betreft alleen het bekijken en ook hun diagnostiek bestaat louter uit bekijken. Daarbij moeten we natuurlijk wel opmerken dat hun patiënten nooit komen met de klacht dat zij niet kunnen aankijken, maar uitsluitend klagen over hun bekijken: dat ze de lettertjes in de krant en op de verkeersborden langs de weg niet goed kunnen onderscheiden. Toch komen problemen met het aankijken wel eens voor. Zo ken ik enkele mensen die je nooit werkelijk aankijken. Als zij pogingen doen om mij aan te kijken, vlucht hun blik vrij schichtig voor mijn blik. Soms kijkt zo iemand uitsluitend naar mijn ooghoeken of naar mijn voorhoofd.

Wat precies is het verschil tussen bekijken en aankijken?

Bekijken

In mijn stoel gezeten bekijk ik het behang. Ik zie daarop figuren, strepen en stippen. Ook heel kleine stipjes. Als ik die dan heel nauwkeurig bekijk, zie ik dat het geen stipjes zijn, maar heel kleine tekeningen van een bloem en van een paard. Dan komt mijn vrouw binnen en ik vraag haar of zij wel ooit dat behang goed heeft bekeken en gezien heeft dat al die kleine stipjes tekeningetjes zijn van bloemen en paarden.

Bekijkend kan ik mijn blik richten op de allerfijnste details. Zo kan ik op het behang één enkel stipje met mijn blik vastpakken tussen de honderden stipjes. En van de haardos van mijn voorbuurman kan ik één enkel haartje bekijken. Is het bekijken ook niet gericht op die detaillering? Hoe fijner de details zijn die je waarneemt, hoe beter je bekijkt, zeggen we immers. De drift om details te zien inspireerde tot de ontwikkeling van apparaten die steeds fijnere details lieten zien. Eerst kwam het vergrootglas, daarna de microscoop. En met de verbetering van de microscoop groeide het vermogen van de bekijkende wetenschap.

Wat drijft ons tot bekijken, waarom willen we details zien? Meestal komt het bekijken voort uit een willen weten en met dat weten wat willen doen. De geziene details nemen we daartoe mee in ons hoofd. Dit bekijken dient dan ons heersen over de dingen.

Soms komt bekijken voort uit waardering. Wil de liefhebber heersen als hij het door hem zo gewaardeerde schilderij bekijkt? De tuin bekijkt? Het juweel bekijkt? De vrouw bekijkt? Is zijn bekijken niet een zoeken naar details dat zijn liefde voor schilderij (enzovoort) alleen maar wil doen groeien? We hebben hier te doen met een soort bekijken dat ver afstaat van het heersende bekijken. Het is een bekijken dat voortkomt uit waardering en dat een nog grotere waardering hoopt voort te brengen. Maar dit bekijken kan ook afbreuk doen aan de aanvankelijke waardering. Bijvoorbeeld als je ontdekt dat een bepaald detail van het schilderij toch maar knoeiwerk is, of dat de steen in het juweel niet zuiver is.

21.3 Elkaar aankijken

Aankijken op afstand

Als ik op straat loop, kijk ik doorgaans langs de mensen heen; van hun kant kijken de anderen mij ook maar zelden aan. Soms echter kijk ik wel eens iemand aan. Dan richt ik mijn blik op zijn gezicht. Niet op zijn buik of rug. Als we naar buik of rug kijken, zeggen we ook niet dat we aankijken, maar dat we *naar* buik of rug kijken. Het woord aankijken is voorbehouden voor kijken naar het gezicht.

Is dat juist, kijken we bij het aankijken naar het gezicht? Of richt het aankijken zich op een gelaat? Dat woord gelaat klinkt wat archaïsch, misschien ook wat poëtisch. Het behoort niet of nauwelijks tot onze alledaagse taal. Dat woord gelaat zegt iets anders dan het woord gezicht. In het gezicht zie je ogen, maar in het gelaat zie je een blik. Het woord gezicht verwijst vooral naar dingmatige elementen, naar blauwe ogen, stevige wenkbrauwen en een brede mond. Maar sprekend over een gelaat praten we niet over blauwe ogen en brede mond. Het gelaat is voor ons de buitenkant van een innerlijk. Als we een gelaat zien, zien we de stemming van de ander, bijvoorbeeld opgewektheid, somberheid of droefheid. Het gelaat van de ander toont de betekenis die het bestaan voor hem heeft, de wijze waarop hij op de wereld betrokken is, zijn levensgeschiedenis, maar evenzeer de betekenis die dit moment voor hem heeft, het moment waarop ik hem aankijk.

Dat aankijken is geen fixerend kijken. Je kijkt niet naar een detail, maar je ondergaat het geheel van het gelaat waarin alle details zijn opgenomen. Je zou kunnen zeggen dat je dan 'breed' kijkt. Zo breed zelfs dat je ook achtergronden ziet: de gestemdheid en de geschiedenis van de ander.

Elkaar aankijken is een wederzijds verwijlen onder de blik van de ander

Wat zien we als we iemand van nabij aankijken, gezeten tegenover elkaar? Ik bedoel, als je de ander echt aankijkt en niet tijdens een ogenschijnlijk aankijken toch bekijkt, bijvoorbeeld om te peilen wat hij werkelijk bedoelt. Wat zien we dan? Zien we dan de witte oogbol met de fijne adertjes? Zien we dan de rimpeltjes rond de ogen of de dikte van de wenkbrauwen? Ik moet antwoorden: ja en neen. We zien ze wel en we zien ze niet. Ons oog is er zeker overheen gegaan, maar de details hebben we niet opgepikt. In geleerde woorden heet dat: er was wel perceptie, maar geen apperceptie. Aankijkend pik je geen details op en ook achteraf weet je vaak geen enkel detail. Zodat het kan voorkomen dat je jezelf na het gesprek afvraagt of je gesprekspartner nu wel of niet een bril op had; of hij blauwe of bruine ogen had. Het bekijken *pakt* het geziene, maar het aankijken pakt niet.

Wat doet het aankijken dan wél? Aankijkend pak ik niets, maar *verwijl* ik. Aankijken is een verwijlen met je blik bij of onder de blik van de ander. Het is een louter ondergaan van de ander, van andermans persoon, zozeer een ondergaan dat je niet kunt pakken en niet wilt weten. Het is een verwijlen bij de ander, bij en onder de blik van de ander, waarbij we onze ogen open hebben, maar geen aandacht hebben voor de objectiveerbare zichtbare details. We 'bemeesteren' dan niet, zoals in het bekijken, maar we ondergaan andermans blik. In strikte zin *doet* mijn aankijken helemaal niets. Het aankijken ondergaat slechts de aanwezigheid van de ander in diens blik. De ander is dan de moeite waard om bij te verwijlen. Het enige wat je aankijkend 'doet', is jezelf present stellen in je blik. Aankijken beoordeelt ook niet. Het is puur een ondergaan in overgave aan de ander. De ander is dat waard.

Elkaar aankijken is een kritisch gebeuren

Laten we aannemen dat je zit te praten met je zoon en daarbij elkaar aankijkt. Je kijkt elkaar werkelijk aan en je bekijkt niet de rimpeltjes rond de ogen, noch de kleur van de iris. Dan zal dat aankijken als volgt verlopen. Even, slechts even kijk je naar elkaars blik, om dan je blik af te wenden en even naar het voorhoofd van de ander te kijken of naar de schemerlamp, om daarna weer naar de blik van de ander terug te keren en dan weer je blik af te wenden, enzovoort. De duur dat we elkaar in de ogen kijken, is door een soort innerlijke klok bepaald tot fracties van seconden. Wanneer een ander mij ook maar een fractie van een seconde te lang in de ogen kijkt, denk ik: wat moet hij van me?

Soms sla ik dan de blik neer; soms ga ik blozen. En wanneer hij me een fractie van een seconde *te kort* aankijkt, ervaar ik hem als schichtig. Soms spelen we een spelletje met dit verschijnsel; dan houden we een wedstrijd wie van ons beiden de ander het langst in de ogen kan kijken zonder met de blik weg te vluchten of in de lach te schieten. Wanneer ik in weerwil van mijn ingebouwde klok toch langer in andermans ogen kijk, voel ik iets naars in mijn ogen. Dan heb ik het gevoel dat mijn ogen zich schroeien aan de blik van de ander; dat de ander te veel is om aankijkend te ondergaan. Die innerlijke klok speelt geen rol in het bekijken, want desnoods kan ik urenlang een haar bekijken of een stip op het behang, zonder dat mijn blik zich tot afwenden gedreven voelt, zonder dat mijn ogen gaan schroeien. Evenmin is deze innerlijke klok werkzaam wanneer ik van opzij naar iemands blik kijk. De klok hoort kennelijk slechts bij het aankijken van mensen vis-à-vis.

Alleen in vertedering

Lange tijd heb ik gemeend dat wij elkaar nooit lang in de ogen kunnen kijken. Tot ik, kijkend uit het raam, twee jonge mensen tegenover elkaar zag staan die elkaar langdurig in de ogen bleven kijken. En meteen wist ik dat je in wederzijdse vertedering elkaar in de ogen kunt blijven kijken. Ben je pas in vertedering over de ander ervoor toegerust om hem volledig te ondergaan? In vertedering is de ander voor ons van oneindige waarde en daarmee is de vertedering de gesteldheid die het oneindige van de ander kan ontvangen en daarvoor niet terugschrikt.

Het ineenvloeien van elkaars stemming

Binnen het elkaar aankijken in de ogen vindt een heel subtiel, maar merkwaardig iets plaats. Zo subtiel, dat het misschien alleen maar te onderkennen valt wanneer je elkaar in vertedering langdurig aankijkt. Vraag het dus aan geliefden. Geliefden die elkaar langdurig in de ogen kijken, verkeren samen in een en dezelfde stemming. Er is geen gescheidenheid meer in de stemming. Geen: dit is mijn stemming en dat is jouw stemming. Dan is er slechts één stemming die als het ware tussen hen in hangt en waarin beiden vertoeven. De haptonomie zal zeggen dat er *consensus* is.

Dit verschijnsel kun je in alle elkaar aankijken onderkennen. Als jij de ander aankijkt, maar hij kijkt jou niet aan, onderga je zijn stemming, zijn blijdschap of zijn droefheid of zijn stemming die je geen naam kunt geven. Daarvan ben je je dan vaak niet bewust tijdens het aankijken. Maar achteraf weet je dikwijls toch te zeggen dat de ander het goed maakte, of wat somber was, of wat vereenzaamd uit zijn ogen keek.

Wanneer je elkaar aankijkt, gebeurt er meer. Dan is er een wederzijdse inductie, dan onderga je even elkaars stemming. Er ontstaat dan een eenheid in stemming, waarbij niet meer valt te onderscheiden wat van de een komt en wat van de ander. In grove woorden en beelden gezegd: zou de een blauw gestemd zijn en de ander geel, dan zal op het moment van elkaar aankijken beider gemoed groen zijn, zijnde de vermenging van blauw en geel. Dan is er slechts één stemming, die als het ware tussen hen in hangt en waarin beiden vertoeven. Dan zijn er geen twee stemmingen. Niet meer valt dan te onderscheiden wat nu van de een komt en wat van de ander. Daarvan zijn we ons op het moment van aankijken niet bewust. Elkaar aankijken is een overgave aan elkaar waarbinnen geen ruimte is voor een beoordelend en inventariserend denken.

Warmte naar elkaar toe

Wanneer je in vertedering elkaar aankijkt, is er een warmte naar elkaar toe. Ik denk dat niemand dat zal ontkennen. Moeilijk is het misschien om te onderkennen dat bij alle elkaar aankijken zulke warmte naar elkaar uitgaat. Vanuit een gedistantieerd, gesloten gemoed kun je elkaar niet echt aankijken. Dan blijft het een quasi-aankijken; een naar elkaar kijken of een verkapt elkaar bekijken.

Er zijn mensen die hun innerlijk niet prijsgeven in hun blik en die zich dus niet echt laten aankijken. Bij hen mis je ontmoetingsbereidheid. Zij presenteren zich bijvoorbeeld als de marionet van zichzelf die overal lacherig op reageert; of je kijkt tegen het pantser waarachter zij schuilgaan; of je kijkt tegen hun angst, die afstand bewaart tot jou.

21.4 De ander aankijken als je kwaad op hem bent

Hoe kijk je de ander aan als je kwaad bent op hem? Is er dan wel een aankijken mogelijk, of is er slechts een kijken *naar* hem, naar zijn ogen? Kwaad zijn en kwaad zijn is twee.

Mij is gebleken dat de haptonomie soms gezien wordt als een cultus van altijd lief zijn, van lief doen, waarbinnen geen plaats is voor kwaad zijn op de ander. Welnu, niets is minder waar. Het gaat in de haptonomie om een authentiek gedrag en als je kwaad bent, ben je kwaad. Wanneer je van je verontwaardiging over het gedrag van je kind niets laat blijken, speel je komedie; een tragische komedie, waarbij je jezelf niet biedt zoals je bent en een stuk onwaarachtigheid in je contact legt.

Kun je je kind echt aankijken, als je verontwaardigd bent over hem? Ja en nee. Als op het moment van kijken de verontwaardiging in jou domineert, zal dit niet mogelijk zijn. Dan kun je hem in de ogen kijken, peilend hoe het met hem gesteld is, peilend hoe hij op jou verontwaardiging reageert. Maar wanneer op dit moment in jouw gevoel domineert dat je van hem houdt, kun je hem echt aankijken. Dan is er warmte in het aankijken.

Er is nog een andere woede dan de verontwaardiging, namelijk de agressie. De agressie is een gemoedsgesteldheid of een daad die wil vernielen. Wanneer zulke agressie in je huist, kun je het slachtoffer niet echt aankijken. Dan kun je alleen maar naar hem kijken. Voor warmte naar de ander toe is dan geen plaats.

22

Elkaar een hand geven

Na het elkaar aankijken kan er een hand worden gegeven. Dat is dan een tweede vorm van intermenselijk contact.

22.1 Ter inleiding

Conventie versus authenticiteit

Hoe conventioneel het ook mag zijn om elkaar een hand te geven als begroeting, ik mis het vandaag de dag node. Door het wederzijds geven van een hand wordt de ander voor mijn gevoel toch een beetje vertrouwder; raakt hij toch een beetje thuis binnen mijn cirkel. Wordt er geen hand gegeven bij een begroeting, dan voel ik dat als een tekort dat tijdens het verdere samenzijn blijft hangen.

Veel jongelui doen vandaag de dag niet meer mee met deze conventie en nemen genoegen met een 'hallo' of 'hoi'. Is dat een verlies of een winst? Zijzelf zullen het een winst noemen en zeggen dat zij zich verlost hebben van conventies en geheel zichzelf willen zijn. Ik kan me daar wel iets bij voorstellen. Reeds als jong kind moest ik bezoekers een handje geven. Uit mezelf zou ik nooit op dat idee zijn gekomen. Niet dat ik wars was van aanraken, want als de bezoeker mij beviel, kon ik doodgemoedereerd op zijn schoot kruipen. Maar vanwege de conventie moest ik iedereen een handje geven, ook als de bezoeker mij niet beviel. Deze conventie stichtte daarmee onheil. Zij negeerde immers mijn authentieke gevoel dat geen behoefte had aan handjes geven en maakte van handen geven een loos gebaar. In dit perspectief geef ik de jongelui van vandaag gelijk, maar ikzelf kan het handen geven toch niet missen en voel het verdwijnen daarvan als een verschraling in het intermenselijke contact.

De ene hand is de andere niet

Duizenden keren heb ik handen gekregen en gegeven en daarbij ervaren dat de ene hand de andere niet is. Ik kreeg slappe en heel slappe handen, klamme en schichtige handen, stoere en al te stoere handen die mijn hand bijna fijnknepen. Ook bleek het geven van de hand totaal te kunnen mislukken. Dan raakten de handpalmen elkaar niet, maar werden slechts een paar vingers vastgepakt waaraan even werd gerukt. Want dit staat voor mij als een paal boven water: het handen geven vraagt een contact tussen twee handpalmen en wanneer slechts de vingers elkaar beetpakken, is het handen geven nep. Soms krijg ik een heerlijke hand. Dan glijden de twee handen, van de ander en van mij, soepel en perfect aangepast aan elkaar, ineen. Niet te week en niet te krachtig. De hand van de ander is dan beslist een stevige hand, maar de stevigheid ervan doet zacht aan (wat een contradictie lijkt).

Die heerlijke hand komt dan niet als een tentakel op mij af, niet als een ding, dat mijn ding even beetpakt. Dan voel ik dat de ander met zijn gemoed in zijn hand aanwezig is. En, door welk wonder dan ook, ik ben dan eveneens met mijn gemoed in mijn hand. Dat blijkt voor beiden weldadig. De hand van de ander voelt dan altijd warm aan, ook al zou de thermometer zeggen dat zij wat koud is.

22.2   De ingrediënten van een goede hand

Haptisch in de ruimte zijn volstaat niet

Het mag duidelijk zijn dat ik graag een goede hand geef, zo'n hand die fijn geadapteerd is aan de hand van de ander. Maar het gebeurt al te vaak dat dit mislukt, hetgeen mij verbaasde. Als pijproker neem ik dagelijks enkele keren een doosje met lucifers op en nooit heb ik dat doosje fijngeknepen en evenmin heb ik het ooit uit mijn handen laten vallen. Nooit was mijn hand te stoer of te week; altijd was deze perfect geadapteerd aan dat doosje. Bij het beetpakken van luciferdoosjes gaat het haptisch best met mij, denk ik dus, maar waarom niet bij het geven van een hand? Bovendien: mijn hand is ook perfect geadapteerd als ik de hond knuffel. Nooit raak ik de hond daarbij te hard of te zacht. Het probleem doet zich kennelijk alleen maar voor ten aanzien van mensen!

De kardinale voorwaarde

Waardoor verloopt soms het hand geven goed? Waardoor dan géén fijnknijpen en geen slapte? Ik heb het ontdekt toen ik eens gedoemd was te recipiëren. Toen trokken er rijen mensen langs mij heen om een hand te geven en kreeg ik slappe, stoere, klamme, nietszeggende handen in alle gradaties. Telkens mislukte daarbij ook mijn eigen hand geven.

Toen plotseling was er een goede hand als een signaal uit een andere wereld. Merkwaardig daarbij was het, dat ik reeds wist dat er een goede hand uit ons beiden zou voortkomen toen we elkaar in de ogen keken. Mijn ogen zagen: we mogen elkaar! We mogen

elkaar precies zoals we hier en nu tegenover elkaar staan, en als de meest vanzelfsprekende zaak gingen onze handen perfect en warm ineen!

De goede hand is er, of is er niet. Die is er vanzelf als je lichaam heeft ervaren dat je elkaar mag zoals je bent. Dat is geen product van je denkend en willend ik, maar van je levende lichaam. Je denkend en willend ik kan menen dat je elkaar mag, maar je levende
lichaam weet beter.

Consensus

Ik moet nog even terugkeren naar datgene wat ik daarnet schreef. Ik schreef dat de goede hand als vanzelf uit mij voortkwam toen ik zag: we mogen elkaar, precies zoals we
hier en nu tegenover elkaar staan. Het woordje *nu* in deze zin verdient aandacht, want
het gaat erom hoe de wederzijdse bejegening is op het moment van het elkaar de hand
reiken. Dat werd mij duidelijk toen er tijdens de receptie een collega voor mij stond met
wie ik herhaaldelijk in de clinch had gelegen en van wie ik zei dat hij een nagel aan mijn
doodskist was. Maar toen wij tegenover elkaar stonden op het moment van afscheid nemen, domineerde de vertrouwdheid met elkaar en zagen wij beiden dat we elkaar toch
wel mochten. Niet het gemeenschappelijke verleden bepaalde de kwaliteit van de handdruk, maar het *nu*, het moment waarop we elkaar de hand reikten.
Ook een andere subtiliteit verdient aandacht. Toen ik zelf eens in de rij stond om mijn
oud-leermeester tijdens zijn afscheidsreceptie de hand te drukken, voelde ik mij helemaal niet thuis in het gebeuren en voelde ik de mislukking van mijn hand al van verre
aankomen. Het zou een blozend gestuntel worden. Maar zie. Toen ik voor mijn
oud-leermeester stond, keek hij mij zo krachtig welwillend aan dat hij ter plekke voor
mij een weldaad was en onze handen perfect ineenschoven. Zijn kracht schiep voor mij
een weldadig *nu*.
Toen onze handen zo fijn aan elkaar geadapteerd ineenvloeiden, voelde de hand die ik
kreeg warm aan. En voor de ander voelde mijn hand warm aan. Waren dat twee afzonderlijke warmten? Was het niet een en dezelfde warmte die wij beiden ondergingen
toen onze handen ineen lagen? Het was eenzelfde *ineenvloeien* van beider gemoed als
dat we aantroffen bij de twee mensen die elkaar in de ogen keken. Er was consensus; een
deelnemen aan een en dezelfde warmte.

Het omgaan met hetgeen je ontvangt

Bij het een hand geven ben je niet alleen gever, maar ook ontvanger. Je geeft niet alleen
een hand, maar je krijgt er ook een. En het gebeurt soms dat je iemand een goede hand
geeft, maar dat hij die goede hand niet als zodanig ontvangt. Dan adapteert jouw hand
zich wel aan de zijne, maar de zijne niet aan de jouwe. Zijn hand blijft dan vaak min of
meer een ding.

Soms heb ik daarmee geen enkel probleem. Dat is duidelijk zo wanneer ik een baby of peuter een hand geef. Dan heb ik zijn knuistje te pakken en mag ik er als het ware mee doen wat ik wil. Dat deert mij dan helemaal niet. Ik ervaar het als een volmaakte overgave van het kind aan mij en dit nodigt mij uit om het kind eens fijn te knuffelen. Maar als ik van grote mensen zo'n hand krijg waar ik alles mee mag doen, dan vind ik dat niet zo vanzelfsprekend. Ik verwacht dan iemand tegen te komen in die hand, maar de ander beantwoordt niet aan die verwachting.

Een ander geval. Ik verwachtte iemand tegen te komen in zijn hand, maar dat was niet het geval. Ik kreeg een slap handje waarin de ander niet aanwezig was. En wie valt dat te verwijten? Mijn teleurstelling over de mislukte hand wijt ik graag aan de ander. Maar als ik eerlijk ben tegenover mijzelf, moet ik erkennen dat ook ik niet geadapteerd was aan de ander; dat er iets gehaperd heeft aan mijn gevoelscontact op afstand. Was dat gevoelscontact perfect geweest, dan had mijn hand zich perfect geadapteerd aan het onvermogen van de ander en had ik zijn hand gepakt en ontvangen als iets wat ik vast mocht houden en waaraan ik mijn gemoed mocht meedelen, zonder verdere verwachting. Anders gezegd: had ik de ander geaccepteerd zoals hij is, dan was er bij mij geen teleurstelling geweest.

Weer een ander geval. Ik kreeg een stoere hand die de mijne fijnkneep. Hoe is de ander daarin aanwezig? In die hand voelde ik geen welgezindheid, maar een heerszucht; een heerszucht over zichzelf, over mij, of over ons beiden. Misschien wilde de ander daarmee voorkomen dat hij een slap handje zou geven; misschien was hij altijd erg effectief ingesteld, sterk op prestaties gericht, en gaf hij daarmee zijn gemoed geen ruimte voor het ondergaan van een ander. In alle gevallen echter was hij gepantserd tegen een aangeraakt worden door mij. Ook deze teleurstelling over de mislukte hand wijt ik graag aan de ander. Maar ook hier gebiedt de eerlijkheid mij te zeggen dat er geen redenen zijn om dit de ander te verwijten, want niemand kan gevoelens in zichzelf oproepen; iedereen moet in dit opzicht maar afwachten wat er komt.

Soms krijg ik een schichtige, klamme hand. Waarom is die hand klam? Is dan bij de handgever de schaamte of het besef van diens onvermogen zo groot, dat het deze vegetatieve reactie voortbrengt? Getuigt de klamme hand ervan dat de persoon in kwestie beseft dat hij, gedreven door de conventie tot hand geven, nu moet liegen?

Het is begrijpelijk dat handen geven uit pure conventie zoveel mislukkingen oplevert en het is onredelijk om smalend over die mislukkingen te spreken. Het eerlijke gestuntel met het handen geven legt de worsteling bloot om de conventie te verenigen met onze authenticiteit en de eerlijke stuntelaar laat zien dat hij ergens beseft dat hij op dit moment moet liegen. Hetgeen pleit voor hem.

De kwaliteit van het in-de-ruimte-zijn

De adaptatie was er al voor we elkaar aanraakten. Die bleek uit de wijze waarop onze handen elkaar naderden. Dat waren geen tentakels die erop gericht waren om de hand van de ander te omklemmen. De beweging naar de ander kende ook geen weifeling, maar ging van meet af aan harmonieus naar de ander toe. Vóór we elkaars handen raakten, was er al adaptatie aan de ander. Het adapteren hing al in de ruimte om ons beiden heen zodra we elkaar zagen. Dat was niet alleen een veilige ruimte, maar ook reeds een warme ruimte. Het was een vermenselijkte ruimte waarin bespeurbaar was dat hij mij mocht en dat ik hem mocht. Er liep reeds een gevoelscontact tussen ons beiden. Was ik daarbij vanuit mijn gemoed in het hele lokaal waarin ik recipieerde? Beslist niet, want in dat geval zou ik tevoren niet zoveel gestunteld hebben bij mijn hand geven. Mijn gemoed sprong op onder de blik van de ander en vulde de ruimte om hem heen en de ander, van zijn kant vulde eveneens die ruimte.

Hiermee komt een voorwaarde voor alle (goed) aanraken aan het licht: je moet vanuit je gemoed om de ander heen zijn. Vanuit je gemoed moet je de ander helemaal omvatten. Om een luciferdoosje goed op te pakken moet je haptisch in de ruimte zijn. Dan adapteert je hand zich vanzelf aan de vorm en weekheid van het doosje. Maar bij het aanraken van de ander is nog iets anders in het geding. Opdat je hand zich adapteert aan de ander moet je niet alleen tastend, maar ook met je gemoed om de ander heen zijn. Er moet reeds op afstand een gevoelscontact zijn met de ander.

23

Drie vormen van samenzijn

In dit hoofdstuk worden drie vormen van samen zijn beschreven. Hiermee wil ik een aantal factoren laten zien die de kwaliteit van het contact bepalen.

23.1 Samen zijn in de wachtkamer

Wanneer je op de trein moet wachten, kun je kiezen. Je kunt op het perron blijven staan en wat heen en weer kuieren, je kunt onderdak zoeken in een abri, zo'n glazen overdekt bouwsel, en je kunt de wachtkamer ingaan. Heen en weer slenterend heb je veel ruimte voor jezelf alleen. In de abri kun je gaan zitten, maar daar ben je meestal met anderen, en in de wachtkamer zit je opgesloten met anderen. Al naargelang mijn stemming kies ik voor een van deze mogelijkheden, meestal geheel ondoordacht. Maar ondertussen weet ik wel, dat mijn keuze, afgezien van de weersgesteldheid, bepaald wordt door de vraag of ik anderen dicht om mij heen wil hebben of niet. Kent de lezer dat ook? Ga ik bij regen de wachtkamer in, dan word ik zelden begroet. Door enkele aanwezigen word ik even taxerend bekeken.
In de wachtkamer van de dokter zie je de meeste wachtenden heel smalletjes op hun stoel zitten, alsof ze bang zijn veel ruimte in te nemen. Zelden zit daar iemand lekker breed. Nauwelijks wordt er wat gezegd. Er wordt langs de ander heen gekeken en ge-tuurd naar het plafond. Soms grist een binnenkomende onmiddellijk een tijdschrift van de tafel, om zich daarachter te verbergen. Slechts heimelijk wordt er naar de ander gekeken. Als blikken elkaar treffen, wordt er soms even geglimlacht, maar meestal wordt andermans blik genegeerd. Duurt het wachten lang, dan wordt er vaak gewipt met de voet of heen en weer geschoven op de stoel. Er wordt dan ook veel gekucht, alsof er nu kriebels zijn in de keel. De lichamen sputteren tegen de leegte, denk ik dan. De wachtkamer levert dan het beeld van een leeg samenzijn waarin men wel elkaars aanwe-zigheid bespeurt in een nabijheidsappèl, maar weinig respons geeft. Soms wil iemand die leegte ontvluchten en maakt daartoe een praatje met degene die naast hem zit, een praatje over niets; over het weer, over het lange wachten of over de politiek. En vandaag de dag is er ook altijd wel iemand die zijn walkman op heeft en zo via zijn oor in een an-

dere ruimte verkeert die door de muziek wordt geschapen. Soms is er iemand die na-drukkelijk laat zien dat hij zich niets gelegen laat liggen aan de anderen. Zo zag ik eens een jongen een wachtkamer binnenkomen die zonder te groeten ostentatief breed en onderuitgezakt ging zitten. Hij haalde luidruchtig zijn neus op en blies voortdurend ballonnetjes in zijn kauwgum, die hij met een knalletje uiteen liet spatten.

Allen in de wachtkamer zijn mensen die binnen de beperkte ruimte van de wachtkamer van de ander een nabijheidsappèl ondergaan (zie hoofdstuk 8). De kauwgumkauwer deed zijn best om te laten zien dat hij daar geen boodschap aan had. De overigen rea-geerden weliswaar heel mager, maar toch liet hun gedrag zien dat zij andermans aanwe-zigheid ondergingen. Dat zag je aan het smal zitten en aan het negeren van elkaars blik. Die magere reactie bracht een onaangename, lege ervaring van de ruimte voort, een er-varing die op haar beurt voeten deed wippen en mensen deed kuchen.

Maar eens zag ik iemand de wachtkamer binnenkomen die alleen al met zijn verschij-ning de hele ruimte een andere inhoud gaf; door zijn blik, door de wijze waarop hij in zijn vel stak. Daaraan zag je niets van benauwdheid, niets van reserve. Vergenoegd blik-te hij naar de aanwezigen en zei een stevig 'goedemorgen allemaal'. Hij ging niet smalle-tjes zitten maar breed en daaraan ervoeren we dat hij zich hier op zijn gemak voelde. We ervoeren ook dat hij er een zeker genoegen in had om hier te zijn. Hij wás in de hele ruimte en toverde die voor iedereen om van lege ruimte tot gevulde ruimte, gevuld met een zekere warmte. Nu gingen enkele wachtenden ook breder zitten, meer ruimte inne-men, en nu ging er meer gepraat worden.
De ruimtebeleving in de wachtkamer was zo bij veel wachtenden veranderd. Louter door de wijze waarop de binnenkomende aanwezig was. Hij reikte daarmee iedereen een rijkere, warmere ruimte aan. Zonder het te beseffen heeft hij daarmee iedereen enigszins bevestigd. Daarmee kwam een aantal aanwezigen beter in zijn of haar hapti-sche en sociale lichaam en voelden zij zich thuis in de ruimte bij de anderen; (heimelij-ke) angstjes en onhandigheid smolten weg en hun gemoed ging open voor de ander.

Opmerking bij de wijze van aanwezig zijn

Wat was het bijzondere aan de man die met zijn binnenkomst de lege ruimte van de wachtkamer omtoverde tot een warme ruimte? Hoewel hij geometrisch gezien niet meer ruimte innam dan de anderen in de wachtkamer, vulde hij toch de hele kamer. Hij was sterk aanwezig. Dat was geen fysieke sterkte. Dat was de kracht van de vanzelfspre-kendheid waarmee hij gevoel had en liet uitstralen. Hij was van binnenuit met zijn ge-voel betrokken op de hele ruimte en op alles en allen in die ruimte.
Die betrokkenheid kende geen versluieringen; die werd niet gehinderd door angsten en angstjes, door bedremmeldheid, onhandigheid of verlegenheid. Ook niet door heime-

lijke of aperte pogingen om anders, beter, flinker, netter, aardiger, intelligenter, geleerder over te komen dan hij was. De uitstraling kwam fris van de lever. Deze man was in zijn blik helemaal aanwezig. Zijn gebaren hadden de kracht van vanzelfsprekendheid. Je zag echtheid. Hij was echt in zijn aardigheid, in zijn afkeer en in zijn woede.

Om dit aanwezig zijn vanuit je innerlijk aan te duiden, gebruikt de haptonomie het woord *presentie* en zij zegt dat je alleen maar goed present kunt zijn als je goed in je basis bent. Wie goed present is, maakt een indruk die niet gauw slijt. Wanneer je in een groot gezelschap hebt verkeerd, zullen de gezichten van degenen die zo aanwezig waren je bijblijven. Als je weken later terugdenkt aan het gezelschap, zie je een diffuus geheel van vage gestalten met daartussen een duidelijk gezicht. Dat is het gezicht van degene die goed present was.

Opmerking bij het voelen

De haptonomie zegt dat er contact is met de ander als je op een bepaalde wijze bij hem bent en hij bij jou, als er over en weer gevoel van de een uitgaat naar de ander; gevoel dat dan ook door de ander ontvangen wordt, toegelaten wordt in zijn gemoed. Maar niet alle voelen is het voelen dat hier wordt bedoeld. Niet bedoeld wordt het waarnemende of oordelende voelen dat we ook wel *aanvoelen* noemen. Bijvoorbeeld het aanvoelen dat de ander verlegen is, afwezig, dom, intelligent, oprecht of achterbaks. In dat aanvoelen ben je zelf ook achterbaks. Dan accepteer je de ander niet zoals hij is en zich aandient, maar dan voel je daar doorheen. In de leegte kun je elkaar bekijken en beoordelen. Dan kun je oordelen over de gevoelstoestand, de intelligentie of de maatschappelijke status van de ander. Dat kun je in de leegte. Zodra er warmte is naar de ander toe, doe je dat niet meer. In de wachtkamer van daarnet was veel van die achterbaksheid te zien. Stiekem werd er beoordelend gegluurd naar de ander. Dat verdween pas toen er warmte was naar elkaar toe. Is er iets storender bij het intermenselijke contact dan je door de ander heimelijk beoordeeld voelen, dan je bekeken voelen?

Het voelen dat hier wél wordt bedoeld, het gevoel waarmee je bij de ander bent, kan ik niet anders omschrijven dan als de uitbreiding van jezelf naar de ander toe, de uitbreiding van je warmte. Die warmte kent geen kritiek en gaat naar de ander zoals hij is op dit moment, precies zoals hij zich presenteert. Het oordeel over de ander kan dan pas achteraf komen.

Vaak valt heel duidelijk die warme stroom te onderkennen in het contact dat ouders hebben met baby of peuter. Dan zie/voel je alleen maar warmte van hen uitgaan naar de baby toe, zonder spoortje van beoordeling. In dat contactgevoel mag de baby helemaal zijn zoals hij is.

Opmerking bij de beleving van de ruimte

Aanvankelijk had de geleefde ruimte in de wachtkamer niet veel inhoud. De nabijheid van de ander werd wel bespeurd en er was een nabijheidsappèl, maar de respons daarop was maar heel mager. Eigenlijk deed men alleen maar moeite om elkaar te ontlopen. Blikken werden genegeerd en er werd smalletjes gezeten. Toen de man binnenkwam die goed present was, kreeg met zijn verschijning de geleefde ruimte een rijkere inhoud die door de wachtenden werd gevoeld. Er werd warme nabijheid gevoeld. De geleefde ruimte werd een contactruimte.

23.2 Gezellig samenzijn

Op het verjaardagsfeestje zitten familieleden, vrienden, kennissen en buren van de jarige bijeen. Het zijn mensen van verschillende snit, ieder met zijn eigen ambities en opvattingen. De onderlinge banden zijn ook van heel verschillende aard, dikte en warmtegraad. Sommigen kennen elkaar nauwelijks of niet eens. De jarige mag hen allen, maar de een meer dan de ander. Het verjaardagsfeestje zal geslaagd zijn als het gezellig wordt. Dat betekent onder andere, dat bestaande verschillen in persoonlijke aard en in relatiedikte geen al te grote rol mogen spelen.

Gezelligheid zoekt onderlinge warmte en iedere gezel moet daaraan zijn bijdrage leveren. Dat gebeurt door te laten en te doen. Het laten bestaat dan hierin, dat je alles achterwege laat wat al te zeer gekoppeld is aan je individuele persoon, aan persoonlijke overtuigingen, persoonlijke ervaringen en persoonlijke omstandigheden. Al te zeer, want dat persoonlijke mag namelijk wel boven tafel komen als het bijdraagt aan de gezelligheid, aan de verdikking van de warmte. Maar liefst geen toespeling op het conflict dat er indertijd bestond tussen de aanwezige buurman A en de aanwezige neef B. En te hopen valt ook dat oom C nu zijn mond houdt over de door hem vereerde filosoof, aan wie geen van de overige aanwezigen een boodschap heeft. Maar graag opmerkingen en verhalen die iedereen kan smaken.

Tijdens serieuze gesprekken wordt er zelden geschaterd van het lachen, maar wanneer het louter om gezelligheid gaat, is een schaterbui vaak welkom. De schaterende zelf scheurt open vanuit zijn buik en de andere aanwezigen ondergaan de aanstekelijkheid van het schateren. Allen geeft het bevrijding van een bepaalde beknelling, zodat het klimaat warmer wordt. Daarmee past het schateren in de sfeer die gezelligheid zoekt.

Soms kan ook een potje bekvechten de gezelligheid verdikken. Dat kan, als de vechtenden in de grond elkaar mogen, zodat agressie achterwege blijft; als er fris van de lever wordt gekibbeld, dus diepere lagen van het gemoed naar boven komen en allen dit daarbij als een opening naar diepte ondergaan en zo dieper bij elkaar komen.

Waarom gaan mensen naar de kroeg? Omwille van de borrel, of omwille van het samenzijn? Gaat het niet vooral om de warmte? De borrel verslapt de greep van de grote hersenen op ons gemoed en laat daarmee de warmte gemakkelijker opkomen. En als het goed warm is, mag iedereen aanschuiven. Hoe breder het publiek, hoe breder de gezelligheid, hoe dieper er weggezonken kan worden in saamhorigheid. Het voert je terug naar gevoelslagen die elders niet aan hun trekken kwamen. Heerlijk, zo nu en dan.

Opmerking bij aanwezig zijn en presentie

Hoe was men op het genoemde verjaardagsfeestje aanwezig? Anders gezegd, hoe was het gesteld met de presentie? Je zou kunnen zeggen dat niemand volledig present was, want iedereen hield datgene achterwege wat de gezelligheid zou kunnen verstoren. Maar anderzijds was iedereen bij de ander zoals die zich nu presenteerde.

Hoe zou de man die zo present was in de wachtkamer zich hier gedragen? Zou hij ondubbelzinnig zijn standpunten en meningen verkondigen? Als hij dit zou doen, zou hij geen rekening houden met de ontvankelijkheid van de ander en daarmee zou hij zijn eigen voelen op dit moment negeren. Wie hij is, zal hij blijven uitstralen, vooral uit zijn blik, maar hij zal zwijgen over datgene wat nu niet aan de orde is om present te zijn *voor de ander*. Het begrip presentie impliceert dit rekening houden met de ander. Dat is dan geen kwestie van innerlijk overleg ('nu moet ik mijn mond dichthouden') maar een ondoordacht gevolg van zijn gevoelsmatig betrokken zijn op de ander. Hij zal echter niet overdadig lachen, geen show opvoeren om de gezelligheid te verdikken.

Opmerking bij het voelen

Deze hier beschreven gezelligheid zoekt warme gemeenzaamheid, een soort collectieve warmte. Daarbij wordt een deel van je persoon afzijdig gehouden. Je mening over het een of ander wordt ingeslikt als je met de verkondiging van je standpunt de gezelligheid zou verstoren. Het doet er ook niet zoveel toe met wie je babbelt, het gaat niet zozeer om de ander als individu, als persoon, maar om de ander als warmtebron. Heerlijk zo nu en dan, maar als persoon met eigen aard, eigen wereldbeleving en eigen opvattingen kom je hier niet aan je trekken. Daarom kan de dikke warmte van de gezelligheid ook als verstikkend ervaren worden. Als persoon kom je pas aan je trekken in een ander soort samenzijn, dat ik ontmoeten noem.

23.3   Ontmoeten

Ter inleiding

Vaak verstaan we onder het woord ontmoeten een toevallig iemand tegenkomen. Zo wordt het woord ontmoeten hier niet verstaan. Hier bedoel ik met ontmoeten een bepaald proces, een gebeuren waarbinnen iedereen mag zijn zoals hij is en niets hoeft te verbergen. Daarmee onderscheidt de ontmoeting zich fundamenteel van het gezellig samenzijn van daarnet.

Het ontmoeten is eigenlijk al aan de orde geweest, namelijk in de hoofdstukken over elkaar aankijken en over het geven van een hand. Daarin werden vluchtige momenten van ontmoeten aangetroffen, momenten waarin de ander mocht zijn wie hij was. In deze paragraaf wordt het ontmoeten beschreven aan de hand van een gesprek tussen vrienden.

Het verhaal gaat dat de Engelse dichter Tennyson bij zijn collega Carlyle op bezoek was en dat beiden de gehele avond zwijgend bij het haardvuur zaten. Toen de gast wilde vertrekken, besloot Carlyle hun samenzijn met de woorden: 'We had a grand evening, please do come back very soon.' (We hadden een grootse avond, asjeblief, kom toch heel gauw weer eens terug.)

Met dit verhaal illustreert J.H. van den Berg (1953) een verhandeling over het gesprek. Binnen die context is het een merkwaardig verhaal, want bij een gesprek denken we toch aan gesproken woorden en niet aan een avondlang stilzwijgen.

Volgens onze omgangstaal is zwijgen geen gesprek, maar we kunnen ons wel voorstellen, dat na een gesprek in woorden een lang zwijgend samenzijn volgt. Soms een heerlijk samenzijn, zoals het geval was bij Tennyson en Carlyle, waarbij de stilte geheel gevuld is met de warme stroom van de een naar de ander. Dan zijn woorden niet meer nodig en kunnen woorden zelfs de warme stroom verstoren.

Tennyson en Carlyle waren vrienden. Tennyson kwam niet op bezoek om warmte te ondergaan en evenmin om over een bepaald onderwerp te praten. Geen haar op zijn hoofd dacht aan gezelligheid, warmte of een gespreksonderwerp. Er was geen programma. Hij kwam om zijn vriend Carlyle weer eens te zien, precies zoals die was. En daarbij mocht er komen wat zou komen. Dat kon een gesprek zijn, maar ook een langdurig zwijgen. In dat gesprek zou niets verheeld behoeven te worden, zoals bij het zoeken naar gezelligheid, want het ging erom de ander mee te maken precies zoals hij was.

Deze paragraaf handelt impliciet ook over de stilte. Er zijn ten minste twee soorten van stilte. Er is een lege stilte die ons benauwt en hoognodig verbroken moet worden, omdat het een contactloze stilte is. Dan zijn er altijd het weer, de politiek en de gezondheid als onderwerpen om die stilte te verbreken. Maar er is ook een gevulde stilte, gevuld met een warme stroom van de een naar de ander. Een stilte waarin elk woord dit contact zou storen.

Enkele vormen van verbaal contact

Er zijn veel soorten van praten met elkaar en we hebben dan ook een vrij groot aantal woorden om de verbale communicatie te benoemen, zoals keuvelen, babbelen, discussiëren, ouwebetten, debatteren, overleggen, meedelen, informatie uitwisselen en gesprek. Er blijken ook verschillende soorten gesprek te zijn. Ook het zakelijke gesprek en het functioneringsgesprek noemen we gesprek. Maar het vriendengesprek is een ander soort gesprek met eigen motieven, eigen aard en eigen effect. In deze paragraaf worden enkele vormen van verbaal contact besproken om het specifieke van het vriendengesprek helder voor ogen te krijgen.

Het babbelen

Soms zoeken de praters alleen maar gezelligheid. Dan wordt er gebabbeld, gepraat over allerhande onbenulligheden, louter om daarmee bij elkaar te zijn. Hoe gezelliger het is, hoe minder de onderwerpen van belang zijn. Achteraf weten de babbelaars vaak niet eens meer waarover ze gepraat hebben. Het babbelen of keuvelen heet meer een bezigheid van dames. Het babbelen van mannen noemen we vaak 'ouwebetten' of 'ouwehoeren'. Buytendijk zei dat babbelen een uiting is van vreugde in het samenzijn, precies zoals het gekwetter van de mussen. Het gaat dan niet om andermans oordeel, maar om babbelend elkaars aanwezigheid te ondergaan en te verdikken. Bij dit gebabbel wordt er wel geluisterd naar de woorden, maar het gaat niet om de woorden en hun inhoud. Het gaat om het verdikken van saamhorigheid en gezelligheid en de goede babbelaar weet welke opmerkingen en anekdotes daartoe op dit moment bijdragen. Hoe aangenaam het babbelen ook is, je laat daarbij een deel van je persoon afzijdig. Je mening over het een of ander wordt ingeslikt als je met de verkondiging van je standpunt de gezelligheid zou verstoren.

De discussie

In zekere zin staat de discussie diametraal tegenover het babbelen. Het gaat in de discussie immers om het uitwisselen van standpunten om ten slotte een gezamenlijk oordeel te vinden. Dat kan een oordeel zijn over wat als waarheid moet worden beschouwd en dat kan een oordeel zijn over wat gedaan moet worden. In beide gevallen gaat het in de discussie om het beluisteren van elkaars argumenten. In een discussie die deze naam waard is, gaat het om argumenten en speelt de persoon van de spreker geen rol.

In een menswaardige discussie, waarbinnen men oprecht elkaars oordeel zoekt, wordt dieper geluisterd dan alleen naar wat de spreker formuleert. Daar kan bijvoorbeeld worden gevraagd of de spreker wel exact zei wat hij bedoelde. Niet om hem onderuit te halen, zoals dat heet, maar om hem te helpen zijn standpunt te vinden. Het middeleeuwse scholastieke dispuut gaf vorm aan zo'n menswaardige discussie. Daar mocht je pas opponeren tegen iemands standpunt, als je dat standpunt beter kon verwoorden dan de spreker zelf gedaan had.

Al te vaak helaas slaat het woord discussie op een gebeuren dat niet zoekt naar het juiste oordeel, maar waarbij gevochten wordt om gelijk te krijgen. Er wordt dan ook vaak geluisterd naar de zwakke plekken in andermans betoog, maar nu om hem onderuit te halen. Eventueel om hem belachelijk te maken en daarmee uit te schakelen.

Het gesprek

Een zakelijk gesprek wordt ook gesprek genoemd, maar dat is niet het gesprek dat begonnen is om werkelijk te ontmoeten. Persoonlijke elementen mogen erin doorklinken, maar alleen in zoverre die het onderhandelen bevorderen en niet omwille van zichzelf. Ook het functioneringsgesprek wordt gesprek genoemd. Een bekwaam personeelschef zal daartoe de werknemer ook als mens beluisteren en allerhande schakeringen opvangen over jouw houding tegenover je werk en de wijze waarop je in het leven staat. Maar het gaat hem uiteindelijk niet om jou als mens, maar als mens-werknemer. Beide vormen van gesprek hebben een bedoeling en zijn opzettelijk georganiseerd.

Het vriendengesprek kent geen programma. Het is daartoe ook niet georganiseerd, maar het verloop van het gesprek overkomt de vrienden tijdens hun samenzijn. Het heeft geen programma en er hoeven geen conclusies getrokken te worden. Waar gaat het dan om? Wat is het – meestal geheel onbewuste – oogmerk van het vriendengesprek? Dat is het samenzijn met de ander als mens en persoon. Er wordt geluisterd naar de ander zoals die is. Ook naar wat hij wil zijn. Het onderwerp doet niet ter zake. Er wordt gepraat over wat zich aandient.

Hoewel ook hier samenzijn wordt gezocht, strandt dit gesprek niet in gebabbel. De inhoud van de woorden is hier van belang, omdat zij iets van de persoon van de ander weergeven. In dit gesprek wil je bijeenzijn als individu, als persoon, ieder met zijn eigen aard. Dan gaat het om de ander precies zoals hij is. In dit gesprek gaat het om jou; louter om jou als mens en individuele persoon. En de enige drijfveer daartoe is waardering voor jou zoals je bent. Zeg maar vriendschapsliefde.

Het vriendengesprek beluistert de ander zoals hij is en zoekt wie hij is. Je beluistert hem niet om wat met zijn gedachten te doen, evenmin om wijzer te worden, evenmin om hem te helpen in zijn nood. Het gaat puur om hem omdat je hem waardeert zoals hij is. Het luisteren naar hem vanuit deze waardering werkt bevestigend, en dat kan hem sterken in eventuele nood. Maar het gesprek bedoelt die hulp niet. Als je wat dan ook bedoelt, luister je niet volledig.

Bij het vriendengesprek beluister je niet de woorden, maar de ander; inclusief diens woord omdat het *zijn* woord is. Je beluistert het precies in de betekenis die het voor hem heeft, hoe het hem beroert, hem vrede geeft of vreugde, verdriet of angst. Je wil beluisteren welke kleur zijn herinneringen hebben en welke wereld de zijne is.

Deze aandacht voor hem vangt daarmee ook de melodie van spreken op en de haperingen in zijn zinnen als representanten van datgene wat hem beweegt. Zou je met gesloten ogen luisteren, dan zou je aandacht misschien ook zijn ademstroom opvangen, zijn tempo, ritme en kracht van ademen. Je beluistert immers je gesprekspartner en je bent gericht op hem. Je beluistert wat hij op dit moment kan horen, kan ontvangen in zijn binnenste. Als je goed samen bent, hoef je daarover niet te peinzen. Vanzelf raak je zaken aan waarvoor de ander op dit moment ontvankelijk is en vanzelf praat je in woorden die hij verstaat.

Maar je beluistert ook jezelf tijdens dit gesprek. Je moet voortdurend je eigen voelen aftasten en naar woorden zoeken die kunnen verwoorden of enigszins aanduiden wat je bij jezelf aantreft. Daardoor vallen er pauzes in dit gesprek.

Pauzes spelen in dit gesprek een grote rol. Er zijn de pauzes waarin je jezelf aftast en naar woorden zoekt, maar er zijn ook pauzes waarin je alleen maar het zijn bij de ander ondergaat. Deze laatstgenoemde pauzes nemen toe naarmate het gesprek vordert, naarmate je meer opengaat naar elkaar, naarmate de stroom naar jou toe warmer wordt en je daarmee dieper in je binnenste geraakt. Dit zijn de rijkste momenten in het gesprek.

De ontmoeting

Binswanger (1953) noemde het ontmoeten een op weg zijn naar een gemeenschappelijk panorama. In deze betekenis van ontmoeten krijgt het samenzijn, al of niet toevallig, een bepaalde kwaliteit, namelijk die van een echt samenzijn van twee of meer mensen die allen hun eigenheid bewaren, maar wier eigenheid toch verandert in het samenzijn. Zij nemen dan deel aan elkaars gemoed en aan elkaars wereld, zodat ten slotte ieders gemoed verandert en ieders wereld een enigszins andere kleur krijgt.

Dat is alles bij elkaar een hele mond vol. Centraal daarin staat Binswangers begrip gemeenschappelijk panorama.

Binswangers 'panorama'

In haar boek *Een schaap vangen* (1999) spreekt Tamarah Benima over het innerlijk landschap. Wat zij daaronder verstaat, biedt een goede entree in Binswangers begrip gemeenschappelijk panorama. Vandaar hier een beknopte weergave daarvan. Zij schrijft:

> 'We weten allemaal hoezeer het landschap waarin we opgroeien en leven van belang is voor hoe we ons voelen en zelfs voor hoe we in het leven staan. Het maakt verschil of het buitendecor Fries is of Limburgs of Zeeuws. (...) Voor degene die ermee vertrouwd is, zal het kale Noord-Groningse landschap of de winderige zeekust in Den Helder een gevoel van vrijheid oproepen, voor de ander betekenen zij juist ongebor-

genheid, eenzaamheid, isolement. (...) Zo goed als het landschap buiten ons oriënta-
tiepunten heeft – bomen, wegen, sluizen, sloten, horizonten, paaltjes – zo heeft ook
ons innerlijk landschap referentiepunten: boeken die we hebben gelezen, flarden
van gesprekken die we hebben gevoerd; trauma's, herinneringen, filmbeelden, (...)
levenslessen die anderen voor ons hebben geformuleerd, enzovoort. Alles wat we
meemaken en ervaren loopt door dat innerlijk landschap, het vindt daar zijn plek,
het wordt daar gestructureerd.'

Dit innerlijke landschap is dus zeer persoonlijk. Iedereen heeft zijn eigen innerlijke
landschap. Bij alle Nederlanders zal sinterklaas wellicht een element zijn in dat landschap, maar tegelijk zal dat element bij elke Nederlander een andere betekenis hebben,
een andere sfeer oproepen, een ander gevoel en andere associaties, al naargelang zijn geschiedenis met sinterklaas. Dit kun je ook zeggen van kerstmis, Schiphol, school, examen, fabriek, kantoor, huwelijk, kind, enzovoort. Zodat de woorden die deze
elementen benoemen bij iedereen een anders getinte betekenis hebben.
Heel veel elementen van het innerlijke landschap zijn cultureel bepaald. Marokkanen
bijvoorbeeld hebben geen sinterklaas en geen kerstmis. En bovendien zullen huwelijk,
kind, school en examen vanuit hun cultuur een andere betekenis meedragen, een ander
gevoel.

Binswanger spreekt van een panorama en bedoelt daarmee ieders persoonlijk gekleurde
innerlijke wereld. Het gaat daarbij niet louter om formuleerbare elementen, maar vooral om de *betekenis* die deze elementen hebben voor de persoon in kwestie, een betekenis
die meestal niet verwoordbaar is. Wie kan exact verwoorden wat een kip voor hem betekent, laat staan wat zijn vader voor hem betekent? Misschien kun je daarvan iets aanvoelen als je de ander aankijkt als hij over zijn vader praat en dan kun je evenmin exact
verwoorden wat je aanvoelt.
Binswanger bedoelt met zijn term panorama niet precies het innerlijke landschap. Zijn
panorama is een innerlijk landschap met een tijdelijk karakter. Elk moment van de dag
wisselt dat panorama. Elk moment vindt er een selectie plaats vanuit je innerlijk landschap, zodat nu eens het ene naar voren komt en dan weer het andere. Elk panorama
ademt een eigen stemming, hoe weinig we van de verschillen ook kunnen verwoorden.
Maar ondanks de wisseling van panorama zijn er constanten.

Onder ontmoeten verstaat Binswanger dan een op weg zijn naar een gemeenschappelijk panorama, een op weg zijn naar iets gemeenschappelijks in die hoogst persoonlijke
beleving van de wereld van twee mensen. Dat gemeenschappelijke ontstaat dan niet
doordat de één zijn panorama oplegt aan de ander, maar door *het ontstaan van een*
nieuw panorama bij beiden. Als we gemakshalve het panorama van Jan blauw noemen
en het panorama van Kees geel, dan zal bij een ontmoeting hun beider innerlijk panora-

ma groen worden, zijnde een vermenging van blauw en geel. Het ontstaan van dat gemeenschappelijk panorama wil ik met een voorbeeld illustreren.

> Jan en Kees hebben bij de aanvang van het gesprek een eigen kijk op Liesbeth. Jan vindt Liesbeth wat nukkig, maar Kees vindt haar sympathiek. Al pratend met elkaar en tastend in eigen ervaring ontdekken zij dat Liesbeth kwetsbaar is en daardoor soms nukkig reageert. Kees ziet dan dat zijn sympathie voor haar voortkwam uit het feit dat hij haar kwetsbaarheid voelde en daarmee geen oog had voor haar nukken; Jan ziet dat hij onder haar nukken haar kwetsbaarheid niet voelde. Blauw en geel werden samen groen. Zou Jan alleen maar nukkigheid blijven zien en Kees alleen maar kwetsbaarheid, dan bleef er wat blauws liggen naast wat geels.

We hebben in het voorbeeld nog maar gekeken naar één persoon uit dat panorama, naar Liesbeth. Volgens Binswanger is de (echte) ontmoeting veel rijker. In een ontmoeting vloeit ieders totale panorama ineen met het totale panorama van de ander. Het totale panorama, het totale beleven van de wereld. Bijvoorbeeld: Jans gedeprimeerdheid over het hele bestaan heeft plaatsgemaakt voor een licht optimistische ervaring, en de optimistische ervaring van Kees is wat gekleurd door die van Jan en is nu licht pessimistisch.
In elke ontmoeting, zoals deze door Binswanger bedoeld wordt, vindt er een vermengen plaats van elkaars stemming. Door de ontmoeting lost bij elke ontmoetingspartner de aanvankelijke stemming ten dele op, en maakt plaats voor een gemeenschappelijke stemming. In deze ontmoeting is er consensus: samen verkeren in een en dezelfde stemming die als het ware tussen jou en de ander ligt; die beiden omvat.

Ontmoeten is ook een wederzijds bevestigen van elkaar. Beiden waarderen elkaar en deze waardering wordt steeds sterker ervaarbaar in het genuanceerd luisteren naar elkaar, waarbij elke gemoedsbeweging van de ander wordt gerespecteerd en ontvangen, zo diep ontvangen dat zij het eigen voelen gaat doordringen tot een gemeenschappelijk panorama.
Door de voortdurende ervaring van wederzijds bevestigen kan het moment komen dat je zozeer bij elkaar bent, zo diep open bent gegaan, dat woorden daaraan niets meer kunnen bijdragen. Dan geniet je in stilte van de warme stroom die uitgaat van jou naar hem en van hem naar jou. Alle optimaal genieten is een genieten in stilte.

Het gesprek werd hier gekozen als voorbeeld, omdat het gesprek zo duidelijk laat zien wat bedoeld wordt met het gemeenschappelijk panorama. Maar er zijn ook subtielere vormen van contact waarbinnen een gemeenschappelijk panorama totstandkomt. Dat kan al gebeuren als je elkaar aankijkt. Dan kun je samen verkeren in een en dezelfde stemming, in een en dezelfde beleving van de wereld. Soms kunnen twee mensen, elkaar aankijkend, plotseling voelen, weten, waarvoor ze op de wereld zijn, dat wil zeggen welke waarden voor hen beiden de belangrijkste zijn. Dat ontdekken ze dan aan elkaar, en dat geeft een diepgewortelde band voor het leven.

Opmerkingen bij presentie en gevoel

Alle ontmoeten is een op weg zijn naar een gemeenschappelijk panorama, maar de ene ontmoeting is de andere niet. De kwaliteit van de ontmoeting is afhankelijk van ieders maat van presentie, van datgene wat je vanuit je binnenste onbelemmerd zijn loop laat. Tijdens het proces van ontmoeten groeit de presentie dankzij de wederzijdse bevestiging.
De ontmoetingsruimte heeft een andere warmte dan bij het gezellig samenzijn. Het is nu een warmte die uitgaat naar de persoon van de ander in zijn totaliteit, precies zoals hij is. Zo wordt die warmte ook ervaren door degene die de warmte ontvangt.

Alle intermenselijk contact is een ontvangen en geven

Wanneer je tegen iemand vriendelijk knipoogt, kan het gebeuren dat hij hiervoor zijn schouders ophaalt en jouw gebaar langs zich heen laat gaan. Dit simpele gebeuren legt bloot dat het contact zich afspeelt in ontvangen en geven. Als de ander niet ontvangt, door welke omstandigheden dan ook, is er geen contact. Over dit aspect van het intermenselijk contact handelt hoofdstuk 26.

23.4   Elkaar de waarheid zeggen

Wat tot nu toe over gezellig samenzijn en over de ontmoeting geschreven werd, was allemaal erg lief, alsof het leven altijd koek en ei is. Daar zou ik naast willen zetten dat een stevige ruzie de intermenselijke relatie vaak verrassend kan opfrissen en verdiepen. Verzwijgen van ergernis over de ander kan het begin zijn van het sleets worden van de relatie. Daarom: pot nooit op, maar kom ermee voor de dag. Laat je irritatie, verontwaardiging en woede over de ander zien, liefst onmiddellijk. Als je die inslikt, bouw je aan je eigen onoprechtheid en ondergraaf je de authenticiteit in het contact. Maar dit blijkt allemaal niet zo vanzelfsprekend of gemakkelijk te zijn als ik nu suggereer. Wat staat ons hierbij in de weg? Zijn we afkerig van woede omdat daarop een taboe rust, omdat het niet beschaafd is? Zijn we bang om de ander te kwetsen? Hebben we er behoefte aan om altijd door te gaan voor een aardig iemand? Dat is allemaal denkbaar. Maar elk van deze mogelijke oorzaken wijst op een tekort aan zelfliefde, op een onvoldoende in je basis zijn.

De belangrijke voorwaarde voor een verfrissend effect van de woede is, dat die woede enkel en alleen het onderhavige wangedrag of de laakbare opvatting van de ander betreft en dat niets anders in die woede is binnengeslopen. Van alles kan er binnensluipen: opgekropte ergernisjes over allerhande vroegere gedragingen, verholen jaloezie, woede die eigenlijk voor een ander bestemd is maar die je niet durfde uiten, frustratie door een je miskend voelen in je baan of door je partner, enzovoort. Het komt ook voor dat iemand zich door de 'vriend' miskend voelt en dan zijn wangedrag aangrijpt om die vriend eens aan te pakken en zijn gram te halen. Dat is dan een ernstige vervuiling van de woede.

Fris van de lever is alleen de woede over het onderhavige, wangedrag of opvatting, en dat is dan een prachtige woede omdat die authentiek is. Je komt deze woede helaas zelden tegen. Maar als je het voorrecht hebt om die mee te maken, staat die als een huis voor je, als een huis dat respect afdwingt. Wie zo woedend is, zal je alleen maar dierbaarder worden omdat hij jou waard acht om te laten zien wie hij werkelijk is. Dan voel je je ook opgetild tot zijn morele niveau.

Anders is het, als iemand zich miskend voelt door de vriend; als hij zich niet gezien acht zoals hij is; als de vriend zich tactloos gedraagt tegenover jou; als hij voorbijgaat aan dingen die jou beroeren. Dan is eigenlijk de relatie zelf in het geding. Zulk gedrag van je vriend kun je alleen maar accepteren als je dit onderkent als een onvermogen van hem en, vertederd daarover, getransformeerd wordt tot zijn kwetsbaarheid. Maar is er dan nog sprake van een vriendschapsrelatie? Vriendschap veronderstelt gelijkwaardigheid, en je kunt in dit geval alleen maar van vriendschap spreken als over en weer elkaars defecten getransformeerd worden tot kwetsbaarheid.

De doorsnee vriendschap heeft niet dit karakter. Daarbinnen wordt tactloosheid van de vriend als naar en ergerlijk ervaren. Het beste is het, om hem daar onmiddellijk op te wijzen, ik bedoel reeds in het prille stadium van de relatie.

Ook dat zal oprecht moeten gebeuren, zonder vervuiling, terwijl je laat blijken dat je contact met hem op prijs stelt. Hoe langer je daarmee wacht, hoe meer je eigen gedrag en het zijne vervuild raken en hoe meer het contact onoprecht wordt.

24

Aanraken en aangeraakt worden

24.1 Het aanraken dat in dit hoofdstuk wordt bedoeld

Niet alles wat in onze omgangstaal aanraken wordt genoemd valt onder het aanraken dat de haptonomie bedoelt. Je kunt zeggen dat je toevallig of per ongeluk iets hebt aangeraakt; dat je de tafel aanraakt als je er met je vingers op trommelt; dat de arts de patiënt aanraakt als hij diens huid betast; dat je de balpen aanraakt als je die oppakt om mee te schrijven. Maar dit is niet het aanraken dat de haptonomie bedoelt. Zij bedoelt met aanraken een aanraken uit waardering, een willen benaderen uit waardering. We maakten daarmee al kennis in hoofdstuk 1, toen moeder haar hand legde op de knie van Jeroen. Zij raakte aan uit liefde. Dat woord liefde klinkt wat zwaar, maar het geeft perfect de drijfveer weer voor dit aanraken. Dus houden we het bij het woord liefde.

Maar het woord aanraken slaat in de haptonomie niet uitsluitend op het aanraken met de hand. Andermans blik en andermans woord kunnen je diep raken; zij kunnen je ook aanraken. Precies zoals er een raken op afstand is, is er een aanraken op afstand.

Dit hoofdstuk handelt over aanraken. Onze aandacht gaat eerst uit naar het heel concrete aanraken met de hand. Daarna naar het aanraken op afstand.

24.2 Het naderen uit liefde

Het aanraken zoals de haptonomie dat bedoelt nadert uit liefde. Zo nader je je kind dat je dierbaar is, maar ook de foto van je overleden moeder en de hamer die je bewaart als aandenken aan je vader.

Soms kun je je kind oppakken, louter omdat je van hem houdt. Je werd ertoe gedreven door je liefde voor het kind en in het gebaar krijgt deze liefde voor jou én voor je kind gestalte. Je zou nu kunnen denken dat het gebaar een uitdrukking is, een expressie van de liefde. Maar Merleau-Ponty merkt op dat de zogenaamde expressie van een gevoel bij dat gevoel hoort. Het is daar de buitenkant van, zegt hij. Het gebaar is niet een soort gevolg van het gevoel, niet iets wat volgt ná het gevoel, niet iets extra's naast het gevoel zelf, maar het is een deel van het gevoel.

Ter illustratie van deze uitspraak: als je schaterlacht om iets lolligs krijgt de lol pas volledig gestalte in het schaterlachen. Wanneer je het schaterlachen zou onderdrukken, bijvoorbeeld omdat het niet netjes is om te schateren, zou je de lol anders beleven. Ook dan echter heeft dat onderdrukte-lol-gevoel een expressie, zij het dan ook niet het schaterlachen. Dan zie je misschien oogjes glimmen; misschien een verstrakken van het gelaat daarbij. Altijd neemt een gevoel gestalte in je lichaam en is daarvan de buitenkant waarneembaar. Expressie is niet iets extra's, maar is een aspect van het gevoel zelf. Voor de toekijkende ander verschijnt het gevoel in die expressie.

Als je het kind oppakt omdat je van het kind houdt, krijgt de liefde voor je kind in jou gestalte. Je kunt het kind ook oppakken uit heel andere gevoelens. Bijvoorbeeld om te laten zien dat je zo'n goede moeder of vader bent, of uit gewoonte. Ook dan is dit gebaar de buitenkant van een gevoel, maar niet van de liefde. Dan is het de buitenkant van de zorg voor jezelf.

Als je kind gevallen is en pijn heeft zul je het vaak ook oppakken. Ook dan kan dit gebaar gestalte geven aan de liefde voor het kind dat pijn heeft en dat je in zijn nood als bijzonder dierbaar ervaart. Maar het oppakken van het kind met pijn kan ook de buitenkant zijn van andere gevoelens, bijvoorbeeld van de hoop dat hij niet langer blijft schreien. Dan is het niet de buitenkant van je liefde voor het kind, maar van je hoop en je zorg. Zelfs wanneer het gebaar voortkomt uit de hoop om met dit gebaar de pijn af te laten nemen is het gebaar niet de gestalte van de liefde, maar van de zorg. De zorg is géén liefde. Zorg is op een effect gericht, terwijl liefde geen enkel effect beoogt, maar de ander als weldaad ondergaat, precies zoals die ander is.

Die zorg, die gerichtheid op dat effect kán voortkomen uit liefde, maar is niet de liefde zelf. Vaak echter komt zorg niet voort uit liefde, maar uit behoefte aan bezigheid, of uit behoefte om jezelf waar te maken, of uit behoefte om de schijn van liefde te etaleren. Vaak ook uit dwangmatigheid, 'omdat het allemaal zo hoort'. Veel kinderen balen van de altijddurende zorg van hun ouders; het is een beknellende zorg, in plaats van ruimte gevende, bevestigende liefde. Het verwennen van kinderen is vaak te herleiden tot het overheersen van de zorg bij een gelijktijdig ontbreken van liefde.

Wanneer het gebaar niet de buitenkant is van het affect liefde, maar van de eigen behoefte, noemt de haptonomie dit gebaar niet affectief maar effectief, gericht op een effect.

Deze beschouwing legt de kern bloot van datgene wat de haptonomie verstaat onder aanraken. Het is een aanraken louter als gestalte van liefde. Daarom is het trommelen op de tafel geen aanraken voor de haptonomie, net zoals het toevallig aanraken van iets, het diagnostisch betasten van andermans huid, het aanraken uit eigen behoefte, het aanraken uit zorg, het aanraken uit welke goede bedoeling dan ook geen aanraken in haptonomische zin is. Al dit aanraken geeft geen gestalte aan de liefde voor de ander, maar geeft gestalte aan eigen behoeften.

24.3 Dit aanraken is een adapterend gebeuren

Vanuit de affectieve betrokkenheid

In de jaren zestig gaf Veldman zijn eerste cursus in zijn aanrakende therapie. Op die cursus werd verteld dat je bij het aanraken een *goede hand* moest leggen op de cliënt. Die hand mocht niet te stevig en niet te week zijn. Die hand moest niet uitsluitend de huid aanraken, maar je moest ook in de diepte voelen, want het ging om de hele mens die je wilde aanraken. Daartoe moest je je lichaam uitbreiden over die hele mens.

Al deze elementen spelen zeker een rol in de goede hand. Maar als aanwijzing voor de cursisten werkte dit averechts. Menig cursist raakte in verwarring. Hij poogde zijn lichaam uit te breiden, poogde een niet te stevige en niet te weke hand te leggen (maar wat is te stevig en wat te week?) en poogde in de diepte te voelen. In hun dagelijks leven raakten de cursisten ook wel eens goed aan en dan was het een volstrekt ongecompliceerd gebeuren. Hier echter werd het een zeer ingewikkelde onderneming. Zweet ging parelen op menig voorhoofd.

Waarom parelde er zweet? Wat was de aard van de verwarring die plaatsgreep in menig cursist? Daaraan zijn waarschijnlijk verschillende factoren debet, maar zeker is het voor mij dat hier iets gevraagd werd wat in strijd was met goed aanraken. (Later zal Veldman dit inzien.) Hier werd namelijk van de cursist gevraagd om zich te concentreren op zichzelf. Hij concentreerde zich op het uitbreiden van zijn eigen lichaam, op zijn voelen in de diepte, op zijn niet te stevige en niet te weke hand.

En waarom was dit verkeerd? Omdat de goede aanraking slechts ontstaat als die voortkomt uit een bepaalde gerichtheid op de ander en niet op jezelf; uit een positieve affectieve gerichtheid op de ander. Dan komt die goede aanraking vanzelf tot stand. Al aanrakende moet je jezelf vergeten zijn. Concentratie op jezelf werkt averechts voor de goede hand; daarbij ga je juist de verkeerde kant uit. Bij de concentratie op jezelf wordt cerebraal gehandeld. Het eigen levende lichaam wordt verlaten. Je staat dan vanuit je bovenkamer te sturen en ontneemt je eigen levende lichaam zijn spontaneïteit.

Wanneer ouders hun liefde laten uitvloeien naar hun kind in een aanraking met de hand, dan is die aanraking vanzelf geadapteerd, niet te stevig en niet te week; dan is vanzelf hun lichaam uitgebreid en voelen zij vanzelf in de diepte. De handen van de minnaar zijn vanzelf geadapteerd aan de geliefde.

De hand die aanraakt uit affectieve betrokkenheid is vanzelf on-imiteerbaar fijn geadapteerd aan de ander; aan zijn ontvankelijkheid, aan zijn kwetsbaarheid, aan zijn huidkwaliteit, aan zijn lichaamsbouw, zodat je vanzelf de één steviger aanraakt dan de ander. Die adaptatie brengt je levende lichaam spontaan voort als het de ander als een goed ervaart.

De hand die uit liefde aanraakt wil precies aan de grens van de ander zijn, heel precies zo dicht mogelijk bij die ander, maar ook heel precies zo ingetogen dat er geen grenzen van ontvankelijkheid worden gepasseerd.

Wanneer de aanraking niet goed geadapteerd is, voelt de aangeraakte dat onmiddellijk, hoewel hij nauwelijks woorden zal hebben om te zeggen wat eraan ontbreekt. Misschien kan hij zeggen dat het niet fijn is, niet warm. Duidelijk is de adaptatie slecht als de aangeraakte zegt dat het hem irriteert. Er zijn ook heel duidelijke reacties van het lichaam op een niet-geadapteerd aanraken: de vlucht van de adembeweging naar boven, kippenvel krijgen, transpireren, het zich verharden van de spieren.

Als andermans hand aanrakend over je blote lichaam heen gaat, geeft de adaptatie aan die beweging een heel eigen tempo. Een te traag of te snel bewegen valt de aangeraakte onmiddellijk op. Hij voelt zich dan misschien gewreven of gekieteld.

Andermans ontvankelijkheid

Als pa of ma knorrig is, heeft het levende lichaam van de partner weinig impuls tot aanraken, omdat het voelt dat de ander daarvoor dan niet ontvankelijk is. Hoewel ik overtuigd ben van de betekenis van goed aanraken, ga ik evenmin in de huiselijke kring elke aardige gast voortdurend aanraken. En nooit op diens blote lijf. Evenmin zie ik op een bijeenkomst van haptonomen, allen overtuigd van de weldadigheid van het bloot aangeraakt worden, dat daar bloot wordt aangeraakt.

Wildvreemden op straat ga je evenmin zomaar aanraken. Mijn levende lichaam heeft daartoe geen enkele impuls. Maar daarop is een uitzondering. Wanneer je daar op straat iemand ziet liggen die hevig lijdt, bijvoorbeeld een slachtoffer van een verkeersongeval, kan het gebeuren dat je levende lichaam wél de impuls heeft tot aanraken.

Wat is het gemeenschappelijke kenmerk van al deze verschijnselen? Wat kunnen we, voelend, daaronder ontdekken? Alle bovengenoemde verschijnselen hebben te maken met de adaptatie van ons levende lichaam aan de ander, aan diens ontvankelijkheid voor het aangeraakt worden. Als ons lichaam ervaart: de ander wil niet of wil op dit moment niet aangeraakt worden, dan bezorgt het ons geen impuls tot goed aanraken zoals de haptonomie dat bedoelt. Als pa knorrig is, heeft ma's levende lichaam geen impuls tot aanraken, omdat dit lichaam onderkent dat pa er op dit moment helemaal niet ontvankelijk voor is; dat pa's levende lichaam op dit moment extra grenzen trekt. Ook de levende lichamen van vergaderende haptonomen ervaren op dit moment dat er geen ontvankelijkheid is voor aanraken. De lijdende wildvreemde op straat daarentegen is door zijn nood wél ontvankelijk voor aangeraakt worden, door om het even wie. Zijn hele wezen schreeuwt om nabijheid van een ander. Daarmee wordt duidelijk – dit zij slechts terloops opgemerkt – waarom door diens leed de ander ons nabij is. De ander in nood is vaak onmiddellijk onze naaste.

Adaptatie aan de persoon

Ik schreef dat de aanraking zich vanzelf adapteert aan degene die aangeraakt wordt, aan diens ontvankelijkheid, gemoedsgesteldheid, kwetsbaarheid, huidkwaliteit en lichaamsbouw. Hier wil ik een ander aspect van die adaptatie belichten, namelijk de adaptatie aan de persoon van de ander.

Je kunt ook je hond aanraken en daarbij vindt eenzelfde adaptatie plaats als boven aangeduid. Ook dan adapteert je hand zich aan zijn lichaamsbouw: een poedeltje zul je vanzelf anders aanraken dan een Rottweiler. Ook dan adapteert je hand zich aan de kwetsbaarheid, want een zieke hond raak je anders aan dan een gezonde. Eveneens adapteert die hand zich aan de huidkwaliteit van de hond en aan zijn gemoedsgesteldheid. En ook deze hele adaptatie komt vanzelf als je je hond als een goed ervaart. Maar een mens is geen hond. Hij is niet alleen mens, maar ook een persoon. De volgende (gefingeerde) geschiedenis wil laten zien wat dit bij het aanraken kan betekenen.

Stel dat je praktiserend haptotherapeut bent. Stel dat er een cliënt bij je komt die je oppervlakkig kent, laten we zeggen als schoenmaker van ginds om de hoek. Je hebt de man daar wel eens zien zitten achter zijn leest, maar je hebt hem nooit gesproken. Hij is voor jou niet meer en niet minder dan de schoenmaker van ginds om de hoek. Desondanks heb je dan toch een bepaald oordeel over hem, omdat je een oordeel hebt over de categorie schoenmakers. Zo'n schoenmaker is een handwerksman en het zal wel geen goud zijn in die branche; hij zal ook wel niet veel vervolgonderwijs gehad hebben en een genie van de geest zal hij ook wel niet zijn. 's Avonds zal hij zijn krantje lezen en naar de beeldbuis kijken.

Dan komt de man bij jou. Je geeft hem een hand en jouw blik treft de zijne. Stel dat je dan plotseling ervaart dat hij niet zomaar een schoenmaker is. Je ziet een buitengewoon fijnzinnig man voor je; een bijzonder integere man met een nobel gemoed. Maar veel ruimte om te denken is er dan niet en de gedachten komen wellicht pas als de man weer de deur uit is.

Nu, terwijl de blikken elkaar treffen, ben je misschien even verrast, even van je apropos. Zijn blik haalt iets omhoog in jou wat de doorsnee cliënt laat rusten. Die blik tilt je even op naar een andere wereld met andere gevoelens die je nu enigszins met hem deelt. En vanzelf komen er andere woorden tegenover hem in je mond met een andere intonatie. Vanzelf is ook je aanraking anders. Subtieler geadapteerd aan de ander en navenant is het effect van aanraking en ontmoeting.

Deze schoenmaker is ook bij een andere haptotherapeut geweest die hem een aardige man vond, maar zijn noblesse niet in de gaten had. Die haptotherapeut heeft hem ook dienovereenkomstig aangezien en aangeraakt. De behandeling heeft de schoenmaker wel goed gedaan; die heeft hem verlost van een gespannenheid, van zijn wrevel over de botheid van menig klant, en hem teruggebracht bij een oorspronkelijke vitaliteit. Die behandeling heeft hem ook wat inzicht bezorgd in de herkomst van zijn gespannenheid. Dat inzicht heeft hij nu nog, maar de vitaliteit heeft hem na vijf dagen weer verlaten, evenals de ontspanning. Hij probeerde wel terug te denken aan de behandeling en iets terug te vinden van wat hij voelde daar in de behandelingskamer. Hij voelde zich daar wel goed, maar toch niet helemaal thuis met zijn complete eigen wezen.

Bij jou is dat beter gegaan. Daar voelde hij dat jij voelde wie hij was. Zo voelde hij zich ook aangeraakt, zodat hij de aanraking vanuit een dieper punt heeft uitgedronken. Niet alleen zijn lijf voelde hij aangeraakt, maar hem helemaal. Aan jouw behandelingskamer denkt hij terug als aan een plaats waar hij zich helemaal thuis voelde en waar hij helemaal aanspreekbaar was en helemaal aangesproken werd. Als hij jou voor ogen heeft, voelt hij weer de erkenning van degene die hij is. Dan smelt weer iets van de gespannenheid en de wrevel.

Met dit voorbeeld mag duidelijk zijn geworden dat het aanraken beter is naarmate het ook geadapteerd is aan de persoon van de ander, aan de totaliteit van de ander, inclusief diens moraliteit en spiritualiteit, naarmate moraliteit en spiritualiteit weerklank vonden in de persoon en in diens gevoelsleven.

24.4   Een intermezzo over het kietelen

Buytendijk heeft in zijn colleges verschillende keren het merkwaardige fenomeen kietelen aan de orde gesteld. Beter gezegd: het je-gekieteld-voelen. Wat voelen we als we gekieteld worden? Dat is moeilijk te verwoorden, maar gelukkig weten we allen (?) hoe dat voelt. Is het niet een mengeling van een aangenaam en een onaangenaam gevoel? Een raadselachtige mengeling waarop we doorgaans reageren met lachen en tegelijk met een: schei toch uit asjeblief. Doorgaans wordt er zo gereageerd, maar soms pantsert de gekietelde zich voor zo'n benadering. 'Het ligt er maar aan door wie je wordt gekieteld', zei mijn vrouw. En sommigen zijn altijd gepantserd voor deze benadering.

Buytendijk bracht het verschijnsel kietelen ook naar voren omwille van iets anders. Dat andere formuleerde hij met de opmerking: 'Je kunt jezelf niet kietelen.' Iedereen herkende de juistheid van die opmerking. Iedereen herkende dat je met je eigen hand wel de kietelaanraking op je eigen lichaam kunt produceren, maar dat daarbij het je-gekieteld-voelen niet optreedt. Iedereen stond daarmee voor het merkwaardige verschijnsel *dat je lichaam herkent of het door je eigen hand of door andermans hand wordt aangeraakt.*

Je kunt jezelf niet kietelen. Maar je kunt jezelf ook niet strelen. Je kunt met je rechterhand perfect de streelbeweging maken over je linkerhand, maar dat doet niks. Niemand die zich eenzaam voelt kan, helaas, zijn gevoel van eenzaamheid wegwerken door zichzelf te strelen. Het lichaam herkent het bedrog. Het lichaam zelf vraagt hierbij om de ander.

Stel dat je je weg moet zoeken door een pikdonkere verlaten ruimte... en plotseling in je lendenen een kietelgebaar voelt, een hand die poogt jou te kietelen. Ik zou van pure schrik wegrennen of erger. En wanneer ik niet zou kunnen weglopen en genoodzaakt zou zijn om het kietelgebaar te ondergaan, zou ik me zeker niet gekieteld voelen en lachen. Ik zou willen zien wie mij kietelde. Mijn vrouw zei het simpeler, zoals we zagen. 'Het ligt er maar aan door wie je gekieteld wordt.' Herkent de lezer dit ook? Dit brengt dan een merkwaardig fenomeen boven tafel: je lichaam reageert anders op dezelfde mechanische prikkel, al naargelang de persoon die je die prikkel bezorgt. Is dat ook niet zo bij het gestreeld worden?

Nog meer wist Buytendijk te laten zien en ik weet niet of het mij zal lukken dit onder woorden te brengen. Buytendijk ontleedde de intentie van het kietelen. Wat zit er in het kietelgebaar opgesloten? Wat bedoelt degene die jou kietelt? Bewust bedoelt hij misschien helemaal niets anders dan jou te kietelen, maar waarom precies kietelt hij? Waarom knijpt hij je niet of streelt hij je niet? Even stevig knijpen en even aardig strelen zijn duidelijke gebaren. Maar het kietelen is veel minder duidelijk. Kiest daarom de kietelende niet het kietelen? Juist omdat het duister is in zijn betekenis? Is het kietelen niet een duistere mengeling van iets onaangenaams en iets aangenaams, van een pijnlijke druk en van aangenaam aanraken? Kan de kietelende daarmee, zonder het zich bewust te zijn, niet zijn ambiguïteit jegens jou uitdrukken? Dat hij je mag – de aangename component – en dat jij voor hem te ver weg bent – de pijnlijke component – om ronduit te strelen? Misschien ligt de ambiguïteit precies andersom. Het kan ook zo zijn, dat hij jou een krengetje vindt – de onaangename component – maar jou desondanks toch mag – de aangename component.

Als je je gekieteld voelt, dat prettig-nare gevoel door je heen gaat, verraadt je lichaam dat het de ambivalente intentie van de kietelende verstaat, want het voelt aangenaam-onaangenaam. De gekietelde hoeft zich van die intentie niet bewust te zijn. Het lichaam verstaat meer dan we denken.

De les van dit intermezzo

In het aanraken ervaart de gekietelde de intentie van de ander. Is het zo ook niet met het gestreeld worden? Ook al verstaat ons denken niets van dat lijzige gebaar van andermans hand, je lichaam verstaat het en zuigt het op. Zo ook verstaat het lichaam de intentie waarmee je wordt aangeraakt.

24.5   Verborgen implicaties bij het aanraken

Niemand die de geliefde aanraakt beseft wat zijn lichaam daarbij doet. Dat is maar goed ook, want dit besef zou wellicht van zijn aanraken een stuntelend, quasi-aanraken maken. Desondanks noem ik hier de ingrediënten van dit aanraken.

- Dit aanraken is niet alleen een aanraken van het lichaamsoppervlak, van de huid. De aanraker is ook in de diepte van de ander. In hoofdstuk 5 hebben we gezien dat je door iets heen kunt tasten, dat je door de stok die langs de muur gaat heen het muuroppervlak voelt. Dan heb je je lichaam uitgebreid met de stok die je in je hand hebt. Welnu, als je iemand aanraakt op een manier zoals aanraken hier wordt bedoeld, heb je je eigen lichaam uitgebreid met het lichaam dat je aanraakt. Je bent dan niet aan het aangeraakte oppervlak, aan de huid, maar in een zekere diepte van dat lichaam. Je zegt ook niet dat je de huid aanraakt.
- Daarmee verstaat jouw lichaam ook het een en ander van andermans lichaam. Het verstaat bijvoorbeeld in welk ritme en tempo het de hand over dat lichaam kan bewegen. Zo'n bewegen zal dan de ander niet storen. Het kan zelfs het wederzijds contact verinnigen doordat andermans lichaam voelt dat jij, zo bewegend, luistert naar zijn lichaam. De weldaad van het wiegen van een kind, bijvoorbeeld, wordt bepaald door de kwaliteit van dit luisteren. Noch het gewiegde kind, noch de wiegende hebben daarvan iets in de gaten. Het zit ingebakken in hun (sociale) lichaam.
- Dit aanraken is ook een affectief aanraken, een aanraken vanuit positieve waardering. Die affectie wordt door de aanrakende hand meegedeeld. Daarmee is in zijn algemeenheid niet gezegd dat de aangeraakte die affectie ook toelaat, maar wanneer we te doen hebben met een aanraken dat ook rekening houdt met de ontvankelijkheid van de aangeraakte, zal de aangeraakte de affectie ook ontvangen, in zijn gemoed toelaten, waarbij de aangeraakte de affecten van de aanraker door zich heen laat gaan. Dat is misschien het duidelijkst te onderkennen bij het geven en krijgen van een goede hand. Binnen zulk handgeven en handkrijgen voel je een (gemoeds)warmte, waaraan je niet kunt onderscheiden of het jouw warmte is of de warmte van de ander. Er is consensus, een samenvoelen.

24.6   Het effect van het aangeraakt worden

Het aanraken zoals dat hier bedoeld wordt, komt niet voort uit bedoelingen, uit gerichtheid op een effect. De drijfveer is uitsluitend de behoefte om te verwijlen bij de grenzen van de ander. Hoewel dus door de aanrakende geen enkel effect wordt beoogd, heeft die aanraking toch een effect. Wat doet zo'n aanraken? Wat doet een aanraken uit liefde, geadapteerd aan de ontvankelijkheid van de ander; een aanraken dat dus ook door de ander in zichzelf wordt toegelaten?

Onontwijkbaar

Als je je stoot aan de tafel, voel je dat in je lichaam, onontwijkbaar. Enige tijd voel je de plek waar de tafel jou raakte. Zo is het ook met het aangeraakt worden door andermans hand. Een blik die jou aanraakt kun je eventueel ontwijken, maar de aanraking van je lichaam niet.

Voel je dan je lichaam aangeraakt? In zekere zin wél en in een zekere zin niet. Altijd gaat er bij de aanraking iets door je heen, door jou helemaal. De aanraking met de hand raakt je gemoed in je materiële lichaam, en daarmee jou in je totaliteit. In een andere zin voel je je lichaam niet aangeraakt. Daarmee bedoel ik dat je de plek waarop je met de hand aangeraakt werd vaak niet voelt als een geraakte plek. Bij de stoot tegen de tafel voel je dat wel. De aanraking door de ander richtte zich ook niet op een bepaalde plek, maar ging uit naar jou helemaal. Toch kan het voorkomen dat je de plek waar je aangeraakt bent blijft voelen. Zo zei een cliënt van een voortreffelijk haptotherapeut, dat hij nog dagen lang de plek bleef voelen waar hij door de therapeut was aangeraakt. Hij zei daarbij dat hij de hand daar nog voelde, en zo lang hij die hand voelde, voelde hij zich opperbest. Voelde hij de plek of voelde hij de aanrakende hand?

Het aanraken deelt onontwijkbaar mee

Wanneer je aangeraakt wordt, verstaat je lichaam de intentie van de ander, precies zoals dat het geval was bij het gekieteld worden. De aanraking deelt jou woordeloos mee, dat de ander jou mag, ook al ben je je daarvan niet bewust. Je voelt het niet als zodanig. Je voelt niet *ik mag nu zijn wie ik ben*, maar je lichaam reikt je alles aan wat een bevestiging teweegbrengt.

Je ervaart de jou aanrakende ander als beminnelijk en je voelt je verbonden binnen een gevoelsmatige eenheid. Kun je tijdens het zo aangeraakt worden nog liegen? Je wordt zachter van binnen en ontvankelijk. Je hele bestaan en de hele wereld om je heen spreken je nu anders aan, met meer warmte. Je wordt minstens ten dele teruggevoerd tot degene die je werkelijk bent. Dat gaat als een gevoelsstroom door jou heen, door je lichaam en door je gemoed. Daarmee is de aanraking de meest omvattende vorm van bevestigd worden.

Dit bevestigen zit in de goede aanraking ingebakken doordat het een expressie is van de affectiviteit van de aanraker, waarbij bovendien de aanraker zich volkomen adapteert aan de aangeraakte. Die fijne, niet imiteerbare adaptatie heeft voor de aangeraakte een bepaalde betekenis; de aangeraakte voelt daar iets in, ook al reikt zijn denkende bewustzijn hem daarvoor geen woorden aan. Hij voelt dan namelijk dat hij de moeite waard is om zo fijn geadapteerd te worden aangeraakt. Hij voelt dat die hand zo dicht mogelijk bij hem wil zijn en tegelijk volstrekt niet wil kwetsen.

Maar overtuigender dan deze theorie is de aanraking zelf: als je ooit zo bent aangeraakt (en dus ook die aanraking toeliet), weet je dat de aanraking bevestigde, je terugbracht naar een heel diep niveau. Woorden zijn niet nodig, maar je geeft met de aanraking het waarderende gevoel zelf.

Zo onderging reeds de pasgeboren baby de aanraking. Geheel onbewust daaromtrent zoog zijn lijfje deze op. Het was daarvoor klaargemaakt, want de pasgeborene herkent de mensenhuid en dus ook de mensenhand van nature.

24.7   Aanraken op afstand

Tot nu toe is er uitsluitend gesproken over het aanraken met de hand. Dat aanraken is het meest omvattende aanraken. Het is ook het aanraken waarvoor de pasgeborene ontvankelijk is. Op latere leeftijd kan er ook anders aangeraakt worden: je kunt dan de ander ook aanraken met je blik en met je woord en zelfs met je hele verschijning.

In het dagelijkse leven biedt de blik doorgaans de eerste aanraking. Zodra je contact hebt met iemand, weet en voel je aan diens blik hoe hij tegenover jou staat, of hij jou mag. Misschien weet je dat dan niet expliciet (in woorden), maar je lichaam weet het. Als je lichaam ervaart dat hij je mag, veert er iets in je op, voel je je vrij, verloopt je motoriek vlotter en komen de woorden vanzelf. Dan gaat de zon schijnen.

Hoe was die blik? Die blik naderde uit liefde voor degene die je bent. Die blik behield distantie, want zij pakte niets om te weten van jou. Zij was ook geadapteerd aan jou. Was je verlegen geweest of anderszins niet ontvankelijk voor zo'n blik, dan had die blik dit effect niet gehad. Dus was zij geadapteerd aan jouw ontvankelijkheid.

In zulk aanraken met de blik zijn alle eigenschappen aanwezig die we toekenden aan het aanraken met de hand: het is ook een affectieve benadering en daarbij adapteert de blik zich eveneens aan de aangeraakte. Zo'n blik kun je onmogelijk opzettelijk produceren. Die blik krijg je niet door oefening. Die blik heb je of die heb je niet. Vooral de blik kent geen imitatie. Je kunt wel een blije of vriendelijke mond trekken, maar de blik laat zich niet manipuleren.

Ook woorden kunnen je aanraken. Een compliment kan je diep raken en verwarmen. Dat doen ook de woorden waarin je verstaat dat de spreker bij jou is zoals je bent op dit moment. Hoe subtieler het spreken hiervan getuigt, hoe dieper je geraakt wordt. De intonatie van het spreken is dan vanzelf aangepast aan jouw ontvankelijkheid. Binnen het optimum van nabijheid, binnen vertedering dus, spreekt de ander uitsluitend en ragfijn die woorden die de nabijheidservaring verdikken en jou laten voelen dat je mag zijn wie je bent. Jouw ontvankelijkheid op dit moment is dan voor zijn lichaam een opengeslagen boek, zodat grenzen minutieus onderkend worden, hoewel de spreker daar helemaal geen notie van heeft.

25

Contact en nabijheid

Het ene intermenselijke contact is het andere niet. Er is bijvoorbeeld een verschil in diepte, waardoor je het ene contact de volgende dag al vergeten bent en het andere je levenslang bijblijft. Wat bepaalt de kwaliteit van het contact, waardoor het ene veel dieper raakt dan het andere? Deze vraag wil ik beantwoorden met de volgende beschouwing.

25.1 Over het 'aan'

Belangrijke termen en woorden die betrekking hebben op intermenselijk contact hebben het voorvoegsel 'aan', zoals aankijken, aanraken, aanbieden, aangeven. Dat 'aan' in aanraken geeft aan dit woord een heel specifieke betekenis die in de haptonomie een cruciale rol speelt; een betekenis die het wezen van intermenselijk contact weergeeft. Daarom onderzoeken we nu dat 'aan', ook al zou dat een erg pietluttige onderneming kunnen lijken.

'Aan' is vaak gereserveerd voor menselijk handelen

Als tijdens het voetballen de bal keihard de doelpaal raakt, zullen we niet zo gauw zeggen dat de bal de lat *aan*raakt. Maar wanneer een speler per ongeluk de bal met zijn hand raakt, hoor je wél zeggen dat hij de bal heeft *aan*geraakt. Valt hierin te beluisteren dat we aanraken graag reserveren voor het raken door mensen? Daar pleit veel voor. Nooit zeggen we immers dat bepaalde muziek je aanraakt, maar wel dat die je raakt. *Het* heeft me geraakt, zeggen we, en *hij* heeft me aangeraakt.

'Aan' drukt vaak gerichtheid uit

We spreken van bellen en aanbellen, geven en aangeven, bieden en aanbieden, denken en aandenken. Wat doet 'aan' in al deze gevallen? Bellen is een bellen in het wilde weg, maar aanbellen is een bellen op een heel bepaald adres. Geven is een geven in het wilde weg, maar aangeven is een gericht geven, een geven aan een bepaald iemand. Zo is het ook met aanbieden en aanraken. Ook met aandenken, want het standbeeld staat er voor een heel bepaald iemand die we vereren of voor een heel bepaalde gebeurtenis die het overwegen waard is. Drukt het 'aan' hier niet een selectie uit? Het geven in het wilde weg verandert daardoor in een gericht geven aan een bepaald iemand of aan een bepaald iets.

Het 'aan' herbergt naderen en distantie bewaren

Er is nog een ander 'aan'. We kunnen zeggen dat de jas aan de muur hangt. In de taalkunde is dit 'aan' geen voorvoegsel, maar een voorzetsel; desalniettemin is het 'aan'. Wat het 'aan' als voorzetsel zegt, kan duidelijk worden als we de volgende twee zinnen vergelijken: 'de ladder staat *tegen* de muur' – 'de jas hangt *aan* de muur'. Dat 'tegen' de muur geeft aan dat er door de ladder druk wordt uitgeoefend op de muur. Maar als ik zeg dat de jas 'aan' de muur hangt, wordt er geen druk verwoord. Dan verwoorden we dat de jas weliswaar dicht bij de muur is, maar niet drukt. Drukt het voorzetsel 'aan' dan niet uit dat er zowel nabijheid is als een zekere afstand? Ervaren we dat niet als we onze hand aan de wand van de kamer leggen? Het 'aan' duidt hier op een nabijheid met een zekere distantie.

25.2   Het 'aan' in intermenselijk contact

Het 'aan' in aanraken

Het 'aan' in aanraken wil een tweevoudige tendens aangeven, namelijk een naderen van de ander en tegelijk een distantie bewaren ten aanzien van die ander. Dat lijkt tegenstrijdig. Maar het naderen is op iets anders gericht dan het distantie bewaren. Beide bewegingen hebben echter een gemeenschappelijke oorsprong; beide komen voort uit genegenheid, waardering, liefde. Genaderd wordt er omdat de ander gewaardeerd of bemind wordt. Maar ook de distantie wordt bewaard omdat de ander bemind wordt precies zoals hij is. Door de distantie wordt de beminde niet beheerst, niet gedwongen. De distantie erkent zijn eigenheid, *geeft* de beminde de ruimte om te zijn zoals hij is. Die ruimte wordt niet louter toegekend, maar wordt gegeven.

Wat hier nu erg abstract is onderscheiden, is bij het aanraken verenigd in een en hetzelfde gebaar, als twee elkaar doordringende componenten.
Toen Jeroen tranen in zijn ogen kreeg, legde moeder een hand op zijn knie. Zij raakte hem aan omdat zij op dat moment voelde dat zij haar zoon liefhad zoals hij was in al zijn kwetsbaarheid. Zij naderde omdat hij haar dierbaar was. Het optimale naderen is een

keihard drukken waarbij de hand niet de geringste ruimte laat tussen hand en knie. Keihard drukken doe je op een ding. Maar keihard druk je niet op een lichaam dat voor jou een mens representeert; een mens met innerlijk en eigenheid. In de ervaring van die eigenheid laat je ruimte en bewaar je distantie. De hand van moeder naderde uit liefde en bewaarde distantie uit liefde. Het was een *aan*raken. Beide intenties, zowel het benaderen als het bewaren van distantie komen voort uit waardering. Dit aanraken geeft nabijheid en vrijheid tegelijk. Vrijheid: onder die hand voelde Jeroen dat hij mocht zijn wie hij was; dat hij zijn tranen mocht laten lopen, dat hij zijn leed als het zijne mocht ondergaan.

Maar geen moment dacht moeder aan naderen en distantie. Zij hoefde daar niet aan te denken, want haar levende lichaam regelde dat allemaal perfect. Vanzelf was haar hand prachtig geadapteerd, aangepast aan datgene zij in haar liefde bedoelde.

De kwaliteit van het 'aan' bepaalt de kwaliteit van het aanraken

Nooit komt het naderen voort uit diepere lagen dan bij het naderen uit vertedering. Nooit wordt de eigenheid van de ander zo gewaardeerd als in vertedering. Nooit ook is de aanrakende hand zo fijn, zo genuanceerd en zo vanzelfsprekend geadapteerd als in vertedering.

Dit gegeven kan de ogen openen voor het feit dat het ene aanraken niet het andere is en dat er kwaliteitsverschillen zijn inzake het 'aan'. Optimaal is het aanraken in vertedering, omdat dan vanuit de diepste laag genaderd wordt en de eigenheid van de ander optimaal gewaardeerd wordt.

Alle intermenselijk contact is naderen in distantie

In de inleiding van dit deel werd gesproken over een warme stroom die van de een uitgaat naar de ander. Mijn opponent zag daar iets verschrikkelijks in, want je zou daaronder verpletterd kunnen worden. Ik zei toen, dat deze stroom inderdaad over de ander heen kan hangen en hem kan verpletteren, maar dat deze stroom ook *om* de ander heen kan zijn, daarbij ruimtegevend aan diens eigenheid. De haptonomie zal dan zeggen dat het 'aan' de grenzen van de ander is, dat in dit voelen de ander wordt benaderd, maar dat in dat naderen vanzelf een distantie wordt bewaard om de ander te laten zijn zoals hij is.

Alle contact waarin de ander als mens wordt gevoeld is een aanraken, een naderen in distantie. Ook als dit contact zich beperkt tot de warme stroom naar de ander of tot een enkele blik. En bij al deze contactvormen wordt de kwaliteit van het contact bepaald door de kwaliteit van het 'aan' de ander zijn.

De adaptatie aan de ander

Het 'aan' de ander zijn respecteert hem zoals hij is en naarmate we meer 'aan' zijn, adapteert zich ons gedrag vanzelf aan diens ontvankelijkheid. Die adaptatie verloopt bij een goed 'aan' als vanzelfsprekend en vraagt binnen het contact geen rationeel overleg. Het is een gevolg van voelen en niet van denken. Hoe dat zich voltrekt en langs welk voelkanaal wil ik laten zien met het volgende.

Wanneer je dochter schreit over de zojuist verbroken relatie met haar vriend, laat je het wel uit je hoofd om te gaan neuriën. Je valt haar dan ook niet lastig met verhandelingen over het weer of over de beurskoersen, hoezeer die zaken je ook bezig mogen houden. Evenmin ga je dan luidruchtig tekeer met pannen, stofzuigers of bezems. Je lopen is dan behoedzaam. Vanzelf ben je in je gedrag geadapteerd aan de ontvankelijkheid van de ander. Zulk gedrag dat rekening houdt met de ander noemen we wel tactvol gedrag.

Het woord tact zegt aanraking en tact hebben versta ik als een bij de ander zijn in een gevoelsstroom die uitgaat van jou naar hem; een stroom waarin je aanvoelt wat nu op dit moment bij hem past en wat niet. Hoe fijner deze tact aanvoelt, hoe genuanceerder je gedrag zich zal aanpassen aan de ander. Tact voelt waarvoor je bedroefde dochter ontvankelijk is en waarvoor niet; waarmee zij gediend is en waarmee niet. Tact bepaalt dan of je haar zult omhelzen of niet, of je moet praten of niet, welke woorden je moet gebruiken en welke niet. Tact bepaalt dan je melodie van spreken, je gebaren, je lichaamshouding en je blik en mimiek.

Wat is dit voor een aanvoelen? In hoofdstuk 24, toen we in de wachtkamer waren, kwamen we ook een aanvoelen tegen. In de leegte van de wachtkamer was dat een oordelend aanvoelen, het aanvoelen dat de ander verlegen is, afwezig, dom, intelligent, oprecht of achterbaks. Bij dit aanvoelen ben je zelf ook achterbaks. Dan sta je niet open voor degene die de ander is zoals hij zich presenteert, maar dan voel je daar doorheen. Zulk aanvoelen, dat op een weten is gericht, is niet het aanvoelen binnen de warme stroom. Het aanvoelen binnen de warme stroom vindt plaats *binnen* de warmte naar de ander toe, binnen de uitbreiding van jezelf naar de ander. Binnen die warmte oordeel je niet, maar onderga je de toestand waarin de ander verkeert en past je levende lichaam zich aan, *alsof het de ander in zichzelf heeft opgenomen.* Iets van de ander zetelt dan in jouw lijf en spontaan zijn dan je reacties aangepast aan de ontvankelijkheid van de ander. De bedroefde dochter bepaalt welke gebaren en woorden er uit je tevoorschijn komen en welke niet. Tevoorschijn komt datgene waar zij op dit moment behoefte aan heeft, en achterwege blijft wat zij nu niet nodig heeft en wat haar nu kwaad zou doen.

In onze omgangstaal wordt het woord tact niet altijd in deze betekenis gebruikt. In een boekje over etiquette las ik dat je de gastvrouw tactvol moet prijzen, niet te weinig, maar ook niet te veel, want een teveel kan als onoprecht overkomen. Deze tact is dus komedie. De tact die ik bedoel, het aanvoelen binnen de warme stroom, valt niet te leren uit een boekje en kent geen regels.

De kwaliteit van de adaptatie bepaalt de mate van nabijheid

Hoe subtieler vader geadapteerd is aan de ontvankelijkheid van zijn dochter, hoe subtieler hij voelt hoe zij nu is, hoe meer de dochter zal voelen dat vader haar nu nabij is. Dit mag de ogen openen voor het volgende: de mate van ervaren nabijheid wordt bepaald door de subtiliteit waarmee de ander laat voelen dat hij voelt wie je bent en hoe je bent op dit moment. Anders gezegd: de kwaliteit van de adaptatie aan de ander bepaalt de mate van de nabijheid. Hoe subtieler je adaptatie is bij het aanraken, hoe dieper die aanraking raakt.

26

Ontvangen en geven

26.1 Ontvankelijkheid

Wat hier onder ontvangen verstaan wordt

Alle intermenselijke contacten verlopen in een geven en ontvangen. Onder ontvangen versta ik dan méér dan louter een dichtknijpen van je hand als je een geschenk krijgt; méér dan een aanhoren van andermans woorden die een compliment inhouden. Geschenk en compliment worden in de hier bedoelde betekenis pas ontvangen als zij je echt iets doen.

Toen ik een dame complimenteerde met haar mooie schoenen, zei zij 'oh, die heb ik al zolang!' en ik zag niets van blijdschap. Ik ben niet de enige die zulke reacties krijgt. Iedereen die ik erover aansprak kwam tot de ontdekking dat dit de gebruikelijke reactie was. Toen een goede kennis van mij een heel mooi stukje had geschreven en ik hem daarmee complimenteerde, zei hij dat hij er ook heel wat tijd in gestoken had, maar verkwikt was hij niet door mijn compliment. Dit niet-ontvangen zie ik niet alleen bij complimenten. Ik zie het ook bij het krijgen van een geschenk, een omhelzing, een knuffel, en *last but not least*, bij wat de liefdesact wordt genoemd.

Niet-ontvangen zie je niet alleen bij gedragingen die genegenheid uitdrukken of daarvoor moeten doorgaan. Daarvan twee voorbeelden.

Toen vader hoorde dat Geert op school drie grote ruiten had ingegooid, werd hij woedend op Geert. Maar Geert liet vaders woede langs zijn koude kleren gaan. Geert was alles behalve ontvankelijk voor vaders woede.

Toen Jantje zei dat hij buikpijn had, antwoordde moeder dat hij niet zo veel pinda's moest eten. Voor de mededeling over de pijn was zij niet ontvankelijk, terwijl Jantje precies dat wilde meedelen.

Met de voorbeelden hoop ik duidelijk te hebben gemaakt wat ik hier onder ontvangen versta. Bondig samengevat is het een toelaten in je gemoed van iets wat de ander je geeft; maar dan een toelaten overeenkomstig diens bedoeling.

Dat mensen niet ontvankelijk zijn voor contactuele gebaren zie je dagelijks en in heel veel gedaanten en gradaties.

- Zij vertelde dat haar vader eigenlijk een beste man was en het altijd goed bedoelde. Maar hij kon het niet goed hebben dat je hem nabijkwam. Als je vertederd iets tegen hem zei, weerde hij dat af. Dan zei hij: 'Doe niet zo flauw.' Soms werd hij zelfs agressief.
- Bij zijn veertigjarig jubileum als leraar werd hij gehuldigd door oud-leerlingen. Er werd hem lof toegezwaaid voor zijn inzet. Daarna kreeg hij, de jubilaris, het woord. 'Als ik iets betekend heb voor jullie', zei hij, 'dan dank ik dat aan jullie, omdat jullie ontvankelijk waren.' De man liet de hulde niet toe in zijn gemoed en kaatste alle complimenten terug. Hij was niet ontvankelijk voor het compliment.
- Hij kwam de winkel binnen en zei een welgemeend 'goedemorgen allemaal'. Geen van de aanwezigen reageerde.
- Hij hield een lezing voor verpleegkundigen over de omgang met patiënten. De reacties waren zeer verdeeld. Een aantal verpleegkundigen vond het verhaal een verademing. Maar een deel van de toehoorders bleek niet ontvankelijk te zijn voor het verhaal. Zij hadden geen tijd voor gevoelscontact, zeiden ze (ook niet voor een glimlach?); zij waren geen maatschappelijk werkers maar verpleegkundigen; zij waren niet van vroeger maar van vandaag.

Het niet-ontvangen betekent een breuk in het contact, terwijl het ontvangen het contact verdiept en verinnigt. Het niet-ontvangen is een sta-in-de-weg binnen de ontplooiing van de intermenselijke relaties. Hetzij doordat er gegeven wordt waarvoor de ander niet ontvankelijk is, hetzij doordat er niet gegeven wordt waarvoor de ander wel ontvankelijk is of, a fortiori, naar hunkert. Door het niet-ontvangen verdroogt op den duur de affectieve band met de ander, over en weer. Heel wat breuken in menselijke relaties zijn er het gevolg van. Door het niet-geven evenzo.

Dat geldt zowel voor het geven en ontvangen van gebaren van welgezindheid, als voor het geven en ontvangen van negatieve kritiek. Ook het inslikken van ergernis en ergernisjes doet afbreuk aan de affectieve band met de ander, vooral als de ander goed in de gaten heeft dat er ergernis is. Waarachtigheid is de moeder van een goede relatie en van de verdieping daarvan. Mooi weer spelen is dodelijk. Mooi weer speelt ook degene die blijdschap of dankbaarheid veinst wanneer hij wat gekregen heeft. Evenzo degene die rouwmoedigheid veinst als iemand aanmerkingen maakt op zijn gedrag. Daarmee groeit de afstand tussen beiden.

De conventie als dekmantel en noodhulp

Hoe komt het dat een compliment niet wordt ontvangen? Zit het misschien in de gever? Daar valt veel voor te zeggen. Veel complimenten die je krijgt zijn immers nepcomplimenten, complimenten vanwege de conventie, waarachter het lege gemoed van de gever schuilgaat. Met gebaren kun je ook zulke problemen hebben. Wat moet je bijvoorbeeld met het soort kusjes dat je tegenwoordig aan de lopende band te verwerken krijgt? Ik bedoel dat kusje in de lucht, waarbij de ander zijn wang tegen de jouwe legt en met zijn mond een kusgeluidje maakt? Moet ik daarop doen alsof het mijn hart verkwikt? Maar ik moet ook bekennen dat ik heel blij ben dat niet iedere zoener mij werkelijk zoent. En wat moet je met al die geschenken die je krijgt? Verjaardagen en andere gelegenheden waarbij je geschenken moet aannemen kunnen je noodzaken voortdurend komedie te spelen. Niet alleen vanwege het feit dat je je helemaal geen raad weet met het ding dat je krijgt. Conventie is bij alle geven en ontvangen een sta in de weg. Zij gedoogt dat iemand zegt 'oh, die heb ik al zolang' en dat het kusje-in-de-lucht een gebruikelijk ritueel is.
'Ja', zei mijn opponent, 'maar biedt de conventie daarmee ook niet een mogelijkheid om te overleven, omdat we dankzij die conventie niet permanent spitsroeden hoeven te lopen vanuit dat authentieke puntje van onze ziel?' Ik moest toegeven dat hierin toch wel iets zinnigs zat, maar was eigenwijs genoeg om naar een weerwoord te zoeken. Dat duurde wel even, want ik ben een trage denker. Na een poosje kon ik hem zeggen dat het me toch een ramp leek, wanneer we binnen onze intieme relaties met partner, kinderen en vrienden deze conventie te hulp moeten roepen. Mijn opponent vroeg zich toen hardop af, of je dan nog wel van intieme relaties kunt spreken. En ik moest erkennen dat ook daar heel wat in stak.

De gever

Ik maakte een compliment over de mooie schoenen, en zij reageerde daarop met 'oh, die heb ik al zolang!' Waarom reageerde zij zo? Hoe klonk dat compliment in haar oren? Zo'n compliment kun je op verschillende manieren verstaan. Er kan meer in verstaan worden dan een compliment over de schoenen. Doorgaans houdt zo'n compliment ook meer in dan alleen een oordeel over de schoenen. Het is vaak ook een compliment voor de persoon die de schoenen draagt. Complimenten lenen zich voor het uitdrukken van genegenheid tot de ander. Je zegt als man niet gauw tegen je buurvrouw dat je haar aardig vindt, maar je verstopt dit onder complimenten. En heel veel pogingen om een partner te werven of iemand, zoals dat heet, te versieren, beginnen schoorvoetend met het maken van complimenten. Dan wordt er gezegd 'wat zit je haar mooi... wat heb jij een aardige stem... wat heb jij mooie ogen', en afhankelijk van de reacties ontstaat er bij de versierder moed om verder te gaan.

Wat werd er verstaan onder mijn compliment over de schoenen? Zag zij in mij een ongewenste versierder? Of klonk mijn compliment niet oprecht, zodat het voor haar een conventionele frase was, die zij terecht afwees? Of mocht zij mij niet? In al deze gevallen ligt de wijze waarop zij het compliment verstond en verwerkte ook aan mij. Dan had ik immers voor haar oren niet duidelijk genoeg aangegeven dat ik niet wilde versieren, dat het geen conventionele frase was, en in het derde geval had ik niet in de gaten dat zij mij niet mocht. Kortom, ik had in deze gevallen niet goed in de gaten wie zij was of hoe zij was *op dit moment*. Je zou ook kunnen zeggen, dat ik in al deze gevallen eigenlijk niet tot *haar* gesproken had, maar tot een andere persoon. Waarmee duidelijk mag zijn dat het *geven* voorwaarden stelt aan de gever.

Dit hoofdstuk

Dit hoofdstuk gaat over ontvangen en niet ontvangen en snijdt daarmee een cruciaal verschijnsel aan in alle intermenselijk contact. Van dat verschijnsel worden in dit hoofdstuk enkele aspecten beschreven.

26.2   Een fundamentele voorwaarde voor het kunnen ontvangen

Als kind zag ik het niet, maar naarmate ik ouder werd zag ik steeds meer mensen die nooit ontvangen, die in zichzelf nooit de warmte ondergaan van welgemeende gebaren van genegenheid. Zij kunnen niet ontvangen; wel doen alsof. Elk gebaar van genegenheid gaat dan langs iemand heen en roept hooguit een conventionele reactie op. Hij kan dan wel begrijpen dat het goed bedoeld is, maar warmte of blijdschap komt niet in hem op. Soms voel ik ook dat de ander niet kan geloven dat iemand op bezoek van hem zit te wachten. Ook de nadrukkelijke uitnodiging om eens op bezoek te komen wantrouwt hij. Evenmin kan hij accepteren dat een ander wat voor hem doet. Hij wordt daar niet blij van, maar voelt alleen een verplichting om uitvoerig te danken en wat terug te doen. Anderzijds kan hij andermans verzoek om hulp maar heel moeilijk weigeren.

Je kunt alleen maar ontvangen, zoals hier bedoeld, als je je beminnenswaard voelt, als je voelt dat je überhaupt iets aangenaams voor een ander kunt betekenen. Deze uitdrukking, je-beminnenswaard-voelen, zegt niet goed wat ik bedoel, maar ik heb geen betere uitdrukking voorhanden. Daarom geef ik de volgende toelichting.

Affecten zijn gevoelens die duidelijk door mij heen gaan en die ik kan isoleren. Zo voel ik duidelijk dat ik van de tuin houd. Maar het mij-beminnenswaard-voelen kan ik zo niet isoleren. Het is geen voelen in deze betekenis van het woord; het is geen affect. Nergens voel ik een hoopje gevoel zitten waaraan ik onderken dat ik beminnenswaard ben. Het je-beminnenswaard-voelen is de vanzelfsprekende ontvankelijkheid voor alles wat aangenaam of onaangenaam is. Het is openheid. Pas via de lange weg van rijping en zelfreflectie onderken je dat je die openheid dankt aan anderen, die je hebben laten voelen dat je aangenaam bent zoals je bent.

Wie dit mist, kan niet ontvangen; wel doen alsof. Hij kan zich niet bemind voelen, omdat hij daartoe onvoldoende is bevestigd. Echt contact met de ander vanuit zijn gemoed is dan niet mogelijk. Van zijn kant betekent dit, dat hij altijd eenzaam is in zijn diepte. Voor de ander, die met hem contact zoekt, betekent dit dat hij altijd voor een muurtje staat. Hoe meer de ontvanger zich bemind voelt, hoe beter hij in zijn lichaam zit, hoe gemakkelijker hij behoeften en kwetsbaarheid laat zien en opengaat voor het ontvangen. Wie zich bemind voelt heeft er helemaal geen moeite mee om zijn behoeften en zijn kwetsbaarheid te laten zien. Ik zou bijna zeggen: wie zich bemind voelt is de kwetsbaarheid in verschijning. Aan haar of hem zie je dat je haar of hem goed kunt doen. Maar onmiddellijk moet ik hier bij zeggen, dat deze kwetsbare niet als zwak overkomt. De kwetsbaarheid laat hij zien op basis van zijn sterkte. De Arubaan die ik beschreef in hoofdstuk 2, had deze sterkte in hoge mate. Hij was een en al glunder als hij een welgemeend compliment kreeg. (Merkwaardig was het dat je hem alleen maar welgemeende complimenten maakte en alle behoefte aan conventie tegenover hem afwezig bleef!)

Het kunnen ontvangen stelt ook andere voorwaarden. Samenvattend kun je zeggen dat het kunnen ontvangen een bepaalde graad van affectieve ontwikkeling veronderstelt, waarbij de oorspronkelijke openheid voor de ander bewaard bleef. Die openheid kan teloorgaan door fouten in de opvoeding, vooral door traumatisering en door bepaalde vormen van verwend worden. Over dat verwend worden handelt paragraaf 26.6.

26.3 Voorwaarden voor het geven

Tot het geven dat hier wordt bedoeld behoort het geven van geschenken, van complimenten, van een zoen, van een omhelzing, enzovoort. In deze paragraaf wil ik de voorwaarden laten zien waaraan goed geven voldoet. Ik doe dat aan de hand van het geven van een geschenk, omdat hierbij die voorwaarden gemakkelijk aan het licht komen en gemakkelijk invoelbaar zijn.

Van alles wat ik in mijn jeugd gekregen heb herinner ik mij niet veel. Maar heel duidelijk en warm herinner ik mij dat mijn vader eens een oude soldatenpet meebracht die hij had gevonden op de zolder van zijn werkgever, bij wie hij huisknecht was. Die pet nam hij mee voor mij en hij overhandigde die glunderend. Het waardeloze ding was een schot in de roos. Mijn vader gaf er met dit geschenk blijk van, dat hij had onderkend dat ik erg verzot was op soldaatje spelen en dat hij mij dat gunde. Nog zie ik hoe hij mij de vreugde om de soldatenpet gunde.

Wat was het precies, waardoor vaders geschenk zo diep werd ontvangen dat ik mij het gebeuren decennia later nog goed herinner? Was het die pet, vaders glunder, of beide? Ging het om het ding of om het gebaar?

Voor mij is het duidelijk dat dit geschenk in mijn herinnering bleef omdat het zo overtuigend een teken van genegenheid was. Die genegenheid was voor mij goed herkenbaar. Enerzijds doordat vader er blijk van gaf dat hij in de gaten had dat het soldaatje spelen veel voor mij betekende, anderzijds doordat hij duidelijk blij was dat hij mij de pet kon geven.

Het teken-karakter

Een geschenk wordt pas ontvangen als het wordt ervaren als een *teken van genegenheid*. Dat stelt eisen in diverse opzichten.

Per definitie moet genegenheid als de drijfveer ervaren worden. Dus niet de conventie; niet een gevoel van verplichting; niet de poging om er schuld mee af te lossen; niet het etaleren van status, welstand of goede smaak.

Om 'slechts' teken te zijn mag het geschenk ook niet te groot zijn, niet te duur. Als het groot is, wordt het te veel een zaak op zichzelf en daarmee wordt het teken-karakter overschaduwd. Het gebaar van genegenheid moet niet verdwijnen achter de omvang van het geschenk.

Dat teken-karakter is ook afhankelijk van de aard van de relatie. Het geschenk van je partner kan gemakkelijker zo'n teken zijn dan het geschenk van buurman of collega. Het relatiegeschenk zegt in dit opzicht doorgaans helemaal niets. Hoe meer het geschenk als een gebaar van genegenheid wordt ervaren, hoe dieper het geschenk raakt. Een handdruk, een compliment, een zoen, een omhelzing, een hand op de knie, een knuffel, een streling, de liefdesact: zij worden pas werkelijk ontvangen als zij ervaren worden als tekens van genegenheid.

Ik schreef zojuist dat het geschenk van je partner gemakkelijk een teken van genegenheid is. Is dat zo? Als je buurman jarig is, kan het sturen van een willekeurig bloemetje als een teken van genegenheid worden ervaren, maar wanneer je partner jarig is, zal het geen willekeurig bloemetje moeten zijn, maar het bloemetje dat je partner zo mooi vindt. Hoe intiemer de relatie is of wil zijn, hoe meer er blijk van gegeven moet worden dat je aandacht hebt voor haar of hem. Hoe subtielere aandacht er blijkt uit het geschenk, hoe dieper het kan raken.

Anderzijds is het ook zo, dat binnen goede intieme relaties die al jaren bestaan de behoefte aan materiële tekenen kan verdwijnen. Dan is er meer behoefte aan subtielere tekenen die de band met elkaar in herinnering brengen, actualiseren en laten bloeien. Een bepaalde blik op het juiste moment kan dan meer doen dan zeven bossen bloemen. Dan zijn het de kleine dingen die het doen.

Vrijheid geven aan de ander

Eigenlijk is met de verhandeling over het teken-karakter alles al gezegd. Maar toch wil ik een implicatie daarvan nadrukkelijk onder de aandacht brengen. Wanneer werkelijk gegeven wordt uit genegenheid wordt aan de ontvanger ook vrijheid gegeven om te reageren zoals hij reageert. Er wordt geen dankbaarheid verwacht en geen uitspraak over de goede keuze.

De authenticiteit van de gever

Nu stel ik de vraag of je als gever niet jezelf moet blijven en omhelzen wanneer je wilt omhelzen en over de roman moet blijven praten als je daar vol van bent. Speel je geen komedie, lieg je niet, als je dat gaat inslikken omwille van de ander, die op dit moment niet gediend is van jouw omhelzing of van jouw verhaal? Het antwoord ligt besloten in de sociale aard van je lichaam en van je persoon. De ander, op wie je betrokken bent, huist in jou. Als je die betrokkenheid negeert, negeer je jezelf. Je liegt niet als je je woorden en gebaren inhoudt op het moment dat je voelt dat zij bedreigend zijn voor de ander of hem belasten. Je mag alles doen wat het werkelijke gevoelscontact met de ander bevordert of verdiept en je moet alles achterwege laten wat dit contact verbreekt of verstoort. Bij een ontmoeting laat je zien wie je bent... binnen het contact met de ander. Dat contact is dan sturend, beperkend en inspirerend tegelijk. Hoe sterker en waarachtiger je uitstraalt wie je bent binnen dit contact, hoe heerlijker dit contact voor beiden is.

Een vriend vertelde mij dat hij zijn zus had bezocht die ernstig ziek was en elke dag kon sterven. Zij hadden kunnen praten over haar naderende dood. Dit had beiden voldoening gegeven en zij waren elkaar nader gekomen op een diep niveau. Nadat hij daarna enige tijd stil bij haar had gezeten werd er gepraat over koetjes en kalfjes en op een gegeven moment vertelde hij haar enthousiast en met veel plezier over het gezellige verloop van de verjaardag van zijn dochter. Maar achteraf, toen hij thuis was gekomen, vroeg hij zich af of hij met zijn verhaal over de gezellige verjaardag wel rekening had gehouden met de ernst van de toestand van zijn zus. 'Heb ik met mijn enthousiaste verhaal en mijn plezier haar toestand niet miskend?' Een antwoord vond hij in de reactie van zijn zus. Die had het blijkbaar heel gezellig gevonden dat hij haar dit vertelde. Zij was allerminst dichtgeklapt en had ervan genoten.

26.4 Het verzorgen van de band

Huwelijken, partnerschappen en vriendschappen kunnen sleets worden. De band die ooit een bron van vreugde was, is nu meer een band die louter verplichtingen oproept en pure zorg en verdraagzaamheid, wat wederzijdse irritaties voort kan brengen. Deze paragraaf gaat over de noodzakelijke verzorging van de band opdat die fris en bloeiend blijft.

Over die verzorging is eigenlijk al veel gezegd. Het hele verhaal over geven en ontvangen heeft immers ook betrekking op die verzorging. In deze paragraaf wil ik een veelvoorkomend verschijnsel bespreken dat het geven en ontvangen belemmert.

De kern van de zaak

In verliefdheid belijden we elkaar dagelijks, zo niet ieder uur, dat we de ander niet kunnen missen en dat brengt dan jubel in de ziel van de ander. Maar als het ja-woord is gevallen, blijkt de jubel vaak te tanen. Dan menen we immers te *weten* dat we van elkaar zullen houden. 'Je weet immers dat ik van je houd', zeggen we dan. Maar weten is geen voelen. De vreugde van de liefde bloeit niet vanuit een weten, maar vanuit een *voelen dat de ander jou nodig heeft* voor zijn geluk, voor zijn diepste welzijn. Als je voelt dat de ander je zo nodig heeft, word je bevestigd. Daarmee voel je je eigenwaarde en gaat je gemoed voor haar/hem open. Dit laten voelen verloopt in geven en ontvangen.

Tact onderkent de behoeften van de ander. En zolang de tact regeert is er binnen de relatie geen vuiltje aan de lucht. Dan krijgen immers de behoeften een adequaat, aangepast antwoord. Maar zodra de tact het laat afweten, door welke oorzaken dan ook, komen de problemen.

De grote oorzaak van deze slijtage is gelegen in het feit dat niet of te weinig voelend wordt geleefd, bijvoorbeeld door gespannen aandacht op het werk, door opgelopen frustraties, door mislukte contacten met anderen, door vermoeidheid. In deze situatie is het belangrijk dat geliefden elkaar hun behoeften kenbaar maken. Laat de ander niet in het ongewisse over je ontvankelijkheid op dit moment, maar geef aan waar je bent.

Duidelijk maken waar je bent

Het voelen dat de ander jou nodig heeft kan geholpen worden. Je moet daartoe je behoeften aan haar/hem laten blijken, ondubbelzinnig laten blijken, niet alleen in zijn algemeenheid ('ik kan jou niet missen') maar in heel concrete behoeften:

- pak me eens lekker, want ik voel me zo afwezig;
- ik zou het fijn vinden als je even naar mij kunt luisteren;
- ik zou het fijn vinden als je nu hier bij me bleef.

Slik je behoeften niet in vanuit de veronderstelling dat de ander maar moet raden wat je wil. Als de ander dan in gebreke blijft, ontstaat er gemakkelijk teleurstelling of rancune die verwijdering brengt.

Maak je behoefte terstond duidelijk, dat is het allerbeste, en als dit moeilijk is, doe het dan op momenten dat je het welgemeend kunt zeggen en het bij de ander zal overkomen.

De erotisch-seksuele omgang met elkaar wint aan kwaliteit naarmate de geliefden elkaar hun behoeften kenbaar maken, hoe subtieler hoe beter. Hun behoefte aan niet-doen, aan doen en aan anders doen. Het is belangrijk om bij dat kenbaar maken ook subtiel gevoel te hebben voor de ontvankelijkheid van de mededeling. Zonder tact maak je in dit domein gauw brokken.

Het hele verhaal zou je als volgt kunnen samenvatten: laat je kwetsbaarheid zien; jouw behoefte aan de ander.

Het kenbaar maken waar je bent heeft ook een andere kant. Het gaat niet alleen om het kenbaar maken van je behoeften aan de ander, maar ook om het kenbaar maken dat de ander je irriteert, bijvoorbeeld met zijn trommelende vingers of met zijn geneurie. (Onder alle irritatie ligt afwezigheid van de ander.) Gezegend is degene die zo goed voelt dat opmerkingen hierover vanzelf als volgt gezegd worden:

- Als je gaat neuriën voel ik je altijd afwezig. Is er iets?
- Waar ben je als je met je vingers trommelt? Is er iets?

Zeg ook dat je het gevoel hebt dat de ander met zijn opmerking over je heen loopt. Om allerhande misverstanden, frustraties en irritaties te voorkomen is het raadzaam om het altijd aan te geven als je ontvankelijkheid voor de ander beperkt is, bijvoorbeeld dat je moe bent, dat je verdrietig bent en waarover, dat je je in beslag genomen voelt door bepaalde problemen, door een nare opmerking, dat je je gespannen voelt.

Er komt een vriend op bezoek en hij praat honderduit over zijn vakantiereis. Ondertussen voel je behoeften aan aandacht voor jouw verhaal. Maar de vriend praat maar door en voelt niet dat je hiervoor nu niet ontvankelijk bent. Dat schaadt de relatie. Je vraagt je dan af of je hem kunt zeggen om eens naar jou te luisteren, maar je vermoedt dat dit te kwetsend over zal komen. Als deze vraag in je opkomt is de vriendschap al te sleets. Dan heb je in het verleden, toen de band nog wederzijds vreugde gaf, verzuimd om je behoeften kenbaar te maken, om hem duidelijk te maken waar je bent. Dan kun je alleen nog hopen dat er een moment komt dat je vertederd bent over hem en daarmee hem accepteert met al zijn defecten. Mis ging het toen je verzuimde kenbaar te maken waar je was; dat je niet ontvankelijk was voor zijn verhaal. Dat had je meteen moeten aangeven.

26.5   Geven en ontvangen in bredere zin

Een handdruk die iets te lang wordt aangehouden kan je in verlegenheid brengen. Dan is voor jou even het contact verstoord. Er is dan iets mis tussen de gever van die hand en jou als ontvanger. Was zijn handdruk niet oprecht, maar een beetje komedie? Zat er misschien wat heerszucht achter? Gaf hij misschien te veel, waarvoor jij niet ontvankelijk was? Verwacht de ander te veel, dat je nu niet in huis hebt? In elk geval was de handdruk niet aangepast aan jouw ontvankelijkheid op dit moment.

Met de blik van een ander kan hetzelfde gebeuren. Een ander kijkt je aardig aan, maar jij hebt de drang in je om daarbij je blik neer te slaan. Wat daarvan de oorzaak ook mag zijn, die blik was niet aangepast aan jouw ontvankelijkheid. Ook daarbij treedt dan jouwerzijds verlegenheid op met de situatie. Dezelfde vragen als daarnet kun je hierbij stellen. Was die blik wel oprecht of een beetje komedie? Zat er misschien wat heerszucht in? Wilde de ander laten zien hoe aardig hij was? In elk geval was die blik niet aangepast aan jouw ontvankelijkheid.

Ook een woord, een gebaar, een liefkozing, een mededeling, een aanraking, een vermaning en een afstraffing kunnen al of niet ontvangen worden. Ook zij kunnen je raken of niet raken. Daarbij zijn in wezen precies dezelfde voorwaarden in het geding als bij het ontvangen van geschenken. Daarbij gaat het ook om de intentie van de gever en om de ontvankelijkheid van de ontvanger. Als het contact met elkaar goed is loopt alles lekker. Dan voel je over en weer vanzelf wat de ander kan ontvangen. Daar hoef je dan geen zorg over te hebben en zeker niet over na te denken.

Straffen

Vandaag de dag heet straf vaak louter vergelding of dwang, maar ruim tweeduizend jaar lang werd straf in onze cultuur onderkend als een middel in de opvoeding tot het wekken van het geweten. Dat veronderstelde dat verontwaardiging en straf door het kind ontvangen werden, dat zij aankwamen in zijn gemoed.

De verontwaardiging van de opvoeder moest daartoe oprecht zijn en zuiver. Als het kind bijvoorbeeld iets gestolen had, moest de verontwaardiging hierover louter gebaseerd zijn op het immorele hiervan en niet vervuild zijn door zorg voor de goede naam, door zorg voor de toekomst of door agressie. In deze verontwaardiging binnen een goed intermenselijk contact blijken kinderen (en vaak ook grote mensen) het moreel-verkeerde van hun daad te onderkennen, te voelen.

De hoogleraar pedagogiek Philip Kohnstamm (1956) stelde, dat vermaning en straffen van kinderen alleen maar zin hadden binnen een voor het kind voelbare liefde. Dan alleen zou het kind vermaning en straf ervaren als een bekommernis om hem. Straffen omschreef hij als 'een voorlopig opschorten van de voelbare liefde'. De inhoud van de straf – bijvoorbeeld: 'jij mag morgen niet naar je vriendjes' – was daarvan slechts een teken. Zodra die straf ontvangen, geaccepteerd en volbracht was, moest vergiffenis volgen. Dat was het herstel van de voelbare liefde, bijvoorbeeld via een opgewekt gemoed en een extra knuffel van de opvoeder. Die vergiffenis was dan een opluchting voor beide partijen. Vaak was dan de verhouding tussen opvoeder en kind beter als tevoren. 'Nooit wierp een kind zich hartstochtelijker in mijn armen dan na een billijke tuchtiging', kon de pedagoog Gunning (1908) nog schrijven. Die tijd lijkt helaas voorbij.

Toen onlangs een leerling van een atheneum op het schoolplein zeven ruiten van klaslokalen had ingegooid, moest hij bij de directeur komen. Het eerste wat de deugniet van die directeur te horen kreeg, was 'kijk, ik begrijp jou wel'. De daad van de leerling werd verklaard uit de moeilijke omstandigheden van het kind. Van een laten-*voelen* dat hij over de schreef was gegaan was geen sprake. Arme leerling.

Aan de tolerante houding die je vandaag de dag overal tegenkomt ligt een onjuiste ideologie ten grondslag, namelijk de gedachte dat iedereen *uit zichzelf* zal uitgroeien tot een goed mens als hij maar de kans krijgt om zichzelf te ontwikkelen. Onjuist is deze ideologie omdat zij miskent dat het gevoelsleven zich ontwikkelt *aan de ander*.

26.6 Verwennen

Tegenwoordig hoor je het woord verwennen maar zelden. Toen het nog wel in gebruik was, kon je horen zeggen dat je jezelf verwende als je de kachel te heet stookte, want daardoor zou je minder bestand raken tegen de kou. Kinderen heetten verwend te worden als ze het te goed hadden, want daarmee zouden ze niet opgewassen zijn tegen slechtere tijden. Een harde, sobere opvoeding zou hen sterken voor later.

Zo vat ik het woord verwennen hier niet op. Onder verwennen versta ik een opvoeding die bij het kind het vermogen tot genieten beschadigt door een onaangepast geven, een geven dat geen rekening houdt met de ontvankelijkheid van het kind. Verwende kinderen zijn blasé en lijden aan onvoldaanheid. Dat laat hen zoeken naar steeds nieuwe en steeds grovere prikkels. Het kan ook agressie teweegbrengen.

In deze paragraaf worden omstandigheden beschreven waarbij het geven het kind kwaad doet. Het schaadt zijn vermogen tot genieten.

Ondergaat een kind vaak een verkeerd geven, dan ontstaat er in het kind een diep gevoel van onvoldaanheid en van frustratie. Bovendien schaadt dit de band met de ouders omdat het kind zo hun liefde voor hem-zoals-hij-is niet ervaart.

Niet geven uit welgezindheid

Inmiddels is in dit hoofdstuk al een kardinale fout van onaangepast geven besproken: het geven dat geen geven is uit welgezindheid. Voor het kind steekt er heel veel kwaad in het gebaar van geven, wanneer het wat krijgt omdat de ouders zich daarmee willen verlossen van zijn gezeur, wanneer zij het kind willen omkopen ('als je nu gehoorzaam bent mag je naar de film') of wanneer zij met het geschenk een schuld jegens het kind willen afkopen ('gisteravond hebben we het in z'n eentje thuis laten zitten'). In deze gevallen is het geschenk geen teken van welgezindheid. Als desondanks het gemoed van het kind opveert, is het enkel en alleen een opveren om het gekregene. Niet een opveren uit ervaren welgezindheid van de ouders. Dat enkel en alleen opveren om het gekregene geeft nooit diepe bevrediging. Het isoleert het kind ook van de ouders en beschadigt de band met hen.

Onaangepast geven: niet aangepast aan de rijpheid

- De kinderen worden getrakteerd op iets heel lekkers, op canard à l'orange, maar ze vinden er niets aan. Ze hebben liever friet. Dan is het niet uitgesloten dat ze voorgoed canard à l'orange laten passeren. Ze menen het wel te kennen en vinden er niets aan. Hiermee wil ik een geven illustreren dat niet is aangepast aan de rijpheid, aan het kunnen genieten van de ander. Dit kan bijdragen aan het ontstaan van blaséheid.
- De kinderen mogen met pa en ma mee op vakantie naar Italië. Ze bezoeken Verona, Florence en Perugia. De kinderen hunkeren ondertussen naar de camping, naar hun boeken over Suske en Wiske. Later ga ik nooit naar Italië, denken ze.
- Er bestaat ook een intellectuele blaséheid. Toen ik een jaar of achttien was, moest ik van mijn leraar Dostojewski's roman *De gebroeders Karamazow* lezen. Ik worstelde mij er doorheen en wist toen dat ik dit boek nooit meer in mijn handen zou nemen. Jaren later las ik in een tijdschrift een passage die mij zeer boeide. Het bleek het vertoog te zijn van de oude monnik uit... *De gebroeders Karamazow*! Menigeen leest nooit meer de boeken die op school mishandeld werden door louter een te vroeg aanbieden.

Geven als het verlangen bij het kind nog niet gerijpt is

Talloze dingen heb ik aangeschaft die naderhand een miskoop bleken te zijn. Ze waren gekocht vanuit een opwelling die geen kans kreeg om gezuiverd te worden door mijn diepere en werkelijke ambities. Verlangen moet rijpen, moet kunnen integreren met mijn wezen. Wil dus een geschenk werkelijk wat betekenen voor de ontvanger, dan moet de gever geen opwellingen honoreren. Doet hij dit wel, dan leidt dit bij het kind tot teleurstelling. In de praktijk wordt het moeilijk de rijpheid van het kind in acht te nemen doordat het, vooral via de televisie, blootstaat aan allerhande suggesties die gemakkelijk een opwelling oproepen.

Een goede tactiek bij vragen van het kind om het een of ander is het uitstellen van de toezegging met het antwoord 'misschien' en te wachten of je zijn verlangen ziet groeien.

Onaangepast geven: te veel geven

Met sinterklaas kreeg Sven zowat alles wat zijn hartje begeerde. Alle dingetjes die de kinderprogramma's op de televisie begerenswaardig hadden gemaakt: poppetjes, mechaniekjes en schiettuig. Sven rende opgetogen van het een naar het ander. 's Avonds was hij zo opgewonden dat hij niet kon inslapen.

Onaangepast geven: te veel geven

Een cognacgenieter ontvouwt vaak een heel ritueel als hij zijn glaasje gaat drinken. Het is ook geen drinken maar slechts nippen. En tussen de ene nip en de andere verloopt soms heel wat tijd. Genieten impliceert een genuanceerde aandacht voor alles wat er te proeven valt. En wat er dan geproefd wordt, krijgt de tijd om door te dringen. Dat wil zeggen dat genieten een zekere soberheid insluit, hoe tegenstrijdig dat ook mag klinken. Zo is het ook met het genieten van een landschap en van een schilderij. Wie in een museum werkelijk getroffen is door een bepaald schilderij heeft er moeite mee om dan ook nog andere schilderstukken te gaan bekijken. Een gelukkig kind speelt met het ene speeltje urenlang en ziet ondertussen niet om naar wat anders. Overdaad miskent de aard van het genieten. Hoe groter de voorraad speelgoed, hoe moeilijker het kind zich kan bepalen tot *dit*.

Een probleem van de welvaart

Toen iedereen arm was, wisten kinderen zich met alles en nog wat te vermaken en toonden daarbij vaak een geniale fantasie en creativiteit. Hun speelgoed was een oude pet, een afgedankte pan, een afgedankt strijkijzer, afgedankte kleren, een gevonden bezemsteel, gevonden kiezelstenen of kastanjes, een oud vergrootglas, een oud hangslot. Voor al dat speelgoed hoefde je geen dankjewel te zeggen. Je had het zelf gevonden en dat alleen al was verrukkelijk. Je mocht het ook uit elkaar peuteren om te kijken hoe het er van binnen uitzag. Met oude kleren werden wonderen van creativiteit verricht.

Deze tijd lijkt voorgoed voorbij. Vrijwel elk kind is op drift geraakt door het aanbod van opzettelijk als speelgoed vervaardigd spul dat de creativiteit beperkt doordat het zo duidelijk voor één bepaalde functie is bestemd: het kan en moet rijden, waggelen, lopen, vliegen, zwemmen, varen, schieten, spuwen, knallen of geluid produceren. En het is te duur om uit elkaar te peuteren.

Hoe meer geld de ouders hebben, hoe moeilijker het voor hen wordt om niet onmiddellijk aan de opwellingen van het kind te voldoen. Leg je kind maar eens uit, dat het ondanks je miljoenen toch (nog) geen complete speelgoedspoorbaan krijgt van drieduizend gulden, dat het op zijn achttiende verjaardag geen sportauto krijgt. De ouderkindrelatie moet wel heel goed zijn, wil het kind de weigering niet verstaan als een gebrek aan liefde voor hem.

27

Problematische liefde

In hoofdstuk 17 schreef ik dat de mens het wezen is dat het meest bij ons past en dat van alle schepselen de grootste weelde in zich heeft, maar dat hij desondanks ook degene is die de meeste afkeer en haat oproept. De liefde voor en tussen mensen is een problematische liefde, anders dan de liefde voor tuin en muziek. Die problematiek komt voort uit het feit dat zij beiden persoon zijn, beiden een eigenheid hebben, beiden behoeften hebben. Wat zij daarbij verlangen is vaak niet gering. In hoofdstuk 26 hebben we enkele problemen besproken die zich daarbij voordoen. In dit hoofdstuk bekijken we de problematiek vanuit een andere hoek, waarbij hooguit inzicht wordt verschaft.

In de eerste paragraaf bespreek ik de problematiek van de liefde van ouders voor hun kinderen. De tweede paragraaf handelt over de vriendschap. De derde over liefdesrelaties met een erotische/seksuele component.

27.1 Een problematische relatie: de ouder-kindrelatie

In de liefde van ouders voor hun kind kun je twee componenten onderscheiden. Ik noem die componenten respectievelijk liefde in vereenzelviging en liefde in distantie.

Liefde in vereenzelviging

Van nature ervaren ouders hun kind als een verlengstuk of deel van zichzelf; vaak zelfs als het betere deel van zichzelf. Als er een steen valt op het hoofd van het kind, valt er een steen op het hart van de ouders. Wordt het kind gekrenkt, dan voelt de ouder dit als een intense krenking van zichzelf. Het is liefde in vereenzelviging. Het is eigenliefde en liefde voor het kind tegelijk. Deze liefde staat letterlijk en figuurlijk aan de wieg van de ouder-kindrelatie. Deze liefde brengt de totale overgave aan het kind voort, een alertheid op alles wat het kind bedreigt en de niet aflatende zorg voor het kind. Deze liefde in vereenzelviging voor het eigen kind zit bijna in iedereen ingebakken. De natuur heeft dat dan mooi geregeld.

Liefde in distantie

Onder liefde in distantie versta ik de liefde die het kind bemint omwille van diens eigenheid. Een liefde waarin wordt genoten van het kind zoals het is. Deze liefde is geen primitieve drift, omdat ze een zien en ervaren inhoudt van datgene wat de ander is. Het is een rijpere, vermenselijkte vorm van het affect. In deze liefde mag het kind een persoon zijn; zijn zoals het is en worden wat het zal worden. Op den duur, als het kind volwassen is, kan deze liefde leiden tot een vriendschapsliefde voor het leven.

Een groot probleem voor ouders

Al naargelang de persoon in het kind rijpt moet de liefde in vereenzelviging terugtreden en moet de liefde in distantie de overhand krijgen. En daar ligt een groot probleem. Dan moeten de ouders afscheid nemen van een diepe zoete drift. Dat afscheid is pijnlijk. Menig ouder denkt dan ook met weemoed terug aan de prille jeugd van het kind. Dat afscheid nemen blijft duren. Het is voelbaar bij elke nieuwe levensfase van het kind. Zoals reeds vermeld is, heugt het afscheid toen het kind op kamers ging wonen menig ouder als een breuk in zijn eigen bestaan. Nog pijnlijker kan het afscheid zijn als het kind een levenspartner heeft gekozen.

Aberraties

Wanneer de affectieve ontwikkeling van de ouders manco's vertoont, zie je, al naargelang het tekort, de bejegening van het kind blijven steken in vereenzelviging. Dan is er geen ruimte voor de waardering van de eigenheid van het kind en dus ook niet voor een bevestiging van het kind als persoon. In de mate dat de vereenzelviging blijft domineren kunnen zij geen afscheid nemen. Het kind behoort een verlengstuk van hen te blijven, hun levensstijl te handhaven, hun kijk op het leven te delen, een partner te kiezen die bij hen past, enzovoort. De pogingen van het kind om zichzelf te zijn en zijn eigen weg te gaan, ervaren zij dan vaak als ondankbaarheid; soms zelfs als verraad. Je ziet soms ook dat de ouders hun kinderen ervaren als een permanente knuffel die altijd lief moet zijn.

De liefde van het kind voor zijn ouders

Soms ontbreekt de liefde in vereenzelviging bij de ouders. Soms is er wel een soort vereenzelviging, maar ontbreekt daaraan de warmte doordat de ouders zelf diep gefrustreerd zijn. Dan kan de liefde voor de ouders bij het kind niet méér inhouden dan een zeker vertrouwd zijn met hen, een vertrouwdheid zonder warmte.
Wanneer er wel liefde in vereenzelviging is, maar de liefde in distantie te wensen overlaat en a fortiori helemaal ontbreekt, zie je bij de kinderen vaak problemen met de liefde

voor de ouders. Dan kun je horen zeggen dat het beste mensen waren, dat ze het allemaal goed bedoelden en dat ze zeker van hen houden, maar dat zij hun ouders ook ervaren als mensen die hen niet begrijpen en die hen bedillen. Vaak blijft deze toedracht voor hen ondoorzichtig. Soms breekt het licht door als zij zelf een kind hebben en dan ontdekken hoe pijnlijk het kan zijn om het kind los te laten.

27.2 Vriendschap

Wederkerigheid

Met het woord vriendschap bedoelen we hier een intermenselijke relatie waarbinnen twee mensen elkaar liefhebben precies zoals ze zijn. Deze vriendschap veronderstelt wederkerigheid. Als je iemand erg graag mag, maar hij jou niet, zullen we hem geen vriend noemen. In de haptonomie wordt gesproken over vriendschapsliefde en dan heeft dit woord een ruimere betekenis. In die betekenis wordt geen wederkerigheid vereist. Met het woord vriendschapsliefde wordt dan een liefde bedoeld voor elke persoon die je tegenkomt. Deze vriendschapsliefde komen we uiterst zelden tegen, maar is volgens de haptonomie een menselijke mogelijkheid, het product van een werkelijk volgroeide affectiviteit. Maar in dit hoofdstuk verstaan we onder vriendschap, conform ons taalgebruik, een wederkerige relatie.

Vriendschap is acceptatie over en weer

In vriendschap deren de defecten van de ander je niet. Je vriend mag zijn zoals hij is. Maar hoe gaat het als je een lange poos met je vriend optrekt? Soms hoor ik zeggen dat samen op vakantie gaan vaak het einde van de vriendschap betekent. 'De beste vrienden heb je op afstand', zei een ander. In een langdurig contact met alledaagse beslommeringen blijkt die acceptatie vaak op de proef gesteld te worden. Die acceptatie zat dan niet zo erg diep.

Soms is er vriendschap voor het leven. Dan zijn over en weer niet zozeer afzonderlijke kwaliteiten in het geding, maar lijkt er een soort verzwegen contract gesloten te zijn. De basis van dat contract kan van verschillende aard zijn. Soms geschiedt dat op basis van lotgenootschap in heikele situaties, waarbij over en weer afhankelijkheid was van de ander. Bijvoorbeeld samen gevochten hebben aan het oorlogsfront of samen een bedrijf van de grond getild hebben. Hoe dieper de nood was, hoe dieper het gesloten contract is.

Kom je ooit diepere banden van vriendschap tegen dan bij de oorlogsveteranen? Dat is een vriendschap die alle rangen en standen overstijgt en waarin de ander wordt bemind met al zijn onhebbelijkheden. Bij niemand voelt de oorlogsveteraan zich méér thuis dan bij zijn kameraden uit de oorlog. Voor hen is er geen groter feest dan het weerzien van elkaar. Bij hen zit de band heel diep. Zij hebben samen in uiterst benarde situaties verkeerd. In de vuurlinie werd de oorlogsveteraan zich indringend bewust van zijn eigen kwetsbaarheid en hij vond daarbij de kameraden aan zijn zij, ieder in zijn kwetsbaarheid. Niemand speelde daarbij komedie. Alle heisa viel van hen af. Zij zagen de bodem van elkaars ziel en waren vanuit die bodem bij elkaar. Zij waren ook van elkaar afhankelijk en konden daarbij op elkaar rekenen. De terugkeer in de geciviliseerde samenleving was voor de oorlogsveteraan vaak een grote teleurstelling. Daar voelde hij zich eenzaam en vervreemd. De les van de oorlogsveteranen is leerzaam.

Soms is er een vriendschap voor het leven die op een ander contract berust. Over en weer hebben twee mensen elkaars persoon herkend als iets waarmee zij zich diep verbonden voelen; vanuit de diepte waar de tederheid ontspringt. Echte, volledige vriendschap is ondenkbaar zonder deze diepte die alle falen van de vriend op voorhand transponeert tot beminnelijke kwetsbaarheid. Deze vriendschap is niet problematisch, maar wel zeldzaam.
Soms groeit zo'n vriendschap ook tussen ouders en hun volwassen geworden kinderen. Soms, wanneer de bezitterigheid en losgeslagen bezorgdheid die veel ouderschap kleuren, met wortel en al zijn overwonnen.

27.3   Liefde met een erotische component

Het opdringerige mechaniek

Eens zei een dame tegen mij dat de kerels een kop en een penis hebben en daartussen niks. Hoewel ik meende dat niet iedere man aan dit beeld beantwoordt, kon ik niet ontkennen dat zij met deze uitspraak een bepaalde spijker op de kop sloeg. Namelijk de samenhang tussen een sterke cerebrale instelling (de kop) enerzijds, en een haast dwangmatige genitale activiteit anderzijds; dwangmatig en geïsoleerd van persoonlijk contact.

Ons lichaam is méér dan een ding en een instrument. Het is ook het huis waarin we wonen en van waaruit we contact met de ander ervaren. Wie dat huis karig bewoont, ervaart maar weinig contact. Altijd wanneer het lichaam weinig contact ervaart, dringt het zich op als een ding waarvan de delen op mechanische wijze tol verlangen (zie paragraaf 6.1). Dan kan het drijven tot trommelen met de vingers, wippen met de voet, peuteren, neuriën enzovoort. Als er niets is tussen kop en penis, dringt ook het genitale orgaan zich op als laatste (of eerste?) contactorgaan. Als een laatste strohalm; beter gezegd als een dolk die verwoed jaagt naar vervulling van een niet-herkend gemis. Als een agressieve dolk, die de ander verantwoordelijk stelt voor het eigen verborgen leed. Na de paring is het dier bedroefd (*Post coïtu animal triste*). Zo luidt een oud gezegde. Het mechaniek heeft gefunctioneerd maar laat een kater na. Bevrediging – dat woord zegt vrede – is ver te zoeken en de leegte wordt alleen maar leger. Zodat het mechaniek zich opnieuw en intenser gaat opdringen, onverzadigbaar, zolang er 'niets is tussen kop en penis'.

Vanuit het ding-lichaam

De drang tot seksualiteit wordt ons au fond bezorgd door hormonen, door het ding-lichaam dus. De natuur wil voortplanting en heeft daartoe enorme krachten georgani-seerd waarmee niet of nauwelijks te praten valt. Met de hormonen kun je het niet op een akkoordje gooien. Je kunt met hen niet afspreken: doe je werk alleen bij mijn part-ner voor het leven; doe het alleen als het haar/hem bevalt; doe het alleen binnen een re-latie van liefde voor de persoon van de ander.

Het klinkt misschien absurd als ik zeg dat hormonaal gestuurde seksuele drang door dingmatige signalen wordt gewekt. Toch blijf ik daarbij. Die signalen bestaan uit ding-matige symbolen, precies zoals bij de dieren: de vorm van een lichaam, een ronding, de kwaliteit van een huid, een manier van lopen en bewegen, de val van een haarlok. Van de onderworpenheid aan deze signalen is de seksbegerige zich niet altijd bewust. Voor hem is de begeerde gewoon een lekkere meid of een lekkere knul. Op dit niveau heeft de begerige ook niet in de gaten dat de persoon van de ander verdwijnt achter het lekkere.

Vanuit het cultuurbehoeftige lichaam

Maar het menselijk lichaam is geen puur dierlijk lichaam. Vergeleken met dat van de dieren is het onaf (hoofdstuk 3) en staat het open voor cultuur. Die cultuur komt niet alleen bovenop het dierlijke, maar dringt ook door in het dierlijke. Daardoor kunnen de dingmatige signalen die seksdrang wekken ook cultureel gemoduleerd zijn. Ook vaak afhankelijk van modes. Ooit was de mollige vrouw het ideaal voor de man, van-daag de dag de slanke. Ook een uitwendig beantwoorden aan het modebeeld speelt een rol: wijze van kleden, kapsel, sportiviteit, enzovoort. Van de onderworpenheid van de begerigheid aan culturele normen is de begerige zich vaak evenmin bewust. Voor haar of hem is de begeerde ander gewoon een leuke meid of leuke knul.

Vanuit het sociale lichaam

Het menselijk lichaam is ook een sociaal lichaam dat vanuit zijn genen een appèl onder-gaat van de ander als mens (hoofdstuk 6). Aan dat appèl beantwoord ik optimaal als ik de ander als persoon waardeer en liefheb, precies zoals hij is. Dan is er sprake van een

werkelijke vriendschapsrelatie. De integratie van de seksualiteit binnen deze vriendschapsrelatie is vaak het grote probleem. Hierbij vechten dingmatige, objectmatige signalen om de voorrang met een subjectappèl. Maar als deze integratie lukt, biedt de
seksualiteit de diepst mogelijke bevrediging aan beide partners.

Over seksuele voorlichting

De Franse gynaecoloog Leboyer vertoefde lange tijd in India. Bij een bepaalde bevol-
kingsgroep daar frappeerde het feit hem dat hij overal bijzonder goede huwelijken om
zich heen zag. Hechte, gelukkige, huwelijksrelaties. Hij vermeldde ook hoe de kinderen
daar seksueel konden uitgroeien. Daar werd met de kinderen nooit over seks gesproken.
Al heel vroeg kozen de ouders voor hun kind een partner. Vanaf ongeveer het zevende
jaar kreeg het jongetje een vriendin en het meisje een vriend met wie zij het goed konden vinden. Binnen die relatie mochten de kinderen alles ontdekken wat er binnen een
relatie tussen jongen en meisje te ontdekken valt.
Deze praktijk wil ik niet aanbevelen, maar ik wil wel wijzen op een positieve kant van
deze opvoeding. Erotiek en seks worden hier ontdekt binnen bestaande vriendschapsre-
laties en worden daarmee van meet af aan geïntegreerd in die relaties.
Een andere positieve kant is het zwijgen van de ouders dat een voorwaarde is voor het
zelf laten ontdekken van prille gevoelens. Onze cultuur kent zoveel woorden voor en
opvattingen van de betekenis van de seks, dat vrijwel niemand daar nog onbevangen tegenover kan staan. Zou het geen weldaad zijn voor toekomstige generaties als we, van
nu af aan, de eerste honderd jaar daar geen woord meer aan zouden besteden?

Het kind moet erotiek kunnen bespeuren in de relatie tussen zijn ouders. Wat het dan
precies bespeurt, kan het wellicht pas later onderkennen als erotisch. Dit is de wezenlijke 'voorlichting'. Niet de verhalen over het eitje en de zaadjes. Bij ons is de seksuele
voorlichting heel vaak al te biologisch en technisch van aard en accentueert daarmee het
ding-lichaam. Het gemak waarmee nu doorgaans op de televisie en elders met seks
wordt omgesprongen, suggereert bovendien dat je seks naar willekeur kunt beoefenen.
Wie hiervoor bezwijkt, bedrijft de seks effectief en beschadigt in hoge mate zijn affectiviteit.

28

Denkend aan iemand of aan iets

Dit hoofdstuk gaat over een vorm van denken. Dat kan een vreemd onderwerp lijken in een boek dat toch vooral over het gevoelsleven gaat. Het betreft dan ook een merkwaardige en wat veronachtzaamde vorm van denken, namelijk het denken aan iemand of aan iets. De haptonomie noemt dit de meest harmonische vorm van denken.

Onze taal benoemt verschillende soorten van denken, want we hebben de woorden bedenken, uitdenken, overdenken en logisch denken. Al dit denken verloopt al verwoordend en daarom wordt denken ook vaak een innerlijk spreken genoemd. Maar er zijn ook vormen van denken waarbij het verwoorden een geringe, soms zelfs helemaal geen rol speelt, zoals bij het denken aan iemand of aan iets. Zoals ook bij dagdromen.

28.1 Dagdromen

Dagdromen is een soezerig gebeuren waarover je in onze moderne wereld geen goed woord kunt zeggen. Helderheid, ondernemingsgeest, weten wat je wil, exactheid in je denken, dat zijn heden ten dage immers de parolen. Maar een van de prominenten van de moderne wereld, namelijk Albert Einstein, schepper van de relativiteitstheorie en geëerd met de Nobelprijs, schreef dat hij een speler en dromer was, meer geïnteresseerd in zijn eigen gedachten dan in die van de leraar, zodat hij doorging voor een slechte tot matige leerling. Hij schreef dat dankzij zijn speelsheid en gedroom de wereld voor hem veel méér was dan de schoolboeken beschreven en dat hij door speelsheid en gedroom de innerlijke vrijheid had om te zien wat hij zag, ook als fysicus, en in staat was om buiten de gangbare kaders te denken en te experimenteren. Vanuit zijn kleuterjaren had hij zijn speelsheid gekoesterd als zijn kostbaarste bezit.

Dagdromen is een soezerig gebeuren. Alle innerlijke activiteit is daarbij stilgelegd. In je geest mag dan komen wat komt. En wat komt er dan zoal? Dan komen er beelden. Beelden van toestanden die je hebt meegemaakt en beelden van zaken die je niet hebt meegemaakt, fantasiebeelden dus. En in al die beelden ervaar je dan wat het zo verbeelde voor je betekent. Je dagdroomt van ellendige dingen die je hebt meegemaakt, maar wellicht nog vaker van een zalig oord, van een zalige reis, of van een zalige meid/vent. Je dagdroomt van je ellende en van je zaligheid en zo leer je jezelf kennen. Je leert je eigen dorst kennen.

28.2   Denken aan

Ik dacht na over de vergadering van gisteren. Dat begon met een inventarisatie van wat er allemaal gezegd was en wat er besloten was. Maar op een gegeven moment viel dit inventariseren stil en nam wat gemijmer bezit van mij. Tijdens dat gemijmer zag ik al de vergaderenden voor me. Ik riep dat beeld niet op maar het was er gewoon. Ik zag hoe een collega het puntje van de poot van zijn bril in zijn mond stak en daarop sabbelde. Ik hoorde commentaren op de notulen van de vorige vergadering. Van de een nog intelligenter dan van de ander. Ik voelde nu hoe ik daarbij zat. Dat gevoel riep ik niet op, maar ook dat was er ineens. En nu pas voelde ik dat ik er niet lekker bij zat, dat ik me vervreemd voelde bij al het gedoe.

Waarom precies viel ik in gemijmer over die vergadering? Was dat misschien doordat er op die vergadering toch iets was blijven wringen? Werkte er in stilte iets in mij dat aandacht wilde? Een vraag die antwoord verlangde? Gevangen in het gedoe tijdens de vergadering had ik niet naar die vraag in mijzelf geluisterd, maar toen het gedoe wegebde kon zij haar kopje opsteken en liet mij vervallen in mijmeringen. Kun je opzettelijk in gemijmer vervallen?

Gemijmer heet zinloos in de wereld van het gedoe. Maar mijn gemijmer over de vergadering was voor mij niet zinloos. Ik kreeg iets te voelen en zag iets wat voor mij tot dan toe verborgen was. Het gemijmer liet mij ervaren hoe ik daar zat en waarom; wat deze vergadering voor mij betekende. Het bood mij wat zelfkennis.

Soms denk ik aan mijn vader. Zelden geheel opzettelijk. Zelden zeg ik tegen mijzelf: kom, ik ga eens aan mijn vader denken. Het denken-aan gebeurt met me, het overkomt me. Het kan me overkomen doordat iemand praat over mijn vader of doordat ik iets tegenkom wat mij aan mijn vader herinnert. Al naargelang de omstandigheden mijmer ik dan weg. Al naargelang de omstandigheden, want wanneer je in een gezelschap zit of gehaast bent om naar de trein te gaan, gebeurt dat niet. Als ik dan wegmijmer *komen* er beelden-met-gevoelens in mij op. Dat gebeurt inderdaad *mijmerend*. Half soezend; zonder inspanning. Het is als een dagdromen, waarin je maar laat komen wat in je opkomt. Wisselende beelden van mijn vader zie ik dan. Ik doe daar niets mee, maar onderga die beelden. Ik zeg daar niets bij, ook niet innerlijk, maar er is een puur ondergaan. Mijn gemoed laat dan vader vanzelf worden wie hij was. Ik voel en zie dan heel veel wat ik niet voelde en zag toen ik nog kind was, toen hij nog leefde. Ik zie nu pas hoe eenvoudig hij was, hoe ongecompliceerd, hoe teerhartig en kwetsbaar. Ik zie hem bezig in de garage – hij was chauffeur-huisknecht – met de pijp in de mond de bougies schoonmaken. Ik zat terzijde en keek naar hem. En ik voelde dat hij van terzijde, als het ware vanuit zijn lendenen, helemaal bij mij was. Pas nu, in dit denken-aan, word ik mij hiervan bewust. Als kind heb ik waarschijnlijk alleen maar gevoeld dat het fijn was en stond ik er verder niet bij stil. Nu krijgt vader de gestalte van wat hij voor mij betekende.

Het denken-aan verloopt in mijmering. Het ontvlucht het felle licht en de activiteit van alledag. Het 'ik' moet dan even zwijgen om te laten komen wat komen wil. Woorden moeten even afwezig blijven. Het denken-aan kuist mijn weten omtrent vader, dat zich al te gretig in mij postvatte. En geen enkel verwoordend woord heeft tijdens het mijmeren dit beeld en dit gebeuren *verminkt*. Verwoordende woorden pakken en nemen tot bezit, en ik wil nu niet pakken, maar laten worden en louter ondergaan. Mijmerend mag vader helemaal worden wie hij is en wat hij voor mij betekent. Het gaat nu niet om wat ik al wist of meende te weten, het gaat niet om *mijn* weten, maar het gaat om vader. En als morgen mijn vader zich opnieuw zou aandienen in gemijmer, dan zouden er heel andere aspecten van hem ervaarbaar kunnen worden. Dat weet je in het gemijmer: dat de werkelijkheid van wat-dan-ook onuitputtelijk is; dat je onmogelijk ooit alles in het vizier zult krijgen. In het denken-aan verschijnen mensen, gebeurtenissen en dingen als *grenzeloos*.

'Heel mooi, allemaal', zei mijn opponent, 'heel mooi dat respecterend denken aan je goede vader. Maar wat blijft daarvan over als je met je vader heel andere ervaringen hebt? Als hij een vreselijk autoritaire figuur was, een betweter eerste klas, een man die jou miskende en je geen ruimte gaf om te zijn wie je bent; een man die je dagelijks heeft afgerammeld, of erger nog? Wat betekent dan het denken aan je vader? Waar blijf jij dan met je respect?'
'Jouw opmerking snijdt hout', zei ik, 'want ik zie nu dat ik duidelijker moet zijn. Het denken aan *respecteert de werkelijkheid*, de werkelijkheid zoals je die hebt ervaren in haar betekenis voor jou. Dan mag alles daaromtrent opkomen wat opkomt. Misschien zal nu je haat jegens hem bovenkomen in voor jou nog ongekende heftigheid. Daarmee ervaar je dan dieper welke betekenis jouw vader voor jou had en kom je dieper in jezelf.'

Het mijmeren

Het mijmeren overkomt je. Als je opzettelijk aan je vader gaat denken, wordt het geen denken aan zoals hier beschreven. Dan wordt het een denken *over* je vader waarbij woorden en formuleerbare herinneringen een rol spelen. Denken aan wordt het pas als je vader zich als het ware losmaakt van je woorden en zich preverbaal kan laten zien en ervaren. Dan put je niet uit woorden, maar uit datgene wat je lichaam van hem heeft bewaard. Het mijmeren zou je kunnen omschrijven als een toestand waarin je zacht bent van binnen, zo zacht dat boven kan komen wat je lichaam heeft bewaard aan ervaringen. Die zachtheid-van-binnen kun je niet willekeurig oproepen. Het heeft geen zin om tegen jezelf te zeggen: kom, nu ga ik eens zacht worden van binnen. Bepaalde omstandigheden brengen deze zachtheid in je teweeg. Dat kan gebeuren als de concrete omgeving je niet boeit en herinneringen bovenkomen aan mensen of toestanden die je wel interesseren. Saaie leraren hebben zo heel wat gemijmer veroorzaakt en dat is dan hun (enige) verdienste. Het gemijmer kan je overkomen als je verkeert binnen monotone bewegingen of geluiden, zoals in een monotoon voortsnellende trein. Het kan je overkomen als je binnen een menigte verkeert waarin niemand een persoonlijk appèl op jou doet. Maar het kan je ook overkomen als iemand juist wel een persoonlijk appèl op je doet; een persoonlijk appèl dat je zacht maar diep raakt, zodat jouw contact met de wereld van de beslommeringen doorbroken wordt en je diepte bovenkomt. In de woorden van de haptotherapeut: onder de aanrakende hand opent zich de diepte bij de cliënt, die hem mijmerend tot een interne dialoog brengt.

Het denken-aan en de haptonomie

Het denken-aan is een respecterend denken. Zelfs als je aan nare omstandigheden denkt, bijvoorbeeld aan de begrafenis van een dierbare, mag dit droevige gebeuren in het denken-aan zijn wat het is en worden wat het is. Het is dus echt een denken-*aan*, waarbij het 'aan' zowel duidt op een naderen als op een distantie bewaren uit respect voor de ervaren werkelijkheid. Dit denken is een denken dat mijn betrokkenheid op mensen en dingen onthult en mij meer laat ervaren wie ik ben. Tegelijk toont het denken-aan de rijkdom van de werkelijkheid. Daarom is het voor de haptonomie de meest harmonische wijze van denken.
Zou de chemicus vaak op zulke wijze aan het water hebben gedacht, dan zou hij voluit beseffen dat zijn formule H_2O bij lange na niet alles zegt over water. In geen ander denken dan het denken-aan wordt zo zichtbaar dat de werkelijkheid grenzeloos en onuitputtelijk is.

Waarheid

Als je inventariseert waarop het woord waarheid zoal van toepassing is, kom je ten minste drie categorieën van oordelen tegen. Als iemand mij vraagt wat mijn vader was, en ik antwoord hem dat hij schilder was, spreek ik geen waarheid. En als ik zeg dat hij chauffeur-huisknecht was, spreek ik wel waarheid, maar toch maar een fractie van de waarheid. Wie kan er zeggen wat zijn vader *is*, wat water is, wat een boom is? Is het niet zo dat de waarheid omtrent mijn vader nooit geheel zichtbaar is, maar dat waarheid zich maar ten dele laat zien, al naargelang de omstandigheden? Wat is hout? Laat het hout zich niet zien al naargelang de omstandigheden? In het glorierijke bos is het hout aan-biddelijk. Brandend in het haardvuur laat het wat anders zien. Op de storthoop heeft het hout weer een ander gezicht. In handen van de tuinman is het wat anders dan in handen van de rijke heer. En wie kan inschatten wat het hout van zichzelf allemaal te zien kan geven? Kun je zo'n zelfde verhaal niet afsteken over ijzer, een kiezelsteen, een geit, of om het even wat?

De filosoof Heidegger heeft de waarheid een andere naam gegeven. Hij noemde haar *onverborgenheid.* Waar is datgene wat vader, hout, ijzer en kiezelsteen van zichzelf aan mij laten zien. Altijd zal er voor mij iets verborgen blijven. Maar denkend aan water, hout, ijzer of kiezelsteen word ik mij wel bewust van hun grenzeloosheid.

Ook zal het duidelijk zijn dat de waarheid van vader, hout of ijzer voor elk mens anders is. Niemand heeft de volle waarheid in pacht. Over sommige zaken van vader zijn we het allen wel eens. Wij zullen immers allen zien hoe lang hij is, dat hij op de weegschaal 75 kilo weegt en dat hij blauwgrijze ogen heeft. Dat noemen we dan *objectief,* omdat deze hoedanigheden door iedereen gezien worden en verifieerbaar zijn. Maar datgene van het onverborgene wat niet verifieerbaar is, is evenzeer waarheid.

29
Aanzijn

Met de door Veldman geïntroduceerde term aanzijn benoemt de haptonomie die wijze van mens-zijn die haar als ideaal voor ogen staat. De term aanzijn slaat op belangeloze liefde maar wil meer zeggen dan dat alleen.

Het domineren van de lust

De term belangeloze liefde kan ons gemakkelijk op het verkeerde been zetten, omdat deze term in onze cultuur heel vaak verstaan wordt als een product van verplichting. Daar hoort dan een saai en ernstig gezicht bij. Dan roept de term vooral op tot het brengen van offers voor de medemens, voor de onderontwikkelden, voor het behoud van cultuur en natuur, enzovoort. Maar liefde is op de eerste plaats genieten, blijmoedigheid, lust. Met de term aanzijn benoemt de haptonomie dan ook een bestaanswijze waarin het goede genoten wordt en, aan de andere kant, het ontbreken van het goede wordt geleden, al naargelang de omstandigheden.

De belangeloze liefde als gaafste affect

Vaak valt er belangeloosheid te onderkennen in de liefde van ouders voor hun kinderen. Dan zijn ze blij als de kinderen het goed maken, zonder enig gewin aan hun kant. Volmaakt is de belangeloze ouderliefde als ouders hun kinderen beminnen om wat ze zijn, ook al beantwoordt dit niet aan hun verwachtingen.
De belangeloze liefde voor mensen komen we niet zo vaak tegen als belangeloze liefde voor tuin, schilderij of symfonie. Hierbij gaat het dan niet om bezit, maar om het ervaren van hun weelde. Binnen die liefde is de driftmatige aandoening tot bezitten overstegen. Dat verhindert niet dat we een tuin, een schilderij of een cd van de geliefde symfonie niet zouden willen bezitten om er vaak van te kunnen genieten. Maar dit genieten is dan geen genieten van het bezitten. Kun je schoonheid bezitten als je eigendom? Zo'n liefde, die alle drift tot bezitten heeft overstegen, noemen we belangeloze liefde.

In belangeloze liefde mag het beminde zijn zoals het is en worden wat het moet zijn naar zijn aard, ook al heeft de minnaar daar helemaal geen profijt meer van. Wie van de Zesde van Beethoven houdt, zal het betreuren als deze verminkt wordt door een slechte uitvoering, *zelfs als hij doof geworden is.*

Belangeloze liefde impliceert ook een wensen dat het beminde tot ontplooiing komt en wordt wat het vanuit zijn aard worden moet. Duidelijk is dit zichtbaar in de vertedering over een ander. Maar je onderkent het ook in de liefde voor tuin, schilderij of symfonie. De tuin wordt verzorgd opdat zij haar weelde beter kan laten zien, het schilderij wordt daartoe gehangen op de meest geschikte plaats en de cd krijgt het beste afspeelapparaat.

In de belangeloze liefde is de integratie van drift en redelijkheid volmaakt, want daarin wordt iets bemind omdat het *is* zoals het is. Vanwege deze volmaakte integratie is voor de haptonomie de belangeloze liefde het optimum van het affect liefde.

Aanzijn

De door Veldman geïntroduceerde term aanzijn slaat op belangeloze liefde, maar wil meer zeggen dan dat alleen. Het woord aanzijn bevat het voorvoegsel 'aan'. Daarmee wil het aangeven dat het inderdaad een *aan*zijn is, een naderen uit liefde en een distantie bewaren omdat het beminde mag zijn zoals het is.

Het *zijn* in aanzijn wil zeggen, dat het hierbij niet louter gaat om belangeloze liefde voor een bepaald iemand of iets, maar dat de persoon in kwestie allen en alles met deze liefde bemint; dat het zijn wijze van zijn, van bestaan is.

Veldman meent dat zulke uitgroei mogelijk is en ik met hem, hoewel ik onder de duizenden mensen die ik heb ontmoet degenen die naar mijn indruk aan dit ideaal beantwoordden op de vingers van één hand kan tellen.

Deel E
Toepasbaarheid en toepassing van de haptonomie

Inhoud en opbouw van deel E

Op welke wijze is de haptonomie toepasbaar? Dat is geen onzinnige vraag, want de wijze waarop haptonomie toegepast kan worden zonder de aard van de haptonomie geweld aan te doen, is merkwaardig. Daarom gaan we in het eerste hoofdstuk van dit deel in op de toepasbaarheid van de haptonomie.

Vervolgens worden er drie paramedische praktijken besproken die te beschouwen zijn als 'officiële' toepassingen van de haptonomie. Eerst de haptotherapie, daarna de haptonomische begeleiding bij zwangerschap en bevalling en ten slotte de kinesionomie, een methode om mensen die daaraan behoefte hebben goed te ondersteunen bij motorische bewegingen. De kinesionomie was, historisch gezien, de eerste toepassing van de haptonomie.

De toepassing van haptonomie in het dagelijkse leven komt hier niet meer expliciet aan de orde. Toepassingsmogelijkheden daarvoor zijn in dit boek al her en der genoemd. Zo is bijvoorbeeld de kritiek op de effectieve instelling toepasbaar in het dagelijkse leven, evenals de gedachten over het omgaan met elkaar en over de opvoeding. Maar ook al deze toepasbaarheden zijn pas werkelijk haptonomisch als zij beantwoorden aan datgene wat over toepasbaarheid van de haptonomie gezegd wordt in het eerste hoofdstuk van dit deel.

Dit deel heeft de volgende hoofdstukken.
Hoofdstuk 30 gaat na op welke wijze inzichten uit de haptonomie toepasbaar zijn.
Hoofdstuk 31 geeft een verslag van een haptotherapeutische behandeling. Er is een casus gekozen die uitvoerig laat zien wat de haptotherapie in huis heeft.
Hoofdstuk 32 handelt over aard, mogelijkheden en onmogelijkheden van de haptotherapie.
Hoofdstuk 33 bespreekt de haptonomische begeleiding bij zwangerschap.

30

De toepasbaarheid van de haptonomie

30.1 Drie wijzen van toepassen van inzichten

Technisch toepassen van inzichten

Als je geplaagd wordt door heftige pijn, past de dokter bepaalde inzichten toe en schrijft hij je een bepaalde pil voor die naar zijn weten de pijn wegneemt. Dan doet het er niet toe door wie die pil je wordt toegediend, als het maar gebeurt conform de regels: de juiste pil in de juiste hoeveelheid, voor of na de maaltijd. Die regels betreffen een techniek en doen geen bijzonder appèl op de aard van de persoon en zijn affectieve uitgroei. Als je geopereerd moet worden zijn de toe te passen regels omvangrijker en vragen ze veel technisch kunnen, maar ook daarbij wordt er geen bijzonder appèl gedaan op de aard van de persoon en affectieve uitgroei van de chirurg. Ook als hij, bij wijze van spreken, een notoire nurks is, sluit dit niet uit dat hij de operatie perfect kan uitvoeren.

Het toepassen van inzichten uit de haptonomie in je gedrag

Heel anders is het gesteld met het toepassen van de haptonomie in het praktisch handelen. Het effect van de toegepaste inzichten is daar volmaakt afhankelijk van de affectieve uitgroei van de handelende; het is volkomen afhankelijk van diens menselijke kwaliteiten.
Bijvoorbeeld: het meest in het oog springende gedrag van de haptotherapeut is het aanraken. Hierin is de haptotherapeut verdisconteerd *als mens*; niet als technicus bekwaam in het toedienen van het een en ander; niet als adviseur, deskundig in het beoordelen van omstandigheden. De haptotherapeut is in zijn aanraken verdisconteerd als mens die de ander als persoon affectief waardeert. Het gaat om een authentiek waarderen en beslist niet om een doen alsof. Alleen de echte, authentieke waardering brengt de aanraking voort die bedoeld is en de kwaliteit van die aanraking zal toenemen in de mate dat de therapeut meer affectief betrokken raakt op de cliënt. Het aanraken is dus geen kwestie van 'trucologie', geen toepassen van een techniekje. De aanrakende hand is een *gestalte* van zijn eigen affect. Zijn hand laat voelen: jij, cliënt, jij bent een goed voor mij, precies zoals je bent.

Niet alleen bij het aanraken, maar in alle middelen die de therapeut hanteert is die betrokkenheid van betekenis, zoals bij de begroeting van de cliënt, bij het intakegesprek
en bij alle instructies die hij aan de cliënt geeft. Als de haptotherapeut vraagt om eens
een bal keihard tegen de overstaande wand van de kamer te gooien (om de cliënt de
ruimte meer te laten incorporeren), bepaalt de wijze waarop de therapeut aanwezig is –
via blik, stemgeluid, intonatie – hoe de cliënt dit zal ontvangen.
Zo is bij elk toepassen in de haptotherapie de therapeut als (haptonomisch) uitgegroeid
mens verdisconteerd. Dan is er geen sprake van rechtstreeks toepassen van theorie. Van
de therapeut wordt verwacht dat hij zelf (minstens in belangrijke mate) is uitgegroeid
overeenkomstig de mensvisie van de haptonomie. Als die uitgroei heeft plaatsgevonden, speelt de theorie geen rol meer in de relatie tot de cliënt. Die theorie heeft hij 'achter' zich. Je zou kunnen zeggen dat hij zichzelf toepast en niet de inzichten uit de
haptonomie.
Zo is het gesteld met alle toepassen van de haptonomie in gedrag en handelen. Ook bij
de kinesionomie en bij het haptonomisch begeleiden bij zwangerschap, althans wat de
kern van de zaak betreft. Zo is het ook gesteld bij het toepassen van de haptonomie bij
de dagelijkse omgang met mensen thuis, op school, op je werk. Je bent daarbij altijd
on-haptonomisch bezig, zelfs anti-haptonomisch, als je een inzicht opzettelijk gaat toepassen, bijvoorbeeld opzettelijk gaat aanraken of opzettelijk aardig doen of aanwijzin-
gen aangaande de opvoeding louter technisch toepassen. Ook hier gaat het er alleen
maar om of je zelf bent uitgegroeid conform de visie van de haptonomie.

Je kunt ook inzichten van de haptonomie toepassen op jezelf. Zo kun je wat aan jezelf
doen als je ontdekt dat je erg effectief bent ingesteld. Dat veronderstelt dat je niet alleen
weet dat je effectief bent ingesteld, maar dat je het ook voelend onderkent, dat je voelend de drift onderkent die je drijft naar gedragingen waarbij je je affecten negeert. Ook
dit toepassen van de haptonomie is geen louter technisch toepassen, geen rechtstreeks
ingrijpen in je gedrag.

Denkend toepassen van inzichten uit de haptonomie

Er is een derde vorm van toepassen. Je kunt namelijk ook denkend toepassen. Dan pas
je dus niet toe in je handelen, maar in je denken. Zo ben ikzelf bezig met toepassen van
haptonomie als ik, met haar inzichten voor ogen, bepaalde opvattingen ten aanzien van
opvoeding en onderwijs beoordeel. Dat vraagt van mij strikt genomen geen affectieve
waardering voor concrete mensen. Het vraagt louter een invoelvermogen, iets wat een
veel geringere eis is dan affectief waarderen van concrete mensen.
Zulk toepassen van de haptonomie bij het denken over de mens en over de relatie cul-
tuur-maatschappij-samenleving is op verschillende plaatsen in dit boek al geïllustreerd.
Vanuit inzichten van de haptonomie was er kritiek op een zucht tot verwoorden die

voorbijgaat aan het niet-verwoordbare, op het heersen van het objectiverende denken en op de informatiecultus. Er was kritiek op opvattingen die ten grondslag liggen aan onze opvoedings- en onderwijscultuur. Met name op het feit dat daarbinnen de menselijke ontwikkeling wordt gezien (en gepraktiseerd) als een zaak van het geïsoleerde individu, waarbij ontkend wordt dat de menselijke uitgroei op de eerste plaats afhankelijk is van andere mensen, van de ouders als mens en van de leraar als mens. En er werd gewezen op de wijdverbreide effectieve instelling en het kwaad dat daarmee werd aangericht.

Veldman, en ik met hem, betreuren het dat de toepassing van de haptonomie bij het beoordelen van cultureel-maatschappelijke inzichten en toestanden niet of nauwelijks van de grond is gekomen.

30.2   Beroepsmatig beoefenen

Alle op haptonomie gefundeerde behandelingen en begeleidingen vragen een authentiek affectief contact met de cliënt. Bij dit gegeven dringen zich ten minste twee vragen op. Ten eerste: is het wel mogelijk om, bijvoorbeeld als haptotherapeut, de wildvreemde die bij je aanklopt zo te bejegenen? Ten tweede: de cliënt die bij de therapeut aanklopt verwacht een bepaald effect. En de therapeut van zijn kant is op een effect gericht. Is hij dan niet effectief bezig? Is daarbij een echt affectief contact wel mogelijk?

Het antwoord op de eerste vraag

Ik kan mij heel goed voorstellen dat menigeen zich afvraagt of het wel mogelijk is dat de haptotherapeut of de zwangerschapsbegeleider de cliënt, een vreemde, positief affectief waardeert; laat staan *elke* cliënt. Ik zie heel goed de problemen, maar desondanks houd ik het volgende staande: haar/zijn contact wordt gedragen door een positief waarderend affect jegens de cliënt, en zo niet, dan is het geen haptonomisch gebeuren, maar hooguit de schijn daarvan.

Maar dit probleem is niet zo groot als het zich laat aanzien. *Zodra je de cliënt ervaart als mens is hij iets goeds voor jouw gevoel,* is er dus al een zekere positieve affectieve waardering. En de waardering van de mens-cliënt groeit naarmate het gemoed van de therapeut/begeleider opengaat voor de cliënt. Belangrijk daarvoor is de respons van de cliënt. Dat behoeft dan helemaal geen respons te zijn van lovende woorden of gebaren. De therapeut voelt die respons onmiddellijk aan de reacties van de cliënt, aan diens opengaan, bijvoorbeeld aan de reactie op het aangeraakt worden. De therapeut/begeleider is zich van die respons misschien niet eens bewust, maar zijn lichaam verstaat deze en biedt vanzelf een meer verfijnde adaptatie aan de cliënt, waarop de cliënt weer reageert. Zo is een behandeling op haptonomische basis een groeiproces, zowel voor de therapeut/begeleider als voor de cliënt, een proces van elkaar naderbij komen en van elkaar waarderen. Bovendien zijn er omstandigheden die de cliënt in een bepaalde kwetsbaarheid laten verschijnen die gemakkelijk affectieve openheid bij de therapeut/begeleider oproept. De cliënt komt immers met een verzoek waarin hij kwetsbaarheid blootlegt. Cliënten ondergaan behandelingen vaak liggend op een behandelingstafel. Hierdoor verschijnen zij meer als kwetsbaar dan wanneer ze zouden staan. Bovendien liggen zij vaak met de rug naar boven, met de kwetsbare zijde van hun lichaam. Vaak (bijna) geheel ontbloot.

Het antwoord op de tweede vraag

Haptotherapie en haptobegeleiding zijn op een effect gericht. Omwille van dat effect bekwamen therapeuten of begeleiders zich, richten zij een kamer in, afficheren zij zich als therapeut of begeleider, enzovoort. Maar zodra de cliënt bij hen binnenkomt, moet alle op effect gericht voelen/streven uit hun gemoed verdwijnen en moet het contactgevoel dat naar de cliënt uitgaat overheersen. Vooral hun aanraken moet puur gestalte zijn van waardering.

30.3 De opleiding tot haptotherapeut en tot haptobegeleider

Elke therapie en elke begeleiding stellen eisen aan therapeut en begeleider als mens. Bij haptotherapie en haptobegeleiding zijn deze eisen van doorslaggevende betekenis, want de kracht van het haptogebeuren staat of valt volkomen met de menselijke kwaliteiten van haptotherapeut/begeleider. Van hen wordt een authentieke affectieve uitgroei gevraagd en een bepaalde sensibiliteit voor het verstaan van andermans verschijning en reacties. Maar vrijwel niemand (of helemaal niemand?) is volmaakt affectief uitgegroeid en dit impliceert dat elke haptotherapeut/begeleider zijn grenzen moet kennen en zich dienovereenkomstig gedraagt.

Een opleiding tot haptotherapeut/begeleider is dus allesbehalve een leren hanteren van louter technische handelingen. De opleiding zal in de eerste plaats bij de aspirant-therapeut/begeleider een groei- en reinigingsproces op gang moeten brengen en de opleiding zal dit proces moeten begeleiden om de aspirant-therapeut/begeleider tot een voldoende affectieve openheid en bloei te brengen. Bij de een zal dit langer duren dan bij de ander en bij de een zal het, al naargelang de aard van de persoon, een rijker effect hebben dan bij de ander. Dat proces kost doorgaans veel tijd en de duur ervan is vooraf nauwelijks voorspelbaar. Daarmee past een opleiding tot haptotherapeut/begeleider niet in deze tijd. Vooral niet in ons onderwijsbestel, dat verlangt dat vooraf de duur van de

opleiding bekend is. De opleiding past ook niet in een mentaliteit die snel en voor weinig geld de eindstreep wil bereiken. Van de opleidingen wordt dan de morele moed verlangd om geen water bij de wijn te doen, hetgeen in onze samenleving geen sinecure
blijkt te zijn.

31

Verslag van een haptotherapeutische behandeling

Niemand weet wat er onder de noemer haptotherapie allemaal wordt gedaan; ik dus ook niet. Het predikaat haptotherapeut is wettelijk niet beschermd en iedereen kan zich haptotherapeut noemen. Sterker nog, iedereen *mag* een opleiding in haptotherapie beginnen en diploma's uitreiken. Door deze omstandigheid is het waarschijnlijk dat mijn verhaal over de haptotherapie niet alles dekt wat onder deze naam wordt gepresenteerd. Bij mijn beschrijving van de haptotherapie in dit en in het volgende hoofdstuk heb ik uitsluitend die therapie voor ogen die door Frans Veldman werd geëntameerd. Het onderhavige hoofdstuk is een becommentarieerd verslag van een haptotherapeutische behandeling. Met dit verslag meen ik duidelijk en concreet te kunnen laten zien wat deze (Veldmans) haptotherapie behelst en wat zij in huis heeft.
Hoofdstuk 32 bespreekt de aard van de haptotherapie, haar mogelijkheden en onmogelijkheden en de voorwaarden die dit stelt aan de therapeut.

31.1 Het verslag

Met dit verslag wil ik concreet laten zien wat haptotherapie behelst. Het betreft de behandeling van een cliënte die ernstig ziek was en bovendien een grote afkeer had van aangeraakt worden. Daarmee is het beslist geen alledaagse casus. Maar wel een die een meer volledig beeld geeft van datgene wat de haptotherapie in huis heeft. Om de identiteit van de cliënt te verhullen werden bepaalde feitelijke omstandigheden verzwegen en andere verzonnen.

De entree van de cliënte

Ten einde raad riep zij, laten we haar Margreet noemen, de hulp in van een haptotherapeut. Zij had het plezier in haar leven langzaam zien verdwijnen. Niet door uitwendige omstandigheden, niet door het verlies van een dierbare of door het wegvallen van materiële mogelijkheden, maar vanuit een innerlijk leeg worden, een ongevoelig worden voor wat dan ook. Ooit had zij zich thuis gevoeld op haar eigen kamer tussen haar mooie dingetjes, maar nu sprak haar niets meer aan. Lange tijd nog had haar baan haar enig plezier in het leven bezorgd, maar nu ging ze met slepende tred naar haar werk. Met haar collega's had zij goed kunnen opschieten, maar nu versteende zij wanneer er door iemand ook maar een vleugje persoonlijke interesse voor haar werd getoond. Zij durfde van haar kant ook niemand meer aan te kijken en ontweek ieders blik. Ze kon niemand meer aankijken. Haar blik werd als door een magische kracht weggedreven van andermans blik naar een punt op diens voorhoofd. Het contact met collega's werd voor haar een nachtmerrie. Hun blikken verraadden dat zij problemen hadden met haar. Zij voelde nu absoluut geen contact meer, met niemand en niets. Het leven had voor haar geen enkele zin meer en vaak dacht zij erover om er een eind aan te maken, maar een schuldgevoel jegens haar moeder weerhield haar daarvan. Moeder was de enige die nog achter haar stond.

Zij raadpleegde psychiaters, had veel psychologische literatuur verslonden en deelgenomen aan verschillende therapieën. Bij de intakegesprekken was er telkens een vleugje hoop, maar na enkele sessies smolt die weer en voelde zij zich alleen maar leger en eenzamer. Haptotherapie was de allerlaatste op haar lijstje van therapieën. De allerlaatste, want, zo wist Margreet, daarbij word je aangeraakt op je blote lijf en dat leek haar een gruwel. Maar de haptotherapie was daarmee wel iets heel anders dan wat zij tot nu toe aan therapie had ondervonden. Haar nood en haar laatste hoop op dat heel andere hadden haar heen doen stappen over de afkeer van het aangeraakt worden en zij klopte aan bij zo'n aanraker. Ten einde raad.

Toen Margreet bij de haptotherapeut kwam, was zij 34 jaar oud. Keurig gekleed en gesoigneerd verscheen zij bij hem en ze vertelde gedetailleerd haar verhaal. Zij was verbaal sterk en kende alle omstandigheden die volgens haar omvangrijke ervaring met therapeuten en haar royale bekendheid met psychologische literatuur een rol zouden kunnen spelen bij haar klacht. Zij was universitair opgeleid in de biochemie en had een goede baan. Zij had geen levenspartner en woonde bij haar moeder. 'Ik heb zoveel therapie doorgemaakt en zo veel psychologie gelezen', zei Margreet, 'dat ik alles wel weet van mezelf, maar ik voel niets, werkelijk niets, en het leven heeft daardoor voor mij alle zin verloren. Ik leef dit leven alleen voor moeder.' Margreet was een enigst kind en haar vader was vrij jong gestorven. Zij had goede herinneringen aan hem en haar moeder was een hartelijke vrouw die alles voor haar overhad en zich veel had ontzegd om Margreets studie te kunnen bekostigen. Tijdens voorafgaande therapieën was er vaak gesproken over haar band met haar moeder. Er was gezocht naar een te sterke moederbinding en naar een ingebakerd worden van Margreet door haar moeder, maar zij had dat niet bij zichzelf onderkend. Ook was er gesproken over haar vader en gezocht naar mogelijk al te autoritair optreden en naar incestueuze verhoudingen, maar ook daarvan had Margreet niets in zichzelf kunnen ontdekken.

Het was de therapeut onmiddellijk opgevallen dat Margreet zijn blik ontweek en dat haar aankijken een quasi-aankijken was. Het viel hem ook op dat Margreet over haar leed praatte alsof het andermans leed was. In geen enkel woord was iets van haar leed voelbaar. Zij vertelde over haar overwegingen om een einde te maken aan haar leven alsof het ging om het opsteken van een sigaret. Haar spreken was doorratelen, nu en dan onderbroken door een diep zuchten.

Hij zag een discrepantie tussen haar perfect verzorgde uiterlijk en de trieste inhoud van haar verhaal. Van iemand die aan de rand van de afgrond staat verwacht je immers niet dat de nagels keurig zijn gelakt. In haar blik echter zag hij een volstrekte leegte. De hand die hij van haar had gekregen als begroeting was een gevoelloze, lege hand.

De mededeling over haar afkeer van aangeraakt worden was voor de therapeut overbodig, want hij had bij haar verschijning op de drempel al ervaren dat zij niet aanraakbaar was. Haar hele gedrag was voor hem doortrokken van distantiescheppende elementen: haar blik, haar woorden waarin niets van haar gevoel werd meegedragen, haar vlucht in woorden, de leegte van haar gebaren. Zijnerzijds had hij dus ook geen enkele behoefte om haar aan te raken. Hij voelde dat er heel wat zou moeten gebeuren met hemzelf in relatie tot haar, voordat hij haar in gemoede zou kunnen en willen aanraken.

Tijdens Margreets lange, trieste verhaal had de therapeut aandachtig geluisterd, maar met geen woord gereageerd. Innerlijk bleef hij bij de tragedie die er sprak uit haar ogen. Hij voelde haar leegte tot in zijn tenen. Ondanks de problemen die hij voor zich zag nam hij haar in behandeling, want dwars door haar leegte heen zag hij dat Margreet een zeer sterke en zeer integere persoon was (wellicht al te integer) en voelde hij dat hij haar mocht. Hij zei haar dat hij niemand aanraakte als zijn aanraking niet welkom was en er werd een afspraak gemaakt voor een aanraakloze sessie.

De eerste sessies: vanuit het lichaam richten op buiten

Als Margreet tijdens de allereerste sessie op een stoel zit, vraagt de therapeut of zij wat voelt. Margreet antwoordt dan dat zij niets voelt. 'Ik voel nóóit iets', zegt zij, en haar reactie verraadt een lichte teleurstelling; kennelijk had zij méér verwacht dan een vraag naar de bekende weg. Dan vraagt de therapeut of zij ook de stoel niet voelt waarop zij zit. Daarop antwoordt Margreet dat zij die nu wel voelt, nu daarop gewezen wordt, maar dat zij verder niets voelt. De therapeut vraagt dan of ze ook de leuning van de stoel niet voelde, de grond onder haar voeten, de kleren aan haar lichaam. Waarop Margreet telkens antwoordt dat zij die nu wél voelt.

De therapeut vroeg haar of zij misschien de poten van de stoel op de grond voelt staan. Dat voelde Margreet niet. Toen zei de therapeut dat zij al zittend de stoel eens een beetje moest laten kantelen totdat die op slechts twee poten stond en dan de stoel eens lichtelijk heen en weer moest bewegen. Dat doende voelde Margreet wél de scharnierpunten van de stoelpoten en daarmee de grond onder die poten. Het wekte haar verbazing dat zij door een stoelpoot heen kon voelen. Er werd geruime tijd met de stoel gekanteld, waardoor Margreet het scharnierpunt sterker en genuanceerder ging voelen. De therapeut zag dat daarbij de gelaatsuitdrukking van Margreet veranderde. Toen ze het scharnierpunt voelde, was zij niet meer zo uitsluitend bij haar denken in haar hoofd, maar ook in haar speurende lichaam. En de therapeut zei haar dat ze dus nog heel wat voelde.

Hoe minuscuul de ervaring van dit voelen van dingen waarmee Margreets lichaam contact had ook mocht lijken, er gloorde voor de therapeut toch enig licht, want hij ontwaarde in Margreets ogen iets van verrassing. In elk geval stond Margreet open voor adviezen. De therapeut raadde haar aan om zich voortdurend rekenschap te geven van het contact met dingen. Van het contact met haar kleding, met de straatstenen onder haar voeten, met de stoel waarop zij zit, met het bed waarop zij ligt, met het laken waaronder zij ligt, met de balpen tussen haar vingers, met de toetsen die zij aanslaat, met het brood in haar hand, enzovoort.

Margreet stemde in met een tweede sessie, waarop zij evenmin zou worden aangeraakt.

Toelichting

Het eerste wat de therapeut Margreet wilde bijbrengen was lichaamsbesef. Dat is geen besef van je lichaam *sec*, maar dat is het besef dat je opdoet in het geraakt en aangeraakt worden. In dit geval het geraakt worden door dingen. Gezien Margreets toestand was er nog geen andere mogelijkheid. Het bewust worden van je lichaam in het geraakt worden is hier de eerste weg naar *buiten*.

Vervolg van het verslag

In volgende sessies werd de ontdekkingstocht langs de aanrakingsvlakken herhaald en voortgezet. Margreet kreeg een stok in haar hand en moest met het uiteinde ervan over de wand van de kamer strijken, over het glas van het raam, over het marmer van de vensterbank, over het hout van de tafel, over de stof van de stoelzitting, over het kleed op de vloer, en telkens kwam zij daarbij tot de ontdekking dat zij door de stok heen ragfijn de structuur voelde van het zo geraakte oppervlak, alsof zij niet met een stok, maar met haar hand over dat oppervlak was gegaan.

Toelichting

Het door-iets-heen-voelen is de tweede stap tot lichaamsbesef op weg naar buiten; het is een uitbreiding van je tastende, contactende lichaam door iets heen. Het dient de ontwikkeling van een haptisch in de ruimte zijn.

Verzwegen is in dit verslag de wezenlijk bijdrage die de therapeut leverde door zijn eigen wijze van aanwezig zijn in die ruimte. Zijn blik en lichaamstaal verraadden dat hij Margreet mocht zoals ze was. Hij was met zijn gemoed in de hele ruimte. Daarmee bood hij die ruimte aan als een menselijk bewoonde ruimte en niet als een steriele behandelingskamer.

Vervolg van het verslag

Inmiddels was daarmee ook een andere stap gezet. Margreet had met een zeker animo door de behandelingskamer gelopen en de wanden daarvan gevoeld. Zij was daarbij ook langs de therapeut gelopen, links en rechts van hem, en had hem ook op zijn rug gezien.

Margreet moest ballen laten rollen en met ballen gooien. Zij moest herhaalde keren een bal naar de therapeut gooien en die bal opvangen als de therapeut haar deze toewierp. Zij moest met een bal zo hard mogelijk tegen de overstaande wand gooien. Daar had Margreet veel moeite mee. Haar gooien was meer de bal uit haar hand laten vallen dan gooien. De therapeut adviseerde haar om bij het gooien de bal te vergeten en haar oor bij de wand te houden waartegen de bal zou ketsen. Uit haar mimiek en gedrag bleek dat zij niet alleen lichtelijk verbaasd was over al het andere en nieuwe van deze therapie, maar dat zij ook enig vertrouwen had in therapeut en therapie.

Toelichting

Ogenschijnlijk waren het allemaal onnozele bezigheden, maar hierdoor had Margreet de ruimte wat meer tot de hare gemaakt, als een uitbreiding van haar eigen contactende lichaam. Dat bleek uit een toegenomen vrijmoedigheid in bewegen, gebaren en opmerkingen. Ook de therapeut was door Margreets bezigheden meer vertrouwd geraakt met Margreet. Haptotherapie is een groeiproces van cliënt én therapeut naar elkaar toe.

Vervolg van het verslag

De therapeut liet Margreet ook plaatsnemen in een schommelstoel. Daarbij vroeg hij haar om de zitting en leuning van de stoel te voelen. Hierna bewoog hij de schommelstoel in een traag ritme. Hij vroeg Margreet daarbij om de bodem onder de schommelstoel te voelen. Na een poosje zo geschommeld te hebben, begon hij het ritme van het schommelen te variëren en vroeg hij Margreet om aan te geven welk ritme zij het fijnste vond. Het frappeerde Margreet dat te snel schommelen even naar was als te langzaam schommelen en dat het fijne schommelen heel nauw luisterde naar een heel bepaald ritme. De therapeut vroeg haar ook waar in haar lichaam zij voelde dat het ritme fijn of niet fijn was en Margreet antwoordde daarop dat zij dit in haar buik voelde. Daarna werd nog een hele poos fijn geschommeld. Toen werden de rollen omgekeerd en moest Margreet de therapeut schommelen, het ritme zien te vinden dat de therapeut fijn vond en een poos fijn blijven schommelen. 'Vind je het naar werk?' vroeg hij haar. 'Neen', zei ze, 'ik vind het bijna even fijn als zelf geschommeld worden.'

Toelichting

Met deze handelingen had de therapeut meerdere bedoelingen. Hij wilde hiermee Margreet iets laten ervaren van haar buik. Maar niet van haar buik *sec.* Het was een ervaren van haar buik in relatie tot de ander die de ritmische beweging geeft. Het over-en-weer elkaar schommelen brengt beiden vanuit de mysterieuze basis bij elkaar. Het is een elkaar aanraken in de basis door het ding-schommelstoel heen. Door dit gebeuren ontstond er een diepere en dikkere vertrouwdheid met elkaar, een vertrouwdheid die door Margreets lichaam niet werd afgewezen, maar opgedronken. Dat voelde en dat zag de therapeut.

De tweede serie sessies: aanraken

Bij een volgende sessie vertelde de therapeut dat we ook ons lichaam kunnen verlengen via hand en arm, precies zoals dat gebeurt bij het hanteren van een stok. 'Als je mij een hand geeft', zei hij, 'kun je je hand als een ding in de mijne leggen... doe dat eens.' En Margreet legde haar hand als een ding in de zijne. 'Maar je kunt ook', zei hij, 'via je hand en mijn gestrekte arm in mijn schouder komen, mijn schouder betasten, precies zoals je via de stok het oppervlak van de muur kon voelen.' En op zijn verzoek kwam Margreet speurend in zijn schouder. Margreets ogen spraken alleen van verrassing en vertoonden niets van een afkeer van dit aanraken. Daarop zei de therapeut dat hij nu precies hetzelfde zou doen: via zijn hand en Margreets gestrekte arm speuren in haar schouder. Ook daarop zag de therapeut alleen maar verrassing en geen afkeer.

Toen veranderde de therapeut de intentie waarmee hij haar hand vasthield. Hij hield die hand niet langer vast als een ding, maar als de hand van de Margreet die hij mocht. Daarbij las hij haar reactie in haar ogen. 'Voel je het verschil?' vroeg hij. Ja, dat had zij gevoeld. 'En hoe voelt dat dan?' 'Eigenlijk wel fijn', zei Margreet. 'Heb je dan wel afkeer van aangeraakt worden?' vroeg hij. 'Zó niet', antwoordde zij.

Nu meende de therapeut dat er zoveel wederzijdse vertrouwdheid was gegroeid dat hij kon praten over aangeraakt worden op haar lichaam en zijnerzijds tot dit aanraken was gedisponeerd. Margreet stemde toe in een aangeraakt worden.

De therapeut vroeg haar om haar rug te ontbloten en op de behandelingstafel te gaan liggen op haar buik. Hij liet haar enige tijd wennen aan deze situatie en vroeg haar ter bevordering daarvan om de tafel onder haar buik te voelen en te speuren naar de vloer, door de tafelpoten heen. Toen de ademhaling van Margreet rustig was geworden en voldoende diepte had, zei de therapeut dat hij zijn hand-met-arm als een stok, als een ding, op haar blote rug zou plaatsen en dat Margreet de bovenkant van die stok moest speuren, precies zoals zij het uiteinde van de stok bewoonde toen zij daarmee de wand van de kamer betastte. En Margreet kwam speurend in het uiteinde van die stok, in de schouder van de therapeut. Hij, van zijn kant, speurde ook het uiteinde van de stok en niets meer; zij het in een omgekeerde richting. Toen hij vervolgens zag dat Margreet innerlijk niet vluchtte, veranderde hij zijn intentie; hij verliet innerlijk zijn arm-als-stok en zijn hand als ding en liet zijn hand een koesterend aanrakende hand worden. De hand werd soepeler en adapteerde zich nauwkeurig aan de rug van Margreet. Toen Margreet innerlijk niet vluchtte, maar juist naar die koesterende hand toekwam, wist de therapeut dat haar levende lichaam deze koesterende aanraking niet alleen verdroeg, maar ook positief waardeerde, ook al zou Margreet dit zelf niet in de gaten hebben.

Hierna praatte hij over het gebeurde, waarbij hij hoorde dat Margreet iets van het verschil gemerkt had en dat de verandering haar welkom was. Vervolgens werd haar hele rug zo aangeraakt. Van enige afkeer van dit aangeraakt worden bleek niets. Integendeel: de therapeut nam waar dat die aanraking werd ingezogen als een weldaad, ook wanneer hij in volgende sessies daarbij haar lichaam krachtig-maar-met-koesterende-hand masseerde. Dat nam hij waar aan het meegaan van de ademhaling op de bewegingen van de hand, aan de kleur die de huid kreeg onder zijn handen.

Hiermee voelde de therapeut dat Margreet van binnenuit steeds meer naar hem toe kwam als mens en deze ervaring opende ook de therapeut voor een inniger contact via zijn hand.

In volgende sessies, waarbij Margreet ontbloot op haar buik op de behandelingstafel lag, *reikte de therapeut haar het linkeronderbeen aan*: hij ging met zijn volle hand twee keer over haar blote onderbeen, van boven naar beneden; met een menselijke hand die beseft dat zij een mens raakt. Nu voelde Margreet niet alleen haar voeten, maar ook haar onderbeen en dit deed haar zichtbaar goed: haar adembeweging werd dieper, langer. Zou haar adembeweging daarentegen korter zijn geworden, dan was het de therapeut duidelijk geweest dat Margreet naar binnen was gevlucht, dan had zij innerlijk de aanraking niet toegelaten. Dan was het aanreiken van de benen mislukt en had de therapeut overijld gehandeld. Had Margreet kippenvel gekregen, dan was het helemaal fout geweest. Maar het was niet fout gegaan. Zo werd ook het rechteronderbeen aangereikt. Toen zij van de tafel opstond, blikte zij hem voor het eerst even in de ogen, iets wat haarzelf ontging.

In de volgende sessie werd dit herhaald. De therapeut vroeg of hij haar voeten mocht masseren. Margreet had hiertegen geen bezwaar, noch in woorden, noch in blik. Na de voetmassage zei Margreet dat zij nu haar voeten intens voelde en de therapeut zag dat haar blik was veranderd. Haar blik had enige vulling gekregen. Ook haar ademhaling had een dieper verloop. Nu meende de therapeut dat hij ook haar nek kon aanraken en koesterend masseren, hetgeen Margreet weldadig noemde.

Toelichting

Bij mensen als Margreet, bij mensen die sterk cerebraal leven, is de nek een kwetsbare plaats. Het koesteren van de nek is dan zeer bedreigend. Tegelijk heft dit koesteren – uiteraard mits de cliënt dit innerlijk toelaat – een diepe barricade op in het lichaam van de cliënt.

De derde serie sessies: belasten

Nu waagde de therapeut het om opnieuw een volgende fase in te gaan. Na opnieuw de benen, rug en nek te hebben aangereikt, drukte de therapeut op een rugspier die zeer gespannen was; niet zoals je een ding, een plank bijvoorbeeld, gaat indrukken. Als je op een mens betrokken bent, drukt de hand vanzelf anders, onverwoordbaar anders. Hij vroeg haar om bij hem te blijven, niet alleen bij zijn drukkende hand, maar bij hem helemaal. Aanvankelijk was het drukken voor Margreet pijnlijk, maar doordat zij daarbij innerlijk gericht bleef op de therapeut, smolt die pijn al spoedig weg. De therapeut zag en voelde daarbij een ontspanning in Margreet en zij, van haar kant, onderkende dit ook. Ook onderkende de therapeut daarbij dat met het wijken van de spanning meer vitaliteit uit Margreet opsteeg. Hij voelde ook dat er vanuit Margreet een groeiende toewending was naar hem en naar zijn aanrakingen. Het drukken werd nu en in de volgende sessie steeds harder en pijnlijker. Steeds werden andere plekjes op de rug zo behandeld en steeds kwam daarbij meer ontspanning. Zo ook werden de beide benen behandeld, waarin gespannen spieren voelbaar waren.

Toelichting

Haptotherapeuten weten dat pijn minder wordt of zelfs helemaal verdwijnt als je vanuit je innerlijk *bij die pijn blijft*, deze als het ware voelend omvat en uitdrinkt. Tot dat omvatten van de pijn biedt de therapeut hulp door vanuit zijn gemoed aanwezig te blijven bij de gepijnigde cliënt. Die aanwezigheid deelt hij ook mee in de aard van de aanrakende hand: ook al is die hand een pijnigende hand, het blijft een mens-aanrakende-hand. Dat klinkt voor buitenstaanders wellicht tegenstrijdig, maar elke cliënt die (goed) haptonomisch is behandeld zal dit bevestigen.
Dit belasten, dit pijn bezorgen, is een delicate zaak. Als de cliënt innerlijk zou wegvluchten van de pijn heeft de therapeut grenzen overschreden. Dit therapeutisch be-

lasten vraagt een goed bevestigend contact vanuit de therapeut, een goed samenzijn van cliënt en therapeut en een goede beoordeling van de draagkracht van de cliënt. Die beoordeling vraagt van de therapeut sensibiliteit en ervaring.

Vervolg van het verslag

Na veel herhaald te hebben wat in de voorafgaande sessies was gebeurd en op een moment dat Margreet duidelijk ontspannen is en ontvankelijk voor hem, vroeg de therapeut of Margreet op haar rug wilde gaan liggen. Hij meende dat hij haar nu ook haar buik kon aanreiken door deze met zijn hand aan te raken. Dat was eerst een louter koesterend aanraken. Margreet reageerde hierop positief. Toen zij hierna weer op haar buik lag, kneep de therapeut haar in de achillespees, hetgeen zeer pijnlijk was. Margreet wist bij hem te blijven, bij de therapeut, bij diens hand en bij de pijn, en de pijn week. Daarna werd dit herhaald met het andere been. Door naar die grote pijn in de achillespees toe te gaan en te accepteren, maakte Margreet haar benen heel fundamenteel tot de hare. Toen zij van de behandelingstafel opstond, had haar blik diepte gekregen. In volgende sessies werd door de therapeut de diepte van de buik opgezocht door licht te drukken en daarbij aan Margreet te vragen om bij de drukkende hand te blijven. Telkens werd er dieper en harder gedrukt.

In de volgende sessie werd dit herhaald. Na de behandeling van de buik voelde de therapeut dat er over en weer een grote openheid was naar elkaar, waarbij hun beider ademen in een gelijk ritme verliep. Hij vroeg haar om weer op de buik te gaan liggen en raakte haar heel licht aan op haar rug en bewoog zijn hand heel zacht en heel even in de richting naar haar benen in het ritme van zijn eigen ademen. Hij strekte dus heel licht de huid van Margreet. Daarop reageerde zij met een inademen dat parallel verliep met deze beweging. Dat werd herhaald, waarbij de bewegingen langer werden en de adembewegingen van Margreet als het ware beheerst werden door de hand van de therapeut. De therapeut las hieruit af dat Margreet in gemoede helemaal openstond voor de aanraking. Het was een uitermate subtiel gebeuren waarin twee mensen heel dicht bij elkaar zijn en nog dichter bij elkaar komen. Margreet noemde het een goddelijke ervaring.

Hierna drukte de therapeut hard met zijn vingertoppen op de beide uitsteeksels van het schaambeen (de *tubercula pubica*), hetgeen een haast ondraaglijke pijn geeft. Maar Margreet wist bij die pijn te blijven, zodat die pijn wegsmolt. Op hetzelfde moment barstte Margreet uit in tranen, minutenlang.

Toelichting

In de schaamstreek wordt heel vaak, zo niet doorgaans de meeste verkramping aangetroffen. Met het verdwijnen van die verkramping komt de cliënt heel diep in zichzelf, in zijn echte zelf. Het opvangen van deze belasting door de cliënt vraagt een heel goed, heel echt samenzijn van cliënt met therapeut.

Vervolg van het verslag

Bij een volgende sessie, toen zijn hand op haar buik lag, zei de therapeut tegen Margreet dat zij eens moest gaan voelen in haar buik. Dat zij eens moest gaan voelen wat zij daar tegen zou komen. Aanvankelijk kwam ze daar naar eigen zeggen niets tegen, maar na een poosje hoorde de therapeut wat rommelen in de buik. 'Ik voel rommelen', zei Margreet. Daarop reageerde de therapeut met: 'Rommelen, dat is een woord, en in je buik zitten geen woorden... Je moet alleen maar speuren en voelen.' Even later zei Margreet dat zij in haar buik een dikke donkere balk voelde, waarop de therapeut zei dat er in je buik geen ogen zitten om donker en balk te zien. 'Laat alle woorden achterwege', zei hij, 'voel alleen maar, voel alles wat je voelt... blijf erbij, ga naar het midden van die plek... speur alles... hoe het is... vergeet je woorden... voel... voel alles.' Hierna gingen adem en lichaam van Margreet heftig schokken. De therapeut zei: 'Blijf erbij... voel alle pijn... voel alle pijn.' En dan, met een heel diepe zucht, kwam er weer een zee van tranen. De therapeut bleef daarbij, terwijl hij haar buik koesterde en haar aankeek.
Er stond een andere Margreet van tafel op. Haar gelaat was nu geheel ontspannen, voor het eerst, en er was in het geheel geen ontwijken van de blik meer. Er was geen gêne, geen bedremmeldheid en niets in blik of bewegingen wees op bevangenheid onder de blik van de therapeut.

De volgende ochtend belde Margreet op voor een acuut gesprek. Zij kwam vertellen dat zij die nacht een vreselijke droom had gehad. Zij was in die droom verschrikkelijk kwaad geweest op iemand, ontembaar kwaad, en zij had die *iemand* in haar droom willen vermoorden, maar het was iemand die zij niet herkende, van wie zij geen gezicht gezien had. Wakker geworden van haar eigen onstuimigheid raasde de woede nog in haar, een vreselijke ontembare woede die zij van zichzelf helemaal niet kende. Zij had in het wilde weg de mooie vaas op haar kamer aan diggelen gegooid en gesmeten met alles waarmee zij kon smijten. Toen zakte haar woede. En geheel plotseling, zonder enige aanwijsbare aanleiding, herkende zij degene die zij in haar droom had willen vermoorden... het was haar moeder! Er stond een vitale Margreet voor de therapeut met een levendige oogopslag. Nieuw door haar natuurlijke spreektoon en articulatie. Nieuw door het inzicht in haar situatie. Nieuw ook door het feit dat ze zich niet zo perfect had opgemaakt. 'Ze hadden dus toch gelijk', zei ze, 'dat het mijn moeder was, maar ik voelde dat toen niet. Ik kon het niet vinden in mijzelf. Ik voelde niets.'

Nadien werd Margreet zich vanzelf bewust van allerhande gedragingen van haar moeder die zij nu herkende als een inbakeren, als een manipuleren. Al van jongs af aan had zij te horen gekregen: 'Kijk eens wat moeder voor jou doet... wat moeder voor jou overheeft...' En Margreet moest inderdaad erkennen dat moeder veel voor haar overhad. Haar verstand deed haar erkennen dat er niemand zoveel van haar hield als moeder, dat moeder zich veel had ontzegd om Margreets studie te betalen, dat moeder het hele huishouden deed en Margreets kamer keurig verzorgde, dat zij plezier had in Margreets mooie kleren.

Margreet had dit altijd louter met een zekere logica verwerkt: moeder doet veel voor mij en dus houdt zij ook veel van mij. Zij had haar denken laten prevaleren boven haar voelen en was daarin geheel verstikt. 'Als je mijn meisje wilt zijn, moet je dat en dat niet doen... als je mijn meisje wilt zijn, moet je met dat kind niet omgaan... als je mijn meisje wilt zijn, moet je met die jongen niet uitgaan.' En Margreet had het altijd vanzelfsprekend gevonden dat zij dan deze lieve moeder haar zin gaf. Nu herkende zij daarin de manipulatie. Moeder had haar gedresseerd tot dankbaarheid en lag als een octopus over Margreets ziel en over haar hele persoon. 'Zij hield niet van mij zoals ik was, maar hield van mij louter als een bezit', zei Margreet.

Een lange slotfase

Hiermee was Margreet nog niet waar zij moest komen, maar de essentiële doorbraak had plaatsgevonden. Zij moest nog een lange en moeilijke weg gaan om met een nieuw lichaam en met een nieuw gezicht haar moeder, haar kennissen en collega's tegemoet te treden en in die nieuwe gedaante erkend te worden als de eigenlijke, echte Margreet. Zij moest ook leren leven met haar gevoel en ontdekken welke gewoonten bij haar verleden behoorden; welke kleren en andere concrete dingen niet meer bij haar hoorden en welke dingen zij nu wel kon waarderen; welke zin haar intellectuele instelling nu had gekregen en wat haar baan nu voor haar zou kunnen betekenen. De therapie werd nog enige tijd voortgezet voor de verdieping van haar voelen en om Margreet te laten ontdekken wat er nu bij haar hoorde en wat niet. Daarbij werd de therapie meer een begeleiden dan een haptotherapie.

Er was ook iets wat de therapeut haar verzweeg; iets wat Margreet zelf moest ontdekken omdat het vernemen hiervan uit andermans mond haar ontwikkeling op dit moment zou verstoren. Dat was de overtuiging van de therapeut dat Margreets moeder in de grond veel van haar dochter had gehouden en veel van haar dochter hield, hoe vertroebeld die liefde ook geuit was. Wellicht had moeder zich pas na het overlijden van haar man aan Margreet vastgeklemd. Die overtuiging was gebaseerd op zijn interpretatie van het feit dat Margreet au fond zo goed in elkaar zat, zo'n sterke persoon was en zo'n sterk moreel besef had, hoe beschadigd zij zichzelf ook voelde. Had Margreet bij haar prilste ontwikkeling niet ervaren dat zij mocht zijn wie zij was en had

zij nooit een koestering genoten die dit uitdrukte, dan zou Margreet volgens de therapeut veel grondiger zijn beschadigd en zou de therapie zeker niet zo snel het resultaat
hebben gegeven als nu het geval was. Waarschijnlijk was zij dan helemaal niet te helpen geweest. Die grondhouding van moeder wilde hij Margreet zelf laten ontdekken;
evenals het feit dat ook Margreet zelf, ondanks alles, van haar moeder hield. Hij vond
het op zijn weg liggen om Margreet ten minste zo lang nog haptotherapeutisch te behandelen en te begeleiden tot zij zelf deze ontdekkingen zou doen.

Toelichting op het geheel

Het verslag van deze behandeling is niet compleet. Er is slechts melding gemaakt van
de saillante momenten. Er is een betrekkelijk lange weg bewandeld voordat Margreet
en therapeut zover waren gekomen dat er aangeraakt kon worden. Onder zijn aanrakende hand smolt de gespannenheid die er in Margreet huisde en daarmee kreeg
haar authentieke vitaliteit ruimte. Daarmee kwamen haar leed en haar agressie boven. Toen dit leed was erkend en uitgehuild, ging het verder haast vanzelf.

31.2 Nabeschouwing

Aangaande de cliënte

De onaanraakbaarheid was veelomvattend, maar desondanks beperkt. Ze was beperkt,
want Margreet was wel ontvankelijk voor andermans blik, maar die blik was iets wat zij
moest negeren. Zij was door die blik dus wel raakbaar, maar negatief. Zij kon een blik
die op haar gericht was niet aangenaam vinden. Dit verschijnsel zegt ook dat zij in de
grond van haar persoon wel sterk op de ander was gericht. Was dit niet het geval geweest, dan had andermans blik haar niet zo dwarsgezeten.
Zij ging keurig gekleed en verzorgd, maar genoot daar niet van. Zij verzorgde zich dwangmatig. Die dwangmatigheid bleek voort te komen uit een merkwaardige gedrevenheid
om aan moeders wensen te beantwoorden. Die gedrevenheid beheerste haar hele persoon. Maar haar kleding en verzorging toonden wel smaak, en daarmee kwam een tweede
positieve kwaliteit van Margreet aan het licht. Zij had smaak, maar genoot er niet van.
Margreet was intelligent en was daar bijna aan bezweken. Uit het feit dat moeder zoveel
voor haar deed en voor haar overhad, leidde zij af dat moeder veel van haar hield. Vroeg
in haar leven had Margreet daardoor haar voelen verlaten en was ze verstandelijk gaan
leven. Haar hele wezen kwam hiertegen in verzet.
Onzuiverheid in het gedrag van de ouder kan heel veel ellende aanrichten. Kinderen
met een integere en gevoelige inborst zijn daarvoor het meest kwetsbaar. *De neurose is
een défaut de qualité*, stelde Terruwe, een gebrek van de kwaliteit.

Aangaande de therapeut

De therapeut nam haar in behandeling omdat hij haar mocht. Meer precies gezegd: omdat hij haar integriteit zag en haar kwetsbaarheid voelde. Daardoor kon hij haar in gemoede accepteren zoals zij was op dat moment. Ook hij maakte met Margreet een proces door. Aanvankelijk was hij niet gedisponeerd om haar aan te raken, maar al naargelang Margreet openging, groeide zijn dispositie tot aanraken. Authenticiteit in het aanraken – en in het hele optreden van de therapeut – is een conditio sine qua non voor een haptotherapeutische behandeling.

32

Haptotherapie

Het is nog niet zo heel lang geleden dat in kranten en tijdschriften de haptotherapie werd beschouwd als een alternatieve bezigheid die op duistere gronden berust. Ted Troost, die eind jaren tachtig topsporters aan nog betere prestaties hielp, werd een goeroe genoemd. Een kwalificatie die aanduidde dat je wel van lotje getikt moest zijn om in haptotherapie te geloven. Haptotherapie is inderdaad een duistere zaak voor het objectiverende denken.

Dit hoofdstuk handelt over de haptotherapie, over haar aard, mogelijkheden en onmogelijkheden.

32.1 De haptotherapie als een toepassen van inzichten uit de haptonomie

Welke inzichten worden in de haptotherapie toegepast en wat valt dan te verstaan onder dit toepassen?

De toegepaste inzichten

Je zou kunnen zeggen dat in de haptotherapie alle belangrijke inzichten van de haptonomie worden toegepast. Toch wil ik hier enkele inzichten noemen waardoor de haptotherapie duidelijk wordt gedragen.
- Er is een directe relatie tussen de verkramping van het lichaam en verkramping van het gemoed en omgekeerd. Wie niet goed in zijn lichaam is, is ook niet optimaal in zijn voelen.
- De affectieve ontwikkeling kan geblokkeerd worden door effectiviteit. Dat is een puur strevende gerichtheid op iets waarbij welbehagen of leed worden genegeerd. Daardoor ontstaan barricades in de persoon, in lichaam en gemoed. Dan wordt de totaliteit van het lichaam niet meer bewoond.
- De acceptatie van lichaam en gemoed komt tot stand door bevestiging door een ander.

- Dat je mag zijn wie je bent wordt het meest volledig en onontwijkbaar meegedeeld in een bepaald aanraken; in een aanraken waarin je wordt gekoesterd zoals je bent.
- De wijze van ademen laat een verbondenheid zien met gemoedsbewegingen tot in fijne nuanceringen.

Maar de haptotherapie past niet uitsluitend inzichten van de haptonomie toe. Een belangrijke rol spelen ook bepaalde inzichten van de in hoofdstuk 1 genoemde *Atemheilkunst* van Schmitt. Handgrepen die berusten op die inzichten werden door de haptotherapie overgenomen, met dien verstande dat daarbij 'haptonomisch' wordt aangeraakt. Bovendien werd er veel geleerd uit de praktijk van de haptotherapie. Daaruit werden inzichten verworven aangaande de betekenis van bepaalde lichaamsdelen voor het doorstromen van gevoelens, zoals van rug, buik, lendenen, benen, nek en schaamstreek.

De wijze van toepassen

Zoals uiteengezet is in hoofdstuk 30, is bij elk toepassen in de haptotherapie de therapeut als (haptonomisch) uitgegroeid mens verdisconteerd. Dan is er geen sprake van rechtstreeks toepassen van theorie. Van de therapeut wordt verwacht dat hijzelf (minstens in belangrijke mate) is uitgegroeid overeenkomstig de mensvisie van de haptonomie, zodat je zou kunnen zeggen dat hij zichzelf toepast. En het effect van zijn therapeutisch handelen is *volkomen* afhankelijk van zijn menselijke kwaliteiten.

32.2   Een karakteristiek van de haptotherapie

De haptotherapie is een ontmoetingstherapie

Zeer veel therapieën vinden plaats binnen een menselijke ontmoeting, maar bij de haptotherapie is de ontmoeting van therapeut met cliënt van cruciale betekenis. Het effect van de therapie is volledig afhankelijk van de mate van authenticiteit van deze ontmoeting. De ontmoeting is het eigenlijke middel van de haptotherapie. Met dat woord ontmoeten bedoelen we ook het proces van wederzijds opengaan voor elkaar van therapeut en cliënt, een wederzijds ontvankelijk worden voor elkaars aanwezigheid en bejegening.

De haptotherapeut brengt zijn eigen affectiviteit in en raakt aan

De ontmoeting van therapeut met cliënt krijgt heel markant vorm in de affectiviteit die de aanrakende hand van de therapeut meedeelt aan de cliënt. De haptotherapie brengt dus nadrukkelijk de affectiviteit van de therapeut in het geding. De therapeut laat via zijn hand heel concreet voelen dat de cliënt voor hem een mens is die mag zijn zoals hij is. Zijn aanrakende hand deelt dat mee, onontkoombaar voor de cliënt.

De haptotherapie is persoon-gericht en persoon-bevestigend

Geen twee mensen zul je op dezelfde wijze aanraken (als het werkelijk een haptonomisch aanraken is, geadapteerd aan de unieke persoon in diens totaliteit). Het aanraken is dan niet gericht op de huid van de cliënt, niet op diens lichaam, niet op diens gevoel, maar op hem helemaal, precies zoals hij is. Daarmee is de haptotherapie *persoon*-bevestigend.

Het concrete handelen van de haptotherapeut

Het gaat hier om de wezenlijke handelingen die specifiek zijn voor de haptotherapie. Begroeting en intakegesprek zijn belangrijk, maar niet specifiek voor de haptotherapie.

Het specifieke van de haptotherapie is dus het aanraken. Nog niet is er vermeld dat er volgens een bepaalde methode wordt aangeraakt. Dat methodische heeft onder andere betrekking op de keuze van de plaatsen van het lichaam van de cliënt die worden aangeraakt. Die keuze is afhankelijk van datgene wat de therapeut bij de individuele cliënt aantreft; van datgene wat de therapeut ervaart aan de verschijning van de cliënt: aan diens lichaam als representant van diens innerlijk. Deze ervaring bepaalt of hij rug, benen, nek, hoofd of buik aanraakt en in welke volgorde.
Hoewel het bij elke aanraking gaat om de cliënt in zijn totaliteit, is het handelen van de therapeut erop gericht om via die aanrakingen aan de cliënt diens lichaam aan te reiken in zijn totaliteit. Hij wil de cliënt laten leven in de totaliteit van diens lichaam, in een lichaam zonder barricades.

In het verslag van een behandeling in hoofdstuk 31 werd de derde serie sessies aangeduid met het woord *belasten*.
Daar zal, naar ik hoop, duidelijk zijn geworden wat onder belasten wordt verstaan: een pijnlijke – maar aangepaste – druk uitoefenen op de cliënt, die door de cliënt, met hulp van de therapeut, *erbij genomen* wordt. Door dit erbij nemen verdwijnt een (stevige) barricade in lichaam en gemoed.
Hoe meer de therapeut de grens benadert van datgene wat door de cliënt erbij genomen kan worden, hoe dieper het effect van de belasting is. Dit belasten is een methodisch element in de (klassieke) haptotherapie.
Dit belasten, dit pijn bezorgen, is een delicate zaak. Als de cliënt innerlijk zou wegvluchten van de pijn heeft de therapeut grenzen overschreden. Dit therapeutisch belasten vraagt een goed bevestigend contact vanuit de therapeut, een goed samenzijn van

cliënt en therapeut en een goede beoordeling van de draagkracht van de cliënt. Die beoordeling op haar beurt vraagt van de therapeut toereikende sensibiliteit en ervaring. Niet iedereen die zich afficheert als haptotherapeut (een onbeschermd beroep) beschikt over zulke sensibiliteit en hij kan dus brokken maken als hij gaat belasten, doordat hij de grens overschrijdt van wat voor de cliënt draagbaar is. Deze betreurenswaardige toestand heeft ertoe geleid dat het belasten vaak geschuwd en achterwege wordt gelaten. Ik beschouw dit als een groot verlies en als een verminken van de haptotherapie. Naar mijn opvatting mag diegene die qua sensibiliteit tekortschiet geen haptotherapeut worden. Ook in dit opzicht hebben de instellingen die pretenderen haptotherapeuten op te leiden dus een belangrijke selecterende taak.

De specifieke kracht van de haptotherapie

De specifieke kracht van de haptotherapie ligt in het aanraken. De haptotherapeut geeft aan de cliënt niet de woorden over het gevoel, maar *het gevoel zelf*. Daarmee is ook het gevaar uitgebannen dat een verbale therapie aankleeft. Woorden kunnen je in je hoofd doen belanden en je daarmee juist wegvoeren van je voelen. Margreet had veel soorten therapie ondergaan en zei dat zij alles wist van zichzelf, maar desondanks niets voelde. Woorden kunnen ook veel suggereren.

32.3   Doel, mogelijkheden en beperkingen van de haptotherapie

Het doel van de haptotherapie

Veldman (1987) omschrijft het doel van de haptotherapie als 'de in effectiviteit gestrande mens helpen bij de ontgrenzing tot de drempel van een affectief bestaan'. Op een andere plaats schrijft hij dat het gaat om een 'hulpverlening ten behoeve van de zelfontplooiing en ontgrenzing van de begrensde, c.q. in effectiviteit gestrande of door inadequaat verwerkte stress (over-)belaste mens'. Deze beide omschrijvingen geven aan wat de haptotherapie bedoelt, en tegelijk waar haar grenzen liggen. Zij moet (en kan) de in effectiviteit gestrande mens verlossen van diens effectiviteit opdat hij affectief kan gaan leven. Maar zij biedt ook slechts een ontgrenzing tot op de drempel van een affectief bestaan.

Toen Margreet – vorige hoofdstuk – verlost was van de effectieve barricade en voelde wie zij was en waar zij aan toe was, had de haptotherapie haar werk gedaan. Maar zij moest toen nog als een nieuwe Margreet leren leven in allerhande concrete situaties. Daarbij werd zij geholpen door de haptotherapeut maar niet *als* haptotherapeut.

Het verlossen van een effectief bestaan

Het is niet ondenkbaar dat menigeen denkt: is dat dan alles? Gaat het in de haptotherapie alleen maar om het verlossen van de effectieve instelling? Kan of mag de haptotherapie de cliënt ook niet verlossen van zijn stotteren? van zijn gevoel van eenzaamheid? van zijn migraine? van zijn angst voor mensen? van zijn slapeloosheid? van zijn gebrek aan arbeidsvreugde? van zijn gebrek aan levensvreugde? van de maagpijn waarvoor de internist geen oplossing bood? van zijn duizeligheid na het overlijden van de partner? van zijn angst voor seksualiteit? van zijn panische zorg voor zijn kinderen? van zijn angsten voor de toekomst? van zijn dwangmatige eetneiging? van anorexia nervosa? van zijn dwangmatige drift tot bezit en bezitsvermeerdering? van zijn gehechtheid aan geld? van zijn behoefte aan status? van zijn grote kwetsbaarheid? van bepaalde depressies? van problemen binnen intermenselijke relaties met kind, partner, collega, enzovoort?

Jawel, dat kan een goede haptotherapie in veel gevallen zeer goed, namelijk als de klacht voortkomt uit een verkramping in effectiviteit. Als de stotteraar stottert omdat hij effectief zijn articuleren wil sturen en daarmee zijn eigen spontaneïteit voor de voeten loopt (wat doorgaans de oorzaak van het stotteren is); als de gevoelens van eenzaamheid een gevolg zijn van onder effectiviteit gesmoorde affectiviteit (wat doorgaans het geval is); als de migraine het gevolg is van een effectief negeren van de affectiviteit in de loop van de week (migraine treedt vaak op in het weekend), bijvoorbeeld het negeren van droefheid, van gevoelens van teleurstelling of ergernis. De dwangmatigheid waarmee de anorexiapatiënt voedsel negeert en zelfs de honger niet meer voelt is een diepgewortelde effectiviteit die haar afhoudt van oorspronkelijke lusten, welke omstandigheid ook die dwangmatigheid in haar deed ontstaan. En depressies zijn vaak het gevolg van het effectief wegdrukken van droefheid en tranen; wie kan schreien, krijgt deze depressie niet. Enzovoort.

Margreet had vanuit verstandelijke motieven haar affecten genegeerd en was daarmee heel effectief ingesteld. Zij was zich daarvan helemaal niet bewust. Het was bij haar een vanzelfsprekende, haast dwangmatige houding geworden, een tweede natuur. Haar klachten waren uitsluitend het gevolg van haar effectieve instelling. De casus 'Margreet' maakt heel duidelijk hoe diep effectiviteit kan reiken. Ik weet dat Veldmans formulering van het doel van de haptotherapie velen – onder wie ook haptotherapeuten – wat mager in de oren klinkt, maar dit oordeel is dan het gevolg van een magere kijk op de effectiviteit.

De haptotherapie brengt de cliënt terug naar zijn voelen, naar zijn oorspronkelijke voelen door de effectieve spanning die dat oorspronkelijke voelen beknelt op te heffen. De portee van de hapthotherapie en de juistheid van Veldmans formulering krijgen we pas in het zicht als we de aard, de breedte en de diepte van de affect smorende effectiviteit onderkennen.

Grenzen die gelegen zijn in degene die hulp vraagt

Niet iedereen met klachten als gevolg van een effectieve instelling kan haptotherapeutisch geholpen worden.

Diep affectief verwaarloosden, mensen die dus niet of nauwelijks bevestigd zijn, kunnen niet haptotherapeutisch van hun klachten verlost worden. Evenmin diegenen bij wie door hun aanleg de mogelijkheid ontbreekt om redelijkheid en gevoel te integreren (wat psychopathie werd genoemd). Evenmin mensen die alle aangeraakt worden ervaren als een erotisch aangeraakt worden. De haptotherapie veronderstelt bij de cliënt ook voldoende basisintelligentie.

33

Haptonomische begeleiding bij zwangerschap

33.1 Ter inleiding

De grondgedachte

Roos Ferdinandus is hoofddocent in de haptonomische zwangerschapbegeleiding verbonden aan de Academie voor Haptonomie en Kinesionomie te Doorn. Uit een door haar gehouden referaat citeer ik het volgende.

'Nederland kent nog veel voorstanders van een natuurlijke geboorte en is het enige geïndustrialiseerde land waar het nog normaal is om thuis te bevallen. Toch is de laatste decennia het aantal thuisbevallingen flink gedaald en de aandacht voor de technische kant van de bevalling voortdurend toegenomen. Veel ouders ervaren pas via de echoscopie dat het goed gaat met hun ongeboren kind in plaats van dat zelf te voelen. Ingeleide bevallingen komen steeds vaker voor en er is bij de bevalling vaak meer aandacht voor het CGT dan voor moeder en kind. Aanstaande ouders krijgen zo al snel het gevoel dat ze niet zonder techniek kunnen en dat ze een groot risico nemen als ze voor een thuisbevalling kiezen. De techniek lijkt ze te kunnen behoeden voor pijn en problemen rond de bevalling en daardoor vertrouwen ze meer op de techniek dan op hun eigen vermogen om met die pijn en problemen om te kunnen gaan. Het trieste hiervan is dat ze daarmee de bevalling uit handen geven en niets is nadeliger voor het natuurlijk verloop ervan. Ze wachten op hulp en instructies van buitenaf en beseffen onvoldoende dat de moeder de bevalling echt zélf moet doen. De moeder onderzoekt en voelt dan niet wat ze zelf kan doen om de weeën op te vangen en wat de beste houding is om haar kind ter wereld te brengen. Zo is ze onmachtig om heftige weeën te ondergaan en zal ze al snel om pijnstillende middelen vragen.
Ik ben ervan overtuigd dat de natuurlijke vermogens om op eigen kracht te bevallen in iedere vrouw nog aanwezig zijn, mits we ons er maar niet te veel mee bemoeien. In plaats van ze steeds op de angsten voor ... aan te spreken, zouden we ze juist moeten aanmoedigen om die vermogens weer in zichzelf te ontdekken. Een van de mogelijk-

heden hiervoor is de haptonomische zwangerschapsbegeleiding. Deze begeleiding beoogt de aanstaande ouders gevoelig(er) te maken teneinde de signalen van hun kind en van eigen lijf en leden beter te verstaan. De aanraking op affectieve wijze staat hierbij voorop.'

Dit citaat geeft de drijfveer van de haptonomische zwangerschapsbegeleiding weer. Het gaat bij deze begeleiding om een terugkeer naar natuurlijke krachten bij de in verwachting zijnde moeder. Wat voor krachten worden er dan bedoeld? Toen ik iemand die haptonomische zwangerschapsbegeleiding had ondergaan vroeg, wat haar daarvan het meest was bijgebleven, zei ze 'dat ik zachter werd voor mijzelf, voor mijn man en voor de baby in mijn schoot'. Ik hoorde dus iets over de kracht van het zachte. De haptonomische begeleiding wil zacht maken, wil leren voelen. De kracht van het zachte is de coryfee van de hele haptonomie. Ook haar steen des aanstoots in een op krachtige prestatie gerichte cultuur.

Het historische vertrekpunt

Aan de haptonomische begeleiding bij zwangerschap ligt een bepaalde ontdekking ten grondslag. Toen Veldman zijn hand koesterend op de buik van een vrouw legde die al enkele maanden in verwachting was, voelde hij, dat de ongeborene op die aanraking reageerde door naar die hand toe te komen. Dit verschijnsel was niet nieuw, want menige vrouw in verwachting bleek dit ervaren te hebben. Evenmin was het nieuw dat de baby in moeders schoot reageerde al naargelang de kwaliteit van de aanraking. De baby zoekt uitsluitend de nabijheid van een koesterende, zachte hand en aangeraakt door een 'harde' hand of door de stoot van een voorwerp, trekt de baby zich terug. Geheel nieuw was de ontdekking dat de baby ook meebewoog met de koesterende, tot contact uitnodigende hand, wanneer die zich langzaam bewoog over de buik van de moeder.
Veldman zou Veldman niet zijn, als hij het hierbij had gelaten. Tallozen liet hij herhalen wat hij met de ongeborene had gedaan en allen ondervonden dat de ongeboren baby reageert op een koesterende uitnodiging. Dat bracht Veldman tot het inzicht dat de ongeboren baby voelt (vanaf een bepaald moment van zijn ontwikkeling). Bewijsbaar voor buitenstaanders was dit niet, maar wel evident voor degenen die het hadden ondergaan.
Deze ontdekking inspireerde Veldman tot een haptonomische begeleiding bij zwangerschap. Inmiddels is het postulaat *de ongeboren baby voelt* door talloze ervaringen met deze zwangerschapsbegeleiding onderschreven.

Dat een ongeboren baby voelt, was en is in wetenschappelijke kringen zo niet geheel onbekend, dan toch iets dat verwaarloosd kan worden. Een in mijn ogen zeer navrante demonstratie daarvan bood de operatie van een ongeboren baby die op de televisie werd vertoond. Via opening van de baarmoeder onderging de baby een hartoperatie. Technisch een hoogstandje. Maar de baby werd daarbij geen pijnstiller toegediend. Dat was niet nodig; een baby voelt immers niet, want zijn hersenen zijn daartoe nog niet ontwikkeld.

Belangrijk is het onderscheid tussen gewaar*worden* en waar*nemen*. Onder gewaarworden verstaan we dan het pathisch ondergaan van indrukken door het lichaam en onder waarnemen het reflecterend, bewuste pakken van datgene wat we zo ondergaan. Pathisch wordt ondergaan zodra het hersendeel rijp is dat thalamus wordt genoemd en die thalamus, die we gemeen hebben met de hogere dieren, is veel eerder rijp dan de hersenschors, de cortex. Precies zoals een dier pijn kan voelen, kan ook de ongeborene pijn ondergaan zodra de thalamus rijp is.

Niet alleen het voelen door de ongeborene, maar zelfs het voelen door de pasgeborene wordt vaak genegeerd, tot schade van de baby. De Franse gynaecoloog Leboyer heeft daar indringend op gewezen. Op grond van zijn ervaringen in India trok hij van leer tegen het oppakken van de baby met gehandschoende handen; tegen het optillen van de pasgeborene aan zijn voetjes om hem, hangend met het hoofdje omlaag, een tik voor zijn kontje te geven om de ademhaling op gang te brengen; tegen het onmiddellijk doorsnijden van de navelstreng.

Ook de pasgeborene herkent de naakte mensenhand als mensenhand waarbinnen hij zich van nature thuis voelt (Stirnimann) en herkent niet de gehandschoende hand. Het gaat hierbij nota bene om het eerste concrete contact met de buitenwereld dat via de gehandschoende hand voor de baby een onmenselijk en beangstigend contact is.

De psychologie weet dat de angst bij evenwichtsverlies een aangeboren reflex is. Desondanks wordt de baby onmiddellijk na de geboorte aan zijn voetjes opgetild. Leboyer laat foto's zien van babygezichtjes terwijl zij omlaag hangen en geen mens zal ontkennen dat de getoonde gezichtjes paniek weerspiegelen. Paniekreacties bij de eerste ervaring van de wereld buiten de moederschoot!

In India maakte Leboyer een heel andere bevalling mee. Daar mocht de ruimte waarin de bevalling plaatsvond niet helverlicht zijn, want het kindje zou daarvan schrikken. Daar moest het heel rustig zijn en werd zachte muziek gespeeld. Daar werd de pasgeborene onmiddellijk na de geboorte met een nog intacte navelstreng op de blote buik van de moeder gelegd. De moeder koesterde het mensenkindje dat op haar buik lag ten minste zo lang, tot het glimlachte! En Leboyer laat foto's zien van glimlachende baby's, liggend op de buik van de moeder, nog verbonden via de navelstreng. Pas daarna, na het glimlachen – dat getuigt van een intermenselijk contact met de moeder – mocht de navelstreng worden doorgeknipt. Waarom lachen de baby's bij ons pas na plusminus zes tot acht weken? Moet daartoe eerst het trauma worden overwonnen dat de baby opliep bij de geboorte?

Onze westerse bevallingscultuur is mogelijk op grond van de gedachte: pasgeborenen voelen nog niets. Als de baby omlaag hangt, krijsend van ellende, kun je daar als verloskundige zelfs plezier om hebben – zoals ik zag – want de pasgeborene voelt toch niets. Roos Ferdinandus: 'Het is opmerkelijk dat het medisch personeel nog zo weinig besef heeft van de invloed van pijn, angst, verlating, en dergelijke op het nog jonge kind. Men gaat er nog te veel van uit dat omdat het kind het later niet kan vertellen, het daarom allerlei ervaringen dus ook niet in z'n geheugen opslaat. Zo kan het voorkomen dat men nogal ongevoelig met de pasgeborene omgaat en meer leed berokkent dan nodig is. Helaas is maar al te goed bekend dat juist omdát het kind het niet kan navertellen, het er later nog zo'n last van heeft.'

33.2   Deze zwangerschapsbegeleiding beoogt affectieve ontwikkeling

Inleiden in een affectief klimaat

De haptonomische zwangerschapsbegeleiding wil de affectieve ontwikkeling van het kind bevorderen. Om die van meet af aan alle kansen te geven krijgt niet alleen de nog ongeborene daartoe de gewenste zorg, maar wordt er ook aandacht besteed aan het affectieve klimaat waarbinnen het kind ontvangen wordt. Dat klimaat wordt geboden door moeder en vader *samen*. Hoe inniger moeder en vader affectief verbonden zijn rond de baby, hoe warmer het nestje waarin de baby zal belanden. De vader wordt dus nadrukkelijk betrokken in het proces en moet de begeleidingssessies meemaken. Hij is dan niet langer de grote buitenstaander bij een exclusief vrouwengebeuren. 'Bij elke vrouw-in-verwachting hoort een man-in-verwachting' (Pollmann-Wardenier 1998). De betekenis hiervan krijgen we misschien pas goed voor ogen als we beseffen dat zwangerschap en bevalling voor de moeder indringende processen zijn met een grote intieme affectieve lading. Een vader-buitenstaander participeert hier niet in, hetgeen bijna noodzakelijk een (tijdelijk?) dal teweegbrengt in de relatie met de moeder. Anderzijds biedt zijn participatie juist in deze processen kansen voor een verinniging van deze relatie.

Deze zorg voor het goed nestelen van het kind draagt bij aan een gezonde affectieve hechting van het kind aan moeder en vader. Aan een hechting ook waarbinnen het kind zich geborgen én vrij voelt. Daarvoor wordt de basis gelegd als het kind nog in de moederschoot is. Daar wordt het reeds *aan*geraakt waarbij nabijheid in distantie wordt geboden. Nabijheid die geborgenheid biedt en distantie die vrijheid schenkt.

Goed aanraken

Het eerste wat er in de haptonomische zwangerschapsbegeleiding te leren valt, is goed aanraken en welke betekenis dat heeft. De beide ouders krijgen het te voelen aan hun eigen lijf, door ze op verschillende manieren aan te raken en te laten ontdekken hoe zij hierop reageren. Dan ervaren ze dat de affectieve aanraking je uitnodigt om je te openen, je toe te vertrouwen aan de ander, en dat dit een bepaalde ontspanning van je lijf meebrengt.

Contact zoeken met het kind in de moederschoot

De begeleiding leert ze ook contact te krijgen met het kind. Het kind kan al zeer vroeg (vanaf circa achttien weken) de verschillen in aanraking gewaarworden en naar de 'goede' hand toekomen. Dat doet het niet denkend, maar als reactie van het lijfje dat het aanraken ondergaat. Door het kind goed aan te raken, krijgen de ouders gevoel voor wat prettig of onprettig is voor hun kind en leren ze het al een beetje kennen. Dit contact zoeken heeft een belangrijk effect naar twee kanten.

Doordat de ouders merken dat het kind op een goede aanraking naar hen toekomt en zelfs met de hand meegaat, gaan ze het kind ervaren als een mensje met wie ze contact hebben. Dat het kind een mensje was *wisten* ze wel, maar nu *ervaren* ze het ook. Dan is het voor hun beleving beslist niet meer een hoopje organen in moeders schoot.

Het heeft ook betekenis voor het kind. Want hiermee geven de ouders het reeds voor de geboorte een menselijk contact dat een veilig gevoel meebrengt.

Tezamen betekent het dat er nu al een menselijke affectieve band ontstaat tussen ouders en kind die van verstrekkende betekenis is voor de rest van zijn leven.

Roos Ferdinandus tot aanstaande moeders:

> 'Wanneer je rond de zestien weken zwanger bent, kun je je kind voor het eerst voelen bewegen. Zodra je de bewegingen goed voelt, is het mogelijk om contact met je kind te maken. Dat doe je door een warme hand ontspannen op je buik te leggen. Daarmee "roep" je je baby als het ware naar je toe. Je kind zal erop reageren door in de bolling van je hand te kruipen, en er vervolgens lekker tegenaan te gaan liggen. Door veel te "oefenen" leer je vanzelf wat je baby wel en niet fijn vindt. Zoals jonge katjes meteen na de geboorte op de tast op zoek gaan naar moederpoes, zo gaat je kind voor de geboorte al "op zoek" naar jou. Hij of zij geeft stompjes aan de binnenkant van je buik in een poging om je aandacht te trekken. Meestal wanneer je ontspannen bent. Je kunt antwoord geven door je buik te strelen of door je hand te leggen op de plaats waar je de baby voelt bewegen. Reageer je niet, dan zal hij of zij op den duur de pogingen staken.

Rond de twintig weken kun je proberen met je kind te spelen. Dit doe je door je hand telkens voorzichtig een klein stukje, een paar millimeter of hooguit een centimeter, over je buik te verschuiven. Je zult merken dat de baby met je hand mee zwemt en zich steeds opnieuw tegen je aanvlijt. Niet voor niets beginnen rond deze tijd, rond de twintig weken, de haptonomische zwangerschapscursussen. Dit is ook het moment waarop de bewegingen van het kind ook voor je partner goed voelbaar zijn.

Door de baby tijdens de zwangerschap regelmatig samen via de buikwand aan te raken en toe te spreken, geef je hem een veilig gevoel. Uit onderzoek is gebleken dat kinderen die het plezierig hebben gehad in de baarmoeder, later een stuk opener zijn. Als je je baby in je buik al vaker gevoeld hebt, is het straks na de geboorte ook een vertrouwder gevoel als je hem of haar in je armen houdt.'

Veel vrouwen hebben de neiging om, zodra hun buik dikker wordt, met een holle rug te lopen. Hierdoor kantelt het bekken naar voren, waardoor de buik naar beneden gaat hangen. De vrouw loopt dan als het ware achter haar buik aan, alsof die buik niet bij haar hoort. Door die houding verkrampt de baarmoeder en krijgt de baby minder ruimte. Door de haptonomische zwangerschapsbegeleiding wordt dit kantelen voorkomen. Niet door gymnastische oefening, maar doordat de moeder via het contact met de baby meer voelt en beseft dat er een kindje in haar schoot rust dat een lekker plekje wil hebben. In dit besef wordt schoot met kind gekoesterd, bij zich genomen, overhuifd, en loopt zij niet met de buik voor zich uit.

De vader zoekt aanrakingscontact met de moeder

Onder aanrakingscontact, waar deze paragraaf op doelt, verstaan we een warmte die uitgaat van de vader naar de moeder. Heel concreet geeft de goed aanrakende hand die warmte (als de moeder daarvoor ontvankelijk is). Op dat aangeraakt worden reageert de moeder met openheid die de vader ondergaat als een bevestiging. Zo komen vader en moeder elkaar affectief meer nabij. Beiden ervaren de vreugde hiervan. Voor beiden betekent het een zachter worden naar elkaar toe en een inniger samen zijn rond het kind. Het zachter worden van de moeder in verwachting heeft nog een andere betekenis. Hoe zachter de moeder is, hoe genuanceerder zij de toestand van haar lichaam zal ervaren. Dat is tijdens de zwangerschap van belang en het is van groot belang tijdens de bevalling.

33.3   Voorbereiden op de bevalling

De moeder wordt aangeraden om ook tijdens de bevalling affectief om het kindje heen te zijn; proberen het kind als het ware beschuttend naar buiten te dragen door het geboortekanaal; het kind als het ware op haar handen naar buiten dragen naar vaders ont-vangende handen. Zij moet zich dus niet concentreren op haar materiële lichaam, maar dit trachten te vergeten. Dit gebeurt ook vanzelf in de mate dat zij affectief bij het kind is.

Naarmate het haar lukt om affectief rond de baby te zijn, zal het geboortekanaal zich aanpassen aan het kind, soepeler worden en ruimte geven. Dit klinkt wellicht iets te mooi, maar zo is toch de ervaring. Bovendien valt daarvan iets te begrijpen. Zodra de moeder de baby 'vrij laat', als het ware zegt 'ga jij maar', is het voor haar iets wat niet tot haar lichaam behoort, maar iets dat 'buiten' behoort te zijn. Precies zoals ons lichaam zich haptisch adapteert aan de dingen waarmee we omgaan, precies zo adapteert het zich dan aan hetgeen naar buiten mag.

Tijdens de weeën moet de moeder steun zoeken bij vader, die naast haar schoot zit, zo-dat de moeder naar hem kan kijken. De pijnen moet de moeder zien op te vangen door naar de pijn toe te gaan en niet door ervan weg te vluchten. Door naar de pijn toe te gaan en als het ware de pijn te willen voelen, wordt de pijn minder. Anderzijds: hoe meer moeder ervan wegvlucht, hoe heftiger de pijn wordt (zie hoofdstuk 19).

De voorafgaande begeleiding heeft moeder hierop voorbereid. Door de aanraking is de moeder zich bewuster van haar lijf. Zij is zachter geworden, waardoor signalen vanuit haar lijf beter worden ervaren. Zij heeft ook geleerd hoe zij met hulp van de vader kan verzachten, waardoor ze alle ruimte kan geven aan haar kind en eerst de harde buik en later de ontsluitingsweeën kan opvangen.

Van groot belang tijdens de bevalling is het dat die plaatsvindt in een rustige omgeving. Roos Ferdinandus:

> 'In een onveilige, onrustige omgeving blijft een moeder waakzaam en gespannen en maakt haar lichaam het hormoon adrenaline aan. Adrenaline remt de werking van de weeën en maakt de weeën pijnlijker. Wanneer de moeder zich veilig en ontspan-nen voelt produceert zij het hormoon endorfine. Dat hormoon verzacht de pijn, geeft een gelukzalig gevoel en maakt open en vergemakkelijkt meteen na de geboorte het contact tussen moeder en kind.
>
> De houding van haar partner is daarbij heel belangrijk. Een angstige vader die niet echt meedoet maar het aan de deskundige overlaat, stoort evenzeer als de verloskun-dige of arts die geen tijd of aandacht heeft voor de gevoelens van de moeder. Helaas komt het belang van het affectief betrokken zijn bij de bevalling van allen die erbij aanwezig zijn, niet of nauwelijks aan de orde tijdens de opleiding van artsen en ver-loskundigen en zijn ze zich over het algemeen weinig bewust van het belang van dit aspect van hun eigen werkwijze.'

Nawoord

De poging om met het schrijven van dit boek de werkelijkheid waarover de haptonomie handelt open te leggen, is beëindigd. Ik hoop dat ik daarin geslaagd ben maar zeker daarvan ben ik niet. Al schrijvend werd ik voortdurend geplaagd door de gedachte dat een rationeel geleide verwoording bij de lezer nu net de spontaneïteit van het voelen zou ondermijnen; dat dit hem meer in zijn hoofd zou brengen dan bij zijn gevoel, waarmee het boek vanuit haptonomisch standpunt een averechts effect zou hebben.

Jane Goodall bracht een heel groot deel van haar leven door onder chimpansees. Zij weet te vertellen en laat via film zien dat de chimpansee-moeder heel goed in de gaten heeft wanneer haar chimpansee-kind werkelijk treurt of treurnis voorwendt. In het eerste geval zal zij haar kind naar zich toe halen en koesteren; in het tweede geval negeert zij het. Deze gevoeligheid is dit dier ingebakken en ongehinderd door wetenschappelijk weten, cultuur, conventie en menselijk opzicht gedraagt het zich hiernaar. Het een en ander licht chargerend zeg ik dat de haptonomie een ode is aan de (vermenselijkte) dierlijkheid en dat zij beschrijft hoezeer deze dierlijkheid belaagd wordt, onder andere door het weten.

Deze gedachte voert mij ook tot de vraag waarom Veldman zich als wetenschapper ging presenteren. Voordien sloeg het woord haptonomie op de kunst om mensen beter bij hun gevoel te brengen. Dat was een kunst waarin Veldman als geen ander uitblonk. Die kunst verdroeg in de marge van het gebeuren wel een bepaalde kennis maar maakte daarvan nooit de essentie uit. De kunstschilder weet het een en ander van kleuren, verf en van de kwaliteit van het doek maar dit is voor hem toch maar een weten in de marge van zijn inspiratie en handelen. Essentieel is de inspiratie die geen weten is en zelfs belaagd kan worden door een opdringerig weten. Zo is het ook gesteld met de kunst om mensen beter bij hun gevoel te brengen. Van wetenschap kun je wel spreken ten aanzien van bepaalde *voorwaarden* waarop deze kunst berust, zoals de aard van de menselijke lichamelijkheid, van tastzin en van zijn gevoelsleven, maar de kunst om jezelf en anderen bij het voelen te brengen is een ander soort realiteit die gemakkelijk gehinderd wordt door wetenschappelijk weten. Koppie-koppie en voelen staan nu eenmaal op gespannen voet met elkaar.

Ik hoop dus dat mijn boek niet te veel schade aanricht en mijmer erover hoe ik het ooit allemaal beter kan beschrijven.

Literatuur

Geraadpleegde literatuur

Bastiaans, J, e.a., *Raakvlak heel de mens*, Spruyt, Van Mantgem en De Does, Leiden 1976.

Benima, Tamara, *Een schaap vangen*. Uitgeverij Contact, Amsterdam/Antwerpen 1999.

Berendt, Joachim-Ernst, *Ons derde oor*. East-West Publications, Den Haag 1989.

Berg, J.H. van den, 'Het gesprek'. In: *Persoon en wereld*, Berg, J.H. van den e.a. Bijleveld, Utrecht 1953.

Berg, J.H. van den, *Het menselijk lichaam. Een metabletisch onderzoek*, Callenbach, Nijkerk 1961.

Binswanger, Ludwig, *Grundformen und Erkenntnis menschlichen Daseins*, Max Niehans Verlag, Zürich 1953.

Buytendijk, F.J.J., *Algemene theorie der menselijke houding en beweging*. Het Spectrum, Utrecht/Antwerpen 1969.

Buytendijk, F.J.J., 'Enige aspecten van het tasten'. In: *Tijdschrift voor Philosophie*, 23 (1961), pp. 403-427.

Buytendijk, F.J.J., *Prolegomena van een anthropologische fysiologie*. Het Spectrum, Utrecht/Antwerpen 1965.

Buytendijk, F.J.J., *Das Menschliche Wege zu seinem Verständnis*, K.F. Koehler Verlag, Stuttgart 1958.

Buytendijk, F.J.J., *De vrouw. Haar natuur, verschijning en bestaan*, Het Spectrum, Utrecht/Brussel 1951.

Calon, P.J.A., 'Aan welke eisen moet de opvoeding van onze pupillen voldoen'. In: *Mozaïek Maandblad van het katholiek verbond voor kinderbescherming*, september 1952.

Calon, P.J.A en Prick J.J.G., *Psychologische grondbegrippen*, Van Loghum Slaterus, Arnhem 1962.

Carp E.A.D.E, *Het werkelijke gesprek*, De Tijdstroom, Lochem 1974.

Dürckheim, Karlfreid Graf von, *Hara Het dragende midden van de mens*, Ankh-Hermes, Deventer 1974.

Duynstee, W.J.A.J, 'De verdringingsleer, beoordeeld vanuit thomistisch standpunt'. In: *Verspreide opstellen*, Romen en Zonen, Roermond/Maaseik 1963.

Fromm, Erich, *De angst voor de vrijheid*, Bijleveld, Utrecht 1969.

Glaser, V., *Eutonie; das Verhaltensmuster des menschlichen Wohlbefindens*. Haug Verlag, Heidelberg 1980.

Glaser, V., 'Die Bedeutung der Variationen im Ablauf der Atembewegung'. In: *Ärtzliche Forschung* 6 1948.

Glaser, V. en Veldman, F., *Psycho-tactiele therapie*. Frans Veldman, Nijmegen 1964.

Gunning, J.H., *Verzamelde paedagogische opstellen*, S.J. van Looy, Amsterdam 1908.

IJsseling, Samuel, *Heidegger denken en danken geven en zijn*. De Nederlandse Boekhandel, Antwerpen 1964.

Kohnstamm, Ph., 'Karaktervorming. Straf en vergiffenis'. In: *Persoonlijkheid in wording*, Tjeenk-Willink, Haarlem 1956.

Langeveld, M.J., *Beknopte theoretische paedagogiek*, Wolters, Groningen/Djakarta 1955.

Leboyer, Fr., *Geboren worden zonder pijn*. Het Spectrum, Utrecht/Antwerpen 1975.

Liefland, W.A van, *De wilde van Aveyron*, Wolters, Groningen 1965.

Merleau-Ponty, Maurice, *Fenomenologie van de waarneming*, Ambo, Amsterdam 1997.

Montagu, A., *De tastzin*. Het Spectrum, Utrecht 1972.

Ortega y Gasset, José, *Bespiegelingen over leven en liefde*, H.P. Leopolds Uitgeversmaatschappij, 's-Gravenhage 1959.

Pieper, Josef, *Glück und Kontemplation*, Kösel Verlag, München 1957.

Plessner, Helmuth, *Lachen en wenen: een onderzoek naar de grenzen van het menselijk gedrag*. Het Spectrum, Utrecht 1965.

Pollmann-Wardenier, W., Dijkhuis, J.J., Troost, T. *Verkenningen in de haptonomie*. Bruna, Utrecht 1998.

Stirnimann, F., *Das kind und seine früheste Umwelt*, Basel 1951.

Swan-Liat, Kwee, *Denken met de rechterhand*, De Haan en Meulenhoff, Amsterdam 1966.

Strasser, S., *Das Gemüt*, Het Spectrum, Utrecht/Antwerpen 1964.

Strasser, S., *Opvoedingswetenschp en opvoedingswijsheid*, Malmberg, 's-Hertogenbosch 1963.

Straus, Erwin, *Psychologie der menschlichen Welt*, Springer-Verlag, Berlin/Göttingen/Heidelberg 1960.

Straus, Erwin, *Vom Sinn der Sinne*, Springer-Verlag, Berlin/Göttingen/Heidelberg 1956.

Terruwe, A.A.A., *De frustratieneurose*, Romen en Zonen, Roermond/Maaseik 1962.

Terruwe, A.A.A., *De rijping van het verlangen*, Romen en Zonen, Roermond/Maaseik 1957.

Terruwe, A.A.A., *Wat is psychisch gezond leven?*, Romen en Zonen, Roermond/Maaseik 1952.

Veldman, F., *Lichte lasten kinesionomie bij de verzorging en behandeling van patiënten*, Spruyt, Van Mantgem en De Does 1970.

Veldman, F., *Haptonomie wetenschap van de affectiviteit*, Bijleveld, Utrecht z.j.

Veldman, F., *Tasten naar zinvol contact*, Spruyt, Van Mantgem en De Does, Leiden 1977.

Verhoeven, Corn., 'Filosofie van de troost'. In: *Rondom de leegte*, Ambo, Utrecht z.j.

Waelhens, Alphonse en Biemel, Walter, *Martin Heidegger De l'essence de la vérité Traduction et introduction*. Nauwelaerts/Vrin, Louvain/ Paris 1948.

Wijffels, N.J.M., 'Schets voor een psychologie van het gehoorgestoorde kind'. In: *Gawein Tijdschrift voor psychologie*. 14, 2-3 1965.

Personalia

Dorus (drs.T.A.C.M.) Gerritse (1927) begon zijn maatschappelijke loopbaan als onderwijzer op een lagere school. Buiten schooltijd studeerde hij pedagogiek aan de universiteit te Nijmegen en na het doctoraalexamen studeerde hij filosofie. Hij werd leraar op toenmalige 'kweekscholen', opleidingen voor onderwijzers. In 1961 ging hij aan de universiteit te Nijmegen colleges geven in wijsgerig-antropologische oriëntatie van de onderwijskunde. Van 1970 tot 1989 was hij rijksinspecteur van de opleidingen voor leraar.

In de collegebanken, tijdens de jaren vijftig, leerde hij Frans Veldman kennen, de grondlegger van de haptonomie. In 1966 werd hij door Veldman uitgenodigd om op door hem georganiseerde cursussen in haptonomie les te geven in wijsgerige antropologie. Tegelijk nam hij aan deze cursussen deel als cursist. Hij publiceerde in totaal 26 artikelen over haptonomie in *Haptonomisch Contact*, het driemaandelijkse periodiek van de Vereniging voor Haptonomie. Hierbij legde hij waakzaamheid aan de dag voor het behoud van de originele haptonomie en haptotherapie. Samen met de haptotherapeut Ted Troost gaf hij aan de universiteit van Tilburg gastcolleges in haptonomie aan studenten in de psychologie.

Printed in the United States
By Bookmasters